普通高等学校教材

脑科学与影像新技术

主　审　王　玮

主　编　张　明　杨　健

副主编　刘继欣　李晨霞　袁梦晖　麻少辉

编　者（按姓氏笔画排序）

丁忠祥（浙江大学）　　　　　　　初建平（中山大学）

毛翠平（西安交通大学）　　　　　张　明（西安交通大学）

白芪蓉（空军军医大学）　　　　　陈唯唯（华中科技大学）

白丽君（西安交通大学）　　　　　范妤欣（西安交通大学）

刘继欣（西安电子科技大学）　　　段倩倩（西安交通大学）

李　玮（空军军医大学）　　　　　袁梦晖（空军军医大学）

李贤军（西安交通大学）　　　　　夏　爽（天津医科大学）

李晨霞（西安交通大学）　　　　　郭晨光（西安交通大学）

杨　健（西安交通大学）　　　　　麻少辉（西安交通大学）

宋小磊（清华大学）

人民卫生出版社

·北　京·

图书在版编目（CIP）数据

脑科学与影像新技术 / 张明，杨健主编 . —北京：
人民卫生出版社，2023.12
　ISBN 978-7-117-35796-8

　Ⅰ. ①脑… 　Ⅱ. ①张… ②杨… 　Ⅲ. ①脑病 - 影像诊
断 　Ⅳ. ①R742.04

中国国家版本馆 CIP 数据核字（2024）第 001335 号

人卫智网	www.ipmph.com	医学教育、学术、考试、健康，购书智慧智能综合服务平台
人卫官网	www.pmph.com	人卫官方资讯发布平台

脑科学与影像新技术
Naokexue Yu Yingxiang Xinjishu

主　　编：张　明　杨　健
出版发行：人民卫生出版社（中继线 010-59780011）
地　　址：北京市朝阳区潘家园南里 19 号
邮　　编：100021
E - mail：pmph @ pmph.com
购书热线：010-59787592　010-59787584　010-65264830
印　　刷：天津市银博印刷集团有限公司
经　　销：新华书店
开　　本：850×1168　1/16　印张：14
字　　数：358 千字
版　　次：2023 年 12 月第 1 版
印　　次：2024 年 2 月第 1 次印刷
标准书号：ISBN 978-7-117-35796-8
定　　价：98.00 元
打击盗版举报电话：010-59787491　E-mail：WQ @ pmph.com
质量问题联系电话：010-59787234　E-mail：zhiliang @ pmph.com
数字融合服务电话：4001118166　E-mail：zengzhi @ pmph.com

主审简介

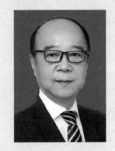

王玮，中共党员，主任医师，教授，博士生导师。解放军放射医学杰出贡献奖及解放军放射医学专业功勋章获得者，我国著名医学影像学专家。空军军医大学（原第四军医大学）"归巢计划"特聘专家，"毕业后医学教育指导委员会""本科生教学指导委员会"督导专家。曾任空军军医大学第二附属医院（唐都医院）放射科主任，影像医学与核医学教研室主任。

先后担任国家自然科学基金委员会/教育部学位中心评审专家，中国医学影像技术研究会（第三、四届）常务理事，中华医学会放射学分会心胸学组（第十届）委员，中华医学会放射学分会磁共振学组（第十一届）委员、（第十二届）副组长，解放军（第八、九届）放射诊疗专业委员会副主任委员，中国抗癌协会理事/陕西省抗癌协会常务理事，陕西省抗癌协会肿瘤影像专业委员会（第一、二届）主任委员，陕西省医学会放射专业委员会（第八、九届）副主任委员，陕西省放射诊疗质量控制中心（第一届）主任，解放军大型医疗器械评审专家，陕西省卫健委大型设备专家组成员，陕西省卫生高级专业技术职称评审会专家，解放军总后勤部科学技术进步奖/陕西省科技进步奖评审专家，陕西省/西安市医疗事故鉴定专家等职务。

从事医学影像医教研工作40余年。主要研究方向：功能性脑疾病神经影像表现与机制研究，战创伤影像基础与损伤机制。以第一作者或通信作者发表SCI论文77篇，统计源期刊论文200余篇。主持完成国家、军队及省部级科研基金项目9项，教改实践项目3项。获国家优秀科技图书奖二等奖1项，第一完成人荣获军队、省部级科技进步奖二等奖3项、三等奖2项，陕西省教学成果奖二等奖1项。获国家发明专利1项，实用新型专利3项，软件著作权5项。主编（主译）与参编专著17部，教材3部。

担任《中国医学影像技术》《磁共振成像》等多家国内专业杂志编委，*Brain and Behavior* 等杂志特约审稿专家。

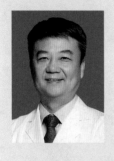

张明，中共党员，主任医师，博士生导师，西安交通大学研究生院副院长、教务处副处长及医学部人才培养处处长，西安交通大学第一附属医院影像科学术带头人。

现任教育部医学技术类教学指导委员会副主任委员，中华医学会放射学分会委员，陕西省高等学校教学指导委员会医学类工作委员会副主任委员，陕西省高等学校教学指导委员会（专业共同体建设委员会）医学类工作委员会及咨询专家委员会委员，陕西省医学会放射学分会主任委员。

主要研究方向为脑影像及临床新技术应用。主持国家自然科学基金6项，国家出版基金1项，博士后基金1项等。主持国家级一流本科线上课程"脑科学与影像新技术"，主持建设《脑科学与影像新技术》数字教材与知识图谱，主持陕西省数字影像与医工学虚拟教研室。获陕西省教学名师、宝钢优秀教师奖、西安交通大学卓越教学奖、西安交通大学优秀教学团队、陕西省研究生课程思政示范课程"脑科学与影像新技术"教学团队等荣誉。获得省级科技进步奖一等奖、省级教学成果奖特等奖、一等奖各一项，曾3次参与获得国家教学成果奖二等奖。

指导博士60名（含留学生博士2名），硕士71名。以第一作者或通信作者发表论文200余篇，其中SCI收录论文85篇。主编教材4部。担任《实用放射学杂志》主编。

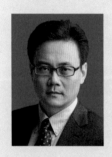

杨健，中共党员，主任医师，教授，研究员，博士生导师，西安交通大学第一附属医院医学影像科主任、党总支书记，陕西省放射专业优秀规培基地主任。

现任中国医学影像技术研究会理事兼放射分会副主任委员，中国阿尔茨海默病防治协会理事，中国优生优育协会婴幼儿发育专业委员会副主任委员，陕西省抗癌协会影像诊断分会主任委员，陕西省放射规培质控专业委员会主任。

国家"十三五"科技部重点研发项目和国家自然科学基金天元数学基金重点项目首席负责人，陕西省创新团队带头人，西安交通大学医学部教学名师。2011年入选"教育部新世纪优秀人才支持计划"。SCI收录论文70余篇。主持国家自然科学基金6项。获国家发明专利7项，实用新型专利5项。主编教材1部，副主编和副主译专著3部，参编著作及教材10余部。以第一完成人获2017年西安市科技进步奖一等奖和第十二届宋庆龄儿科医学奖。

担任《实用放射学杂志》副主编，《中国继续医学再教育》杂志医学影像学专业编委会副主任委员。

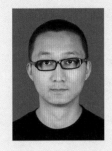

刘继欣，中共党员，教授，西安电子科技大学、生命科学技术学院及生物医学工程系博士生导师。

从事教学工作 10 余年，主要从事信息科学与医学影像的跨学科研究，关注脑功能成像方法学及智能计算的临床应用研究。参与国家卫生健康委员会"十四五"规划教材《医学影像应用数学》及陕西省研究生课程思政示范课程"脑科学与影像新技术"的编写。近年来主持国家重点研发计划课题 1 项，主持多项国家自然科学基金面上项目。团队工作获得省级科技进步奖一等奖 1 项、二等奖 2 项。

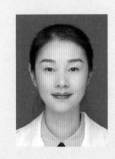

李晨霞，中共党员，副主任医师，西安交通大学第一附属医院医学影像科亚专业组组长。

现任中国抗癌协会陕西分会肿瘤影像分会委员，陕西省国际医学促进交流会肝脏肿瘤 MDT 常务委员，陕西省保健学会疝与腹壁修复专业委员会常务委员，西安市医学会放射学分会委员。

主要从事腹部影像诊断、影像新技术开发及教学工作。参与国家自然科学基金面上项目 1 项，主持及参与省部级科研项目 6 项。以第一作者或通信作者发表 SCI 收录论文 10 余篇，核心期刊论文 10 余篇。参编参译专著 6 部。荣获陕西高等学校科技优秀成果奖一等奖 1 项。

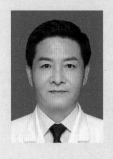

袁梦晖，中共党员，副主任医师、副教授，硕士生导师，空军军医大学第二附属医院核医学科及核医学教研室主任。

现任中国核学会核医学分会理事，中国临床肿瘤学会核医学分会委员，陕西省核学会核医学分会副理事长，陕西省抗癌协会核医学分会副主任委员，陕西省医师协会核医学分会常务理事。

从事教学工作近30年，获得空军军医大学精品教员称号。担任唐都医院教学指导委员会委员。

以第一作者或通信作者发表SCI收录论文10余篇。先后主持国家自然科学基金面上项目和陕西省社发公关课题各1项，主持陕西省思政课程建设课题1项。

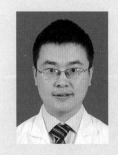

麻少辉，副主任医师，西安交通大学校级后备教学名师。

现任中国医师协会放射分会法律维权学组委员，陕西省抗癌协会肿瘤影像专业委员会委员，陕西省医学传播学会脑血管病专业委员会常务委员，国家神经疾病医学中心脑胶质瘤MDT专科联盟理事，陕西省医师协会神经外科医师分会胶质瘤MDT学组委员，西安医学会放射学分会常务委员。

参与国家级一流本科线上课程1门，主讲在线课程1门。主持国家级教改重点项目1项。主编全国高等学校教材1部，副主译专著1部，参编国家规划教材3部、专著2部。获得陕西省教育教学成果奖特等奖、一等奖各1项，陕西省科技进步奖一等奖、三等奖各1项。

序

　　人类大脑拥有近 1 000 亿个神经细胞，彼此之间由大量神经纤维连接成极其复杂的网络。随着科学家对大脑认识的深入，脑科学正式成为一门独立学科。它的进步，不仅关系到一系列困扰人类脑疾病的诊疗，同时也是人工智能、脑机接口、仿生科学等前沿科技发展的基础。2021 年，经过六年筹划的"中国脑计划"正式启动，有望通过分子、影像以及相关标记物，在大脑疾病的早期诊断和干预上发挥重要作用，通过大脑疾病的遗传、表观遗传以及病理性功能失调等方面的研究，掌握大脑疾病的发生机制。

　　现代影像技术及脑科学的发展，促成了脑影像学科的出现。以磁共振成像为代表的多模态脑影像技术，能够从结构到功能、从宏观形态学到微观分子层面，对大脑进行观察，在临床脑疾病诊断方面发挥着越来越大的作用。在过去十多年间，各种神经成像技术和图像分析技术日新月异。现在，临床研究人员可以利用不同模态的神经影像新技术获得脑结构、功能、代谢等脑局部和脑连接多方面的信息，如静息态和任务态 fMRI、磁共振扩散成像、磁共振灌注成像、磁共振波谱成像、磁化转移成像、结构磁共振成像、磁共振脑纹技术和脑网络等。这些先进的影像技术在脑认知、脑医学基础研究和临床应用上发挥了重要的作用。

　　这本《脑科学与影像新技术》教材紧扣影像以及人工智能在脑科学研究中的前沿成像技术及最新研究方法，系统呈现影像新技术的发展历程、技术特点、使用场景及临床应用前景。聚焦数字医学时代信息化、多元化、可视化的发展特点，秉承以临床为本的创新理念，以素质和能力为导向，推动新医科理念下的多学科交叉教学改革。脑科学与影像新技术作为新兴课程，可以拓展研究生的科研思维，为影像科医生对新技术的理解与应用提供帮助，帮助临床医生从新的视角理解疾病。

　　希望通过本书全景式对脑高级成像技术的学习，让每位读者均能从中获益。

空军军医大学第二附属医院

2023 年 8 月

前　言

　　《脑科学与影像新技术》是依托国家精品在线开放课程及国家一流本科课程、陕西省思政示范课程《脑科学与影像新技术》的配套纸数融合教材之一，入选 2020 年西安交通大学研究生"十四五"规划精品系列教材。

　　本教材的编写突出脑成像技术的"新"。以脑科学研究中的前沿影像技术为主线，既注重神经影像的技术原理、处理方法，又密切联系临床实际需求。教材将秉承"新视角探究脑科学，医工结合思考临床问题，利用影像新技术引导临床实践"的建课理念，以"影像技术 - 应用场景"为主导，为学生呈现脑科学影像新技术的实际应用场景。

　　本教材以脑科学相关高级磁共振技术为基础，阐述技术的临床及科研应用，架起医学与工科融合的桥梁。本教材共 12 章，包括 180 幅影像图片，涵盖脑科学相关多种新技术，包括磁共振扩散加权成像、磁共振灌注成像、磁共振波谱成像、磁敏感加权成像、功能磁共振成像、结构磁共振成像、磁化传递技术、超高场磁共振成像、脑部 PET/CT 及 PET/MR 成像、人工智能与脑影像及脑影像中的个体化指纹技术等。通过多学科交叉融合，深入了解脑科学相关高级磁共振技术、临床应用以及研究进展，拓宽学生视野，培养学生多元化思维，促进复合型人才培养，促进医学与工科的交叉融合，推动新医科的发展。

　　本教材适用于医学类（医学影像技术、医学影像诊断）、部分工科类（生物医学工程、生命科学及计算机相关专业）本科生及研究生使用。

　　本教材在编写过程中得到了各参编单位的大力支持，空军军医大学第二附属医院王玮教授多次审稿改稿，提出很多宝贵意见，在此一并表示衷心感谢。书稿虽经不断修改，但由于影像技术、研究结果的不断更新，教材中难免存在一些瑕疵和不足之处，真诚地希望各位专家、读者提出宝贵意见，以便再版时进一步完善。

张明 杨健

2023 年 8 月

目 录

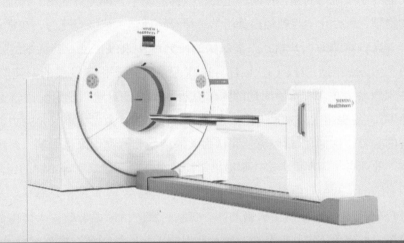

01

第一章

概述

人脑是自然界生物进化的奇迹，是人体中最复杂的器官，也是人类智慧的物质基础。人脑由数百种不同类型的神经元构成，这些神经元又由大量的神经纤维连接组成更为复杂的神经网络。广义的脑科学定义为：研究人和动物的脑结构与功能及其相互关系的科学，从生物脑的角度研究神经系统特别是脑的物质的、能量的、信息的基本活动规律的科学，主要包括脑形态与结构、大脑分区及功能、脑细胞及工作原理、脑神经与网络系统、脑的进化与发育等。狭义的脑科学即为神经科学，主要研究神经系统内分子水平、细胞水平、细胞间的变化过程，以及这些过程在中枢功能控制系统内的综合作用，主要包括神经发生、神经解剖学、神经生理学、神经通信与神经生物物理、神经化学与神经内分泌学、神经药理学、记忆与行为、知觉和神经障碍等。

自古希腊时期开始，人类对脑的研究就从未停止过。脑科学的发展经历了混沌、萌芽、开拓和大发展四个阶段（图1-1）。16世纪之前是脑科学发展的混沌阶段，人们对脑的认识仍以主观想象为主。古希腊时期的阿尔克迈翁是一位自然哲学家、医学家，也是第一位"脑本位主义者"，他提出大脑才是人体最重要的器官，他认为大脑不仅是智力的源头，还是眼睛等感觉器官的必要"伙伴"。希波克拉底认为人的情绪和感觉均源自大脑，并提出"大脑是人类神智的载体"的观点，而亚里士多德则提出"神智在心而不在脑"等不同的说法。这一时期争论不断，人们对脑的认知依然停留在感性层面。16世纪初至19世纪初是脑科学发展的萌芽阶段。在文艺复兴时期，达·芬奇绘制了人脑的四个脑室，维萨留斯编著的《人体构造》一书对脑室进行了完整描述，后来英国医师托马斯·威利斯出版《脑的解剖学，简述神经及其功能》，以及瑞士生理学家哈勒撰写《人体生理学原理》，标志着生理学研究方法开始应用于脑科学研究中。19世纪初至20世纪中叶是脑科学发展的开拓阶段，生理学、电生理学和生物化学被大量应用于脑科学研究中。这一阶段，脑科学研究获得了突破性进展，涌现了许多划时代的研究成果。例如发现了生物电、乙酰胆碱及突触，建立了神经元学说，实现了脑功能的定位，创立了神经网络学说，也创建了脑功能图谱。自20世纪60年代起，脑科学迎来了大发展，细胞分子学和脑成像技术在脑科学研究中大放异彩。科学家在听觉、脑信息传递、脑损伤，以及认知、睡眠、觉醒等高级

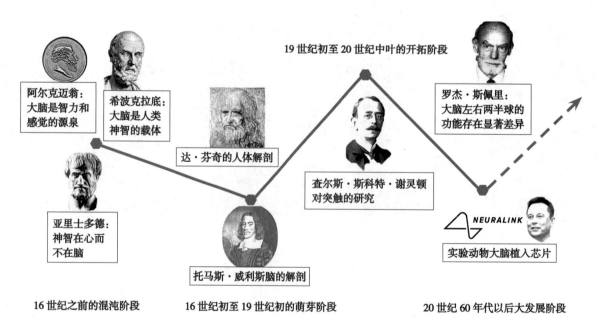

图1-1 脑科学发展简要历程

脑功能方面的研究取得了一系列卓越的研究成果，诞生了许多诺贝尔奖获得者。如1961年，匈牙利裔美国物理学家贝克西因发现了耳蜗内部刺激的物理机制而获得了诺贝尔生理学或医学奖；1970年和1977年，脑信息传递功能与情绪产生机制的研究者，因发现神经元之间是以电脉冲的方式进行信息传递而获得了诺贝尔生理学或医学奖；1981年，美国科学家斯佩里因证明了大脑左右两半球的功能存在显著差异而获得了诺贝尔生理学或医学奖。2020年8月，埃隆·马斯克为脑机接口公司Neuralink举行发布会，用"三只小猪"演示了可实际运作的脑机接口芯片和自动植入手术设备。被植入芯片的实验猪，向全世界展示了神经信号的读取和写入，研究人员可以通过芯片传导出来的信息看到猪的脑电图。2022年4月6日，《自然》杂志报告了一个国际研究团队绘制的覆盖人类整个生命周期的大脑发育标准参考图，被赞誉为"这是科学家第一次把从出生前到老年的不同脑部发育模式'编织'在一起"。综上所述，虽然人类在脑科学领域做了很多探索并取得了令人瞩目的成就，但时至今日，大脑对于科学家而言，仍是一个尚未完全打开的"黑箱子"。

　　近年来，世界各国普遍重视脑科学研究，并相继投入了巨资进行相关领域的研究工作（图1-2）。在1995年夏，国际脑研究组织（International Brain Research Organization，IBRO）在日本京都举办的第四届世界神经科学大会上提议把21世纪称为"脑的世纪"。美国第101届国会通过一个议案，将从1990年1月1日开始的十年命名为"脑的十年"。美国国立卫生院于2010年启动"人类连接组"脑研究计划，拟在10年内用30亿美元资助脑研究，通过绘制大脑工作状态下的神经细胞及神经网络的活动图谱，揭示脑的工作原理和脑疾病发生机制，发展人工智能，推动相关领域和产业的发展。2013年4月，美国又启动了"通过推动创新型神经技术开展大脑研究计划"，该计划提出若干优先发展的领域和目标，如鉴定神经细胞的类型、绘制大脑结构图谱、研发大规模神经网络电活动记录技术、建立神经元电活动与行为的联系、建立人脑数据采集的机制。该计划的发展目标是既要引领脑科学前沿，又要促进相关产业的发展。2013年，欧盟委员会宣布将"人脑工程"列入"未来新兴技术旗舰计划"，力图集合多方力量，为基于信息通信技术的新型脑研究模式奠定基础，加速脑科学研究成果转化。该计划被认为是目前世界最先进的脑科学大型研究计划，预期研究期限10年，旨在深入研究和理解人类大脑的运作机制，在大量科研数据和知识积累的基础上，开发出新的前沿医学和信息技术。日本脑科学研究计划于

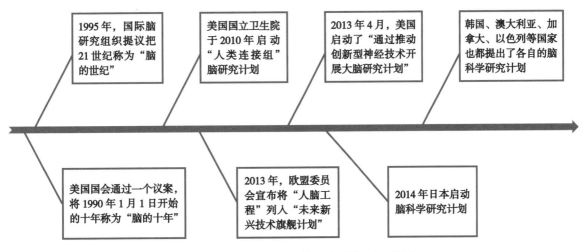

图1-2　世界主要国家及地区脑科学研究时间表

2014 年启动，目标是建立大脑发育和疾病发生的模型，加快对人类大脑疾病，尤其是神经退行性疾病的研究。研究内容包括非人灵长类动物（主要是猕猴）的大脑结构和功能图谱、创新型大脑成像技术、人类大脑图谱与临床研究。韩国、澳大利亚、加拿大、以色列等国家也都提出了各自的脑科学研究计划，并根据各自的国情有所侧重。

我国政府在《国家中长期科学和技术发展规划纲要（2006—2020 年）》中把"脑科学与认知"列入基础研究 8 个科学前沿问题之一。在脑和神经元发育的分子机制、突触可塑性、胶质细胞与神经元的交互作用、视觉感知功能环路、学习记忆和抉择等脑认知功能的神经机制等方面我国已取得了一批具有国际水平的成果。2015 年，经过多次论证的"中国脑计划"启动。中国脑计划以脑认知原理为研究主体，以脑重大疾病诊治和类脑智能研发为两翼。与欧美国家和日本启动的脑科学研究计划相比，中国脑计划所包含的内容更为广泛，与社会需求有更直接的对应（图 1-3）。承担中国脑计划研究任务的单位主要分布

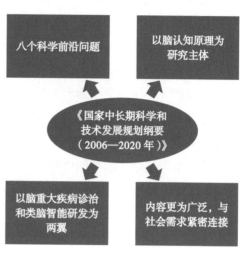

图 1-3 中国脑科学研究计划

于中国科学院的相关研究所，985、211 高校的相关院系，教学医院的医学研究中心。总体来看，在脑科学研究领域，美国独领风骚，加拿大和欧洲其他国家等为第二梯队，中国等新兴力量也已崭露头角。

目前，国际上关于脑科学发展的图谱已经形成。其核心是新一代脑科学研究，以类脑智能研究、神经性疾病治疗、脑科学技术与方法及脑科学信息与服务作为中间层，实现大脑控制、脑机接口、大脑模拟、人工智能、新药研发、脑控仿生科技和新型教育教学等方面的应用。基于此，脑科学呈现出典型的三大特征：以神经科学与其他学科领域如计算机、微电子等在学科和技术层面实现交叉融合；以人造大脑为脑科学的主要研究目标；利用信息技术来了解脑、模拟脑，最终实现创造及脑机融合。

以磁共振成像（magnetic resonance imaging，MRI）为代表的神经影像技术在脑科学研究中的地位日益提升。最早的磁共振成像研究可追溯到 1974 年，荷兰科学家罗伯洛赫尔等人得到著名的磁共振图像"诺丁汉的橙子"。随后磁共振成像技术得到快速发展，从 1976 年活体手指的磁共振扫描，到 1980 年第一台用于临床的全身磁共振设备，时至今日，普通磁共振扫描已经相当普及，各种高级成像技术也迅速应用于临床或科学研究（图 1-4，图 1-5）。

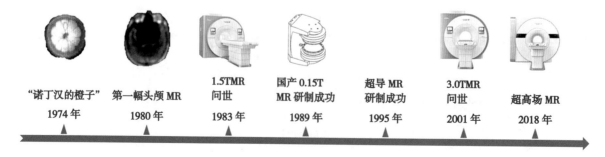

| "诺丁汉的橙子"
1974 年 | 第一幅头颅 MR
1980 年 | 1.5TMR
问世
1983 年 | 国产 0.15T
MR 研制成功
1989 年 | 超导 MR
研制成功
1995 年 | 3.0TMR
问世
2001 年 | 超高场 MR
2018 年 |

图 1-4 MR 发展简史

扩散加权成像（diffusion weighted imaging，DWI）虽然于 20 世纪 80 年代就应用于临床，但仍是唯一能检测活体组织内水分子扩散运动的无创性磁共振检查方法。经过几十年的发展与改进，DWI 已经成了目前最基础的功能成像之一，是临床扫描中不可或缺的检查技术。DWI 能够较早地检测出因为某些病变如脑梗死或肿瘤等所导致的水分子扩散异常等，该成像技术可以为疾病的早期诊断提供重要的影像学依据。扩散张量成像（diffusion tensor imaging，DTI）是在 DWI 技术基础上发展起来的一种新的成像技术，是 DWI 的发展和深化，其可以在三维空间内定时定量分析组织内水分子扩散特性，可以无创显示和分析白质纤维束微结构的改变，在神经影像

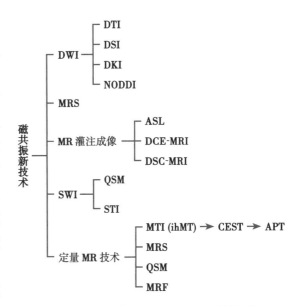

图 1-5　本书所涉及的主要 MR 关键技术

学方面有着非常重要的作用。随着对脑组织中水分子扩散特点的认识不断深入，大量勾勒水分子扩散属性的新模型被相继提出，包括扩散光谱成像（diffusion spectrum imaging，DSI）、扩散峰度成像（diffusion kurtosis imaging，DKI）、神经突方向分散度和密度成像（neurite orientation dispersion and density imaging，NODDI）等，并在脑科学研究中得到广泛应用。

磁共振灌注成像（perfusion weighted magnetic resonance imaging，PWI）是利用快速扫描序列显示组织微血管分布及血流灌注情况，并通过相关参数提供脑组织微循环血流动力学方面的信息。目前常用的灌注成像有三种：基于动脉自旋标记（arterial spin labeling，ASL）示踪法的 MR 灌注成像、动态对比增强磁共振成像（dynamic contrast-enhanced MRI，DCE-MRI）和动态磁敏感对比增强磁共振成像（dynamic susceptibility contrast MRI，DSC-MRI）。前者无需外源性对比剂，后两者需要静脉注射对比剂。ASL 利用动脉血中的水质子作为天然内源性示踪剂，通过脑血流量（cerebral blood flow，CBF）进行定性定量评价。随着技术的进步，ASL 也逐步拓展到可反映脑血流灌注过程，从而实现脑血管成像。DCE-MRI 通过使用对比剂药代动力学模型，可以生成定量参数，不仅可以评估血流灌注的改变，还可以特异性地评价血脑屏障的破坏情况。DSC-MRI 可以非侵入性地评价神经系统疾病，如脑血管意外和脑肿瘤的血管结构、功能，随着先进序列的不断开发，提供了更好的血流动力学参数来评估生理相关改变。

磁共振波谱（magnetic resonance spectroscopy，MRS）是把磁共振和化学位移自旋耦合现象相结合的一种成像技术，可用于反映活体内组织代谢和生化变化情况，其中氢质子磁共振波谱成像（^{1}H-MRS）主要通过对水、N-乙酰天门冬氨酸、肌酸、胆碱、脂肪等的特征峰来间接评估代谢物质的含量，现已广泛应用于各个部位的疾病诊断中。

磁敏感加权成像（susceptibility weighted imaging，SWI）是反映组织中物质的磁敏感性差异的 MR 成像方法。SWI 技术在显示顺磁性或反磁性物质方面具有独特优势。随着近年来 SWI 技术的不断改进，实现了从定性检测到磁化率定量成像（quantitative susceptibility mapping，QSM），并且 QSM 的物理和技术层面已经扩展到运用磁化率张量（susceptibility tensor imaging，STI）成像来探讨磁化率的各向异性，在研究脑白质结构方面与 DTI 互补，有助于认识人脑复杂

的微观结构。

在定量磁共振（quantitative magnetic resonance imaging，qMRI）技术中，磁化转移成像（magnetization transfer imaging，MTI）是一项重要的技术，它通过物理方法增加图像对比度或制造一种新的图像对比，用以评估组织中大分子的特征，尤其对评估大脑内的髓鞘磷脂具有高度敏感性和特异性。不均匀磁化转移（inhomogeneous magnetization transfer，ihMT）是 MT 的延伸技术，其利用正负偏移信号间的差异性提高对脂质分子（如髓鞘磷脂）的检测敏感性。化学交换饱和转移成像（chemical exchange saturation transfer，CEST）是在磁化转移成像原理的基础上应运而生的。CEST 采用射频饱和脉冲"标记"代谢物上具有特异共振频率的质子，该类标记质子可多次不断与周围水质子进行信号交换，使低浓度溶质信号传递给水，通过检测水信号的降低程度来间接探测溶质分子含量，实现比传统 MRS 灵敏度高数百倍的活体代谢成像，其中酰胺质子转移成像（amide proton transfer，APT）是一种可以反映组织内源性蛋白、肽类的浓度和 pH 变化的无创性定量磁共振技术。磁共振指纹（magnetic resonance fingerprint，MRF）是一种新兴的定量磁共振技术，该技术实现了对人体多种组织特性短时高效的量化，为现代医学影像的个体化研究打下了坚实的技术基础。

20 世纪 90 年代初，功能磁共振（functional MRI，fMRI）技术问世，成为研究脑功能的重要方法。狭义的功能磁共振技术是指基于血氧水平依赖的功能磁共振成像（blood oxygen level-dependent functional magnetic resonance imaging，BOLD-fMRI），该技术利用在任务状态或静息状态下血氧水平变化造成局部磁场变化的原理来显示脑内特定功能区。BOLD-fMRI 可以无创显示静息状态或任务状态下脑皮质功能区的激活状态并进行定位，已被广泛用于各种脑功能研究。它包括神经精神心理疾病的脑调节机制研究、认知神经科学研究、各种急慢性疼痛的脑功能研究以及脑肿瘤术前功能区定位等，并在脑发育、脑老化、脑认知、脑重大疾病等脑科学领域取得了诸多重要进展。脑功能成像研究已经进入大数据时代，多中心脑影像数据的质量控制、校正等问题对研究结论的准确性和可重复性将起到关键的影响作用。同时，以脑科学研究为特色的科技公司，在脑影像数据分析、脑疾病治疗等细分领域积极引领了脑科学产业化的进步。未来，随着人工智能机器学习的进一步发展，新的分析软件及平台的搭建，将为功能磁共振研究注入更强大的动力。

随着磁共振硬件技术的快速发展，场强大于 5T 甚至 7T 以上的超高场（ultra-high field，UHF）磁共振逐渐用于脑科学的研究中。超高场磁共振可以提供更高的信噪比、空间分辨率、谱分辨率和磁化率敏感性信息，这些优势使其在更小解剖结构和微小病变的显示、疾病的早期诊断和研究中均具有无法比拟的应用前景，也促进了结构磁共振成像（structural magnetic resonance imaging，sMRI）的快速发展。由于可以获得高空间分辨率、高信噪比以及高灰白质对比度的全脑影像，使结构磁共振成像在脑发育、脑萎缩、神经退行性疾病、血管源性病变、肿瘤性疾病研究中发挥了重要作用（图 1-6）。

高端磁共振设备为分子影像如正电子发射计算机断层显像（positron emission tomography，PET）的发展奠定了基础。PET/MR 一体机是当前最高端的影像融合设备，实现了在同一个设备上同时进行 PET 和 MR 信号采集，在获得神经系统复杂形态学改变的同时，还可获得脑组织血流、代谢、受体分布、认知功能改变等信息，临床上广泛应用于脑血管疾病、癫痫、痴呆、运动障碍性疾病、脑肿瘤等多种疾病的诊断和脑功能研究中。

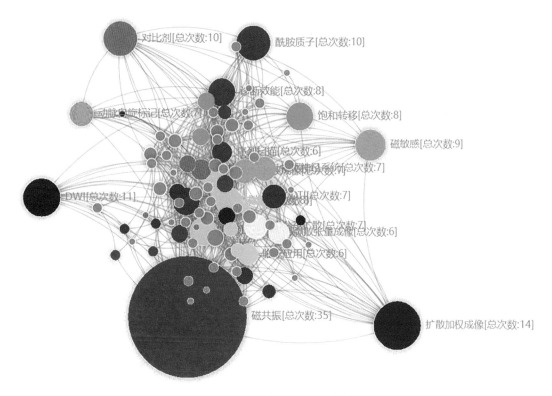

图 1-6　各种 MR 技术的研究及临床应用

展望未来，磁共振设备将向着更高场强、更低噪声、更快扫描速度的方向发展；智能化定位、扫描以及定量技术是软件开发的发展方向。随着人工智能（artificial intelligence，AI）在医学影像领域的应用越来越深入和系统，AI 磁共振成像在脑科学领域得到了进一步的发展，如借助于图像合成的机器学习算法，可提供各向同性分辨率的高质量图像以及定量信息；利用先进的深度学习算法，学习如何从零对比剂剂量和低对比剂剂量图像中预测标准对比剂剂量磁共振图像，从而减少对比剂使用量，等等。总之，磁共振技术的广泛应用与持续发展，充分说明了磁共振成像技术是多学科交叉融合的结果。一部脑科学研究的进阶史，充分体现了新技术发展，特别是磁共振新技术对脑科学研究的发展有巨大的推进作用。

（郭晨光　张明）

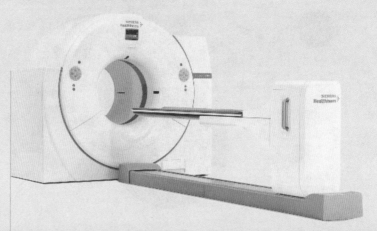

02

第二章

磁共振
扩散加权成像

视频二维码

扩散加权成像（diffusion weighted imaging，DWI）是目前唯一能检测活体组织内水分子扩散运动的无创性方法。该技术通过检测人体组织中水分子扩散运动受限制的方向和程度，间接反映周围组织微观结构的变化。这种扩散变化可以为疾病诊断、鉴别诊断提供重要的影像学依据。扩散张量成像（diffusion tensor imaging，DTI）是在DWI技术基础上发展起来的一种磁共振成像技术，其可以在三维空间内定时定量地分析组织内水分子扩散特性，是DWI的发展和延伸。DTI是无创显示和分析白质纤维束的一项技术，可观察活体组织结构的完整性和连通性，有利于判断各种疾病白质纤维束的损害程度及范围。同时，DTI技术还可以显示脑白质内神经传导束的走向，实现人体中枢神经纤维精细成像。随着对脑组织中水分子扩散特点的认识不断深入，大量描述水分子扩散属性的新模型被相继提出，包括扩散光谱成像（diffusion spectrum imaging，DSI）、扩散峰度成像（diffusion kurtosis imaging，DKI）、神经突方向分散度和密度成像（neurite orientation dispersion and density imaging，NODDI）等，并在脑科学研究中得到广泛应用。

第一节　扩散加权成像

MR扩散加权成像（diffusion weighted imaging，DWI）是目前唯一能检测活体组织内水分子扩散运动的无创性方法。1965年，Stejskal等人首次将扩散进行量化并获得了扩散的影像对比。1986年Le Bihan首次将DWI应用于人体大脑成像。经过几十年的发展与改进，DWI已经成了目前最基础的功能成像，是临床扫描中不可或缺的技术。DWI作为定量成像，其指标有表观扩散系数（apparent diffusion coefficient，ADC）、指数化ADC（exponential ADC，eADC）及扩散系数（diffusion coefficient，D），其中ADC是最常用、最基础的一项指标，可以用于某些疾病（如脑梗死、脑外伤、脑脓肿等）的诊断和鉴别诊断。

一、成像原理

扩散（diffusion）是一种物理现象，是指水分子随机杂乱无章地运动。正常脑脊液中的水分子状态接近自由水，可以自由运动而不受限制（图2-1）。一些特殊的病理生理过程会影响水分子的自由运动，如脑缺血缺氧后神经细胞的ATP生成明显减少，依赖ATP工作的钠钾泵出现功能失常，细胞外间隙的水分子进入细胞内，造成细胞肿胀，即细胞毒性水肿，被称为扩散受限（图2-2）。组织是否有扩散受限可以通过DWI检测出来，其在DWI和ADC图上会出现相应的信号改变。目前，DWI是唯一一个可以在活体上无创测量水分子扩散运动的功能成像技术。

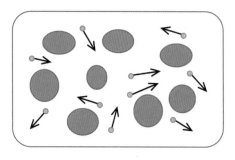
图 2-1　正常组织
随机运动的水分子（DWI 低信号）。

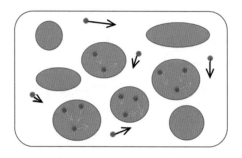
图 2-2　细胞毒性水肿的组织
运动受限的水分子（DWI 高信号）。

二、成像序列

在普通 T_2WI 序列的 180° 脉冲前后加上两个对称的梯度磁场，得到扩散序列。因所施加的梯度磁场可加剧质子失相位，对扩散效应具有放大作用，常被称为扩散敏感梯度磁场。对于扩散受限的分子，第一个扩散梯度磁场造成的质子失相位，经过 180° 脉冲，会被第二个扩散梯度磁场聚焦回初始相位，质子间的失相位刚好抵消，所以信号不会下降，保持原来的高信号。而对于扩散不受限的水分子来说，施加第一个扩散梯度磁场，质子失相位后就会离开了原来的位置，不能被第二个扩散梯度磁场再聚焦，造成信号降低。

（一）扩散加权成像序列的基本原理

水分子中的氢质子受到扩散敏感梯度场的影响，不同部位的质子产生不同的共振频率，以致水分子中氢质子的进动相位不一致（失相位），从而在 DWI 上出现信号衰减。扩散受限的原因主要包括三类：一是细胞毒性水肿，如急性脑梗死；二是细胞密集度增加，如淋巴瘤；三是液体的黏稠度增高，如脑脓肿。

（二）扩散加权成像序列中 b 值

在 DWI 序列中，有一个重要的参数 b 值，即扩散敏感因子，是指在 MRI 中，各序列对扩散运动的敏感程度，此参数为检测水分子扩散运动能力的指标。b 值越大，MRI 扩散加权图像对水分子运动检出越敏感，但是高 b 值会降低图像的信噪比，因此 b 值选择要适当（图 2-3）。目前神经系统疾病最常使用的 b 值是 $1\ 000s/mm^2$。

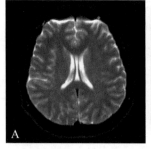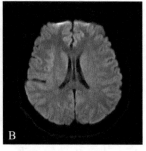
图 2-3　不同 b 值的脑部 DWI 图像
A. b 值为 $0s/mm^2$；B. b 值为 $1\ 000s/mm^2$。b 值越大得到的图像对于分子运动越敏感，但是图像信噪比越低。

三、技术更新——读出方向分段采样技术扩散加权成像

常规 DWI 使用的是单次激发平面回波成像（echo planar imaging，EPI）采集的技术，通常可以看到明显的磁敏感伪影，图像变形严重。

读出方向分段采样技术（readout segmentation of long variable echo-trains，RESOLVE）DWI 采用了多次激发分段读出的采集方式进行 k 空间填充，k 空间是寻常空间在傅立叶转换下的对偶空间，其填充于多个重复时间中，回波时间和回波间隙更短，并且使用实时运动矫正，因此降低了磁敏感伪影和模糊效应，得到可媲美解剖的高分辨率、高信噪比扩散图像。RESOLVE DWI 被称为"解剖扩散成像"。

RESOLVE DWI 的应用特点是：可以实现全身各部位高分辨率 DWI，精准 ADC 定量测量；显著减少或消除传统 DWI 图像变形；评估微小病变，增加诊断可信度。

四、技术要点

（一）影响扩散加权成像上组织信号强度的因素

扩散加权成像上组织信号强度衰减的因素主要有四种，分别是：①扩散敏感梯度场的强度。强度越大，组织信号衰减越明显。②扩散敏感梯度场持续的时间。时间越长，组织信号衰减越明显。③两个扩散敏感梯度场的间隔时间。间隔时间越长，组织信号衰减越明显。④组织中水分子的扩散自由度。在扩散敏感梯度场施加方向上水分子扩散越自由，组织信号衰减越明显。

（二）b 值的选择对扩散加权成像信号强度的影响

（1）b 值的选择（表示应用的梯度磁场的时间、幅度和形状）。扩散的权重与 b 值成正比，信号强度、信噪比及相同重复时间内可采集的层数与 b 值成反比。较大的 b 值可能会出现周围神经的刺激症状，因而限制了太高的 b 值。

（2）用小 b 值进行 DWI，在一定程度上反映了局部组织的微循环灌注，但所测得的 ADC 值稳定性较差，且易受其他生理活动的影响，不能有效反映水分子的扩散运动。一般来说，低 b 值范围是 0～1 000s/mm²。用大 b 值进行 DWI，所测得的 ADC 值受局部组织的微循环灌注影响较小，能较好反映水分子的扩散运动。高 b 值范围是 1 000～3 000s/mm² 或更高。因此，大 b 值进行 DWI 称高扩散加权成像，用小 b 值进行 DWI 称低扩散加权成像。b=0s/mm² 时产生无扩散加权的 T_2WI。

（三）扩散加权成像的 b 值选择条件

①能够清晰显示和分辨被检组织；②有效抑制 T_2 透射效应对扩散图像的影响；③应用尽可能高的 b 值，使被检组织的 ADC 值更接近组织的真实的值，一般对于白质和灰质等软组织来说，最佳的 b 值通常在 1 000s/mm² 左右。这是因为在这个 b 值下，扩散信号对组织微结构的灵敏度比较高，同时也有足够的信噪比。

（四）扩散系数和表观扩散系数

分子布朗运动的方向是随机的，其在一定方向上的扩散距离与相应扩散时间的平方根之比为一个常数，称为扩散系数 D。表示一个水分子单位时间内随机扩散运动的平均范围，其单位为"mm²/s"。通过对施加扩散敏感梯度场前后的信号强度检测，在已知 b 值的情况下，可以计算组织的扩散系数。需要指出的是造成组织信号衰减不仅仅是水分子的扩散运动，水分子在扩散敏感梯度场方向上各种形式的运动也将造成组织信号的衰减。影响因素有微观因素和宏观因素，前者包括体液流动、细胞的渗透性和温度、毛细血管灌注、细胞内外水的黏滞度、细胞膜通透性的方向等，后者包括呼吸、搏动、蠕动等。

利用 DWI 中组织信号强度变化检测到的不是真正的扩散系数，它还会受到其他形式水分子运动的影响，将其称为表观扩散系数 ADC。在实际工作中，用 ADC 来代替真正的扩散系数，前者常明显大于后者。

（五）扩散加权成像中的特殊效应

1．T_2 透射效应　指由于病变本身水分含量高且同时具有长 T_2 属性，使该病变具有较高的 T_2 对比本底信号，在 DWI 影像上表现为高信号（图 2-4）。

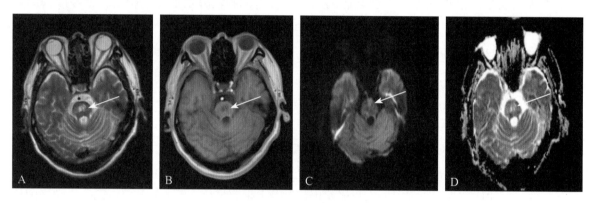

图 2-4　DWI 中的 T_2 透射效应

A. T_2WI 示脑干呈斑片状高信号；B. T_1WI 示病变呈低信号；C. DWI 示该病变呈高信号，由 T_2 透射效应所致；D. ADC 图像提示病变呈高信号，提示该病变扩散不受限。

2．T_2 冲蚀效应　与 T_2 暗化效应相似，均为 DWI 中 T_2 加权对比对最后图像的影响所致，最终使 DWI 影像上病变表现出不同的信号改变。ADC 值升高和 T_2WI 高信号的综合结果造成 DWI 呈等信号，常见于血管源性水肿（图 2-5）。

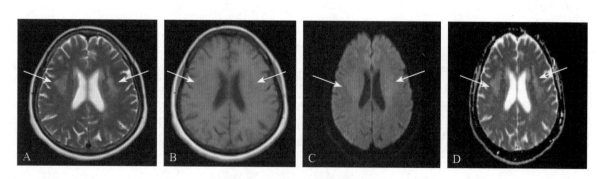

图 2-5　DWI 中的 T_2 冲蚀效应

A. T_2WI 图像示双侧放射冠区呈多个片状高信号改变；B. T_1WI 图像示病灶呈稍低信号改变；C. DWI（b=1 000）图像示病变呈等信号改变，由 T_2 冲蚀效应所致；D. ADC 结果示病变呈高信号改变，提示为病变扩散不受限。

3．T₂暗化效应　指当病变内存在出血、钙化或明显的脂肪变性时会导致DWI中病变的T₂WI对比，即本底信号呈低信号改变（图2-6）。

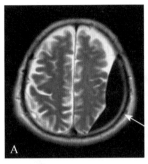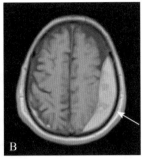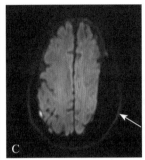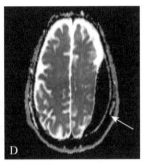

图2-6　DWI中的T₂暗化效应

A. T₂WI图像示左侧额顶部呈弧形低信号改变，邻近脑实质受压向内移位；B. T₁WI图像示病变呈高信号改变，提示亚急性出血晚期；C. DWI（b=1 000）图像示病变呈低信号改变，由T₂暗化效应所致；D. ADC图像示病变呈低信号改变，提示为病变扩散受限。

（六）伪影

伪影是指原本被扫描物体并不存在，而在图像上却出现各种形态的影像。

1．涡流伪影　在EPI成像时，快速切换的梯度场产生较大涡电流导致梯度波形的扭曲变形（图2-7）。

2．磁敏感伪影　不同的物质具有不同的磁化率，当两种磁化率相差较大的物质交界时，会造成局部磁场不均匀，从而导致信号的变形、扭曲、丢失和错误等（图2-8）。常见部位：骨-空气交界面、软组织-空气交界面，如颅底、蝶鞍等部位。

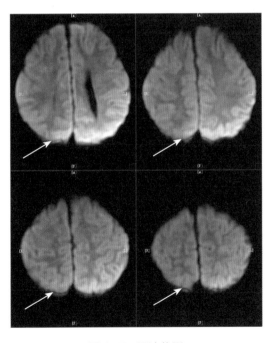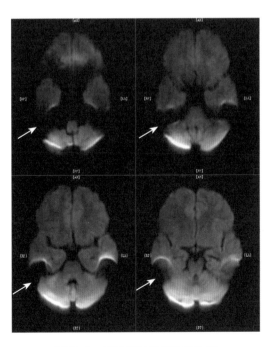

图2-7　涡流伪影

快速切换的梯度场产生的涡电流引起梯度波形的扭曲。

图2-8　磁敏感及化学位移伪影

磁场不均匀、水质子与脂质子进动频率差异引起的伪影。

3．**运动伪影**　可引起扫描部位运动的各种原因，如呼吸运动、心脏搏动、患者运动、扫描床震动等（图2-9）。

4．**化学位移伪影**　在磁共振成像中，水质子与脂质子进动频率差异产生的化学位移现象（图2-8）。

5．**N/2鬼影**　奇数列和偶数列k空间排列存在的差异（图2-10）。

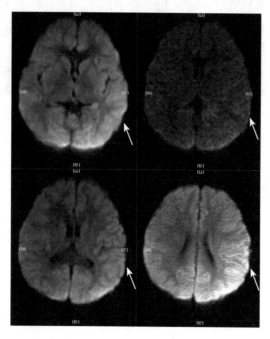

图2-9　运动伪影

受检者头颅运动引起的运动伪影。

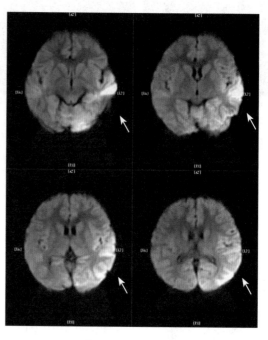

图2-10　N/2鬼影

图像强度的周期性波动引起的伪影，表现为沿相位编码梯度存在的双影。

五、临床应用

DWI技术在中枢神经系统疾病的诊断、鉴别诊断、活检部位的确定及临床疗效评价方面发挥了重要的作用，主要应用于脑梗死、弥漫性轴索损伤、肿瘤、颅内囊性病变、脱髓鞘疾病等，各疾病及其相应的信号变化如表2-1所示。DWI表现为高信号常见于三种情况：细胞毒性水肿、高细胞密度聚集和高黏稠度。

表2-1　DWI在中枢神经系统不同疾病中的特征

疾病		DWI及ADC信号特征
脑梗死	超急性期（<6h）及急性期（<48h）	DWI高信号，ADC低信号
	亚急性期（3~14d）	DWI稍高信号，ADC值升高
	慢性期（>14d）	DWI低信号，ADC高信号
弥漫性轴索损伤		细胞毒性水肿：DWI高信号伴ADC低信号 血管源性水肿：DWI及ADC均为高信号 出血：DWI及ADC的表现复杂多样

续表

疾病		DWI 及 ADC 信号特征
肿瘤	高级别胶质瘤、淋巴瘤、转移瘤、髓母细胞瘤、脑膜瘤、原始神经外胚层肿瘤	DWI 高信号，ADC 低信号
颅内囊性病变	蛛网膜囊肿、表皮样囊肿、皮样囊肿及胶样囊肿	表皮样囊肿：DWI 高信号，ADC 低信号 蛛网膜囊肿：DWI 低信号，ADC 高信号
环形强化病变	高级别胶质瘤、转移瘤及脑脓肿	脓肿中心：DWI 高信号，ADC 低信号 高级别胶质瘤中心：DWI 低信号，ADC 高信号
多发性硬化		活动期：DWI 高信号，ADC 低信号 静止期：DWI 等或低信号，ADC 等或高信号

1. **细胞毒性脑水肿** 缺血性脑梗死、脑炎、多发性硬化、弥漫性轴索损伤、可逆性胼胝体压部病变、药物/中毒性脑病、代谢性疾病、继发性癫痫、可逆性后部脑病综合征、克雅氏病、进行性多灶性脑白质病。

2. **高细胞密度** 高级别胶质瘤（间变性胶质瘤、间变性少突胶质细胞瘤、胶质母细胞瘤）、淋巴瘤、转移瘤、髓母细胞瘤、脑膜瘤、原始神经外胚层肿瘤。

3. **高黏稠度** 脓肿、血肿（氧合血红蛋白）、表皮样囊肿、急性静脉窦血栓。

（一）脑梗死

脑缺血发生几分钟后，脑细胞内的水分子受到损害，DWI 显示的图像信号强度会显著增加。超急性期（6h 内）脑缺血主要以细胞毒性水肿为主要改变，在 DWI 上由于水分子扩散受限，其信号衰减明显低于正常脑组织，因而呈现高信号，ADC 值明显降低，水肿部位累及灰白质（图2-11）。急性期（6h～3d）缺血持续存在，血脑屏障破坏，由细胞毒性水肿的基础上发生血管源性水肿，水分子扩散总体仍受限，ADC 呈低信号。亚急性期（3～14d）脑缺血出现细胞膜破坏、细胞外水分子增加及胶质增生等病理改变，提高了水分子扩散运动，其 ADC 值会升高，但仍低于正常组织。

高达 27% 的急性缺血性卒中患者的症状发生时间是未知的。然而，对卒中发病后估计时间的掌握是目前再灌注疗法建议的一部分。MRI 在估计卒中发病时间方面有重要作用：在 DWI 中出现高信号，而在液体衰减反转恢复（fluid attenuated inversion recovery，FLAIR）序列中没有高

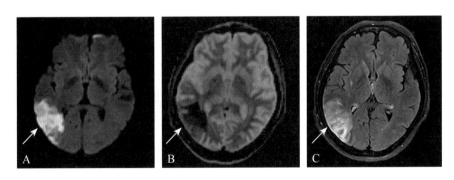

图 2-11　DWI 诊断急性缺血性卒中

女性，59 岁，左侧肢体无力，诊断为右侧颞叶急性缺血性卒中。A. DWI 显示右侧颞叶呈楔形高信号；B. ADC 图上呈低信号，提示细胞毒性水肿；C. FLAIR 可见相应区域呈高信号。

信号病变，被称为 DWI-FLAIR 不匹配，表明发病到检查的时间较短（≤4.5h），具有较高的特异性和阳性预测值，有利于临床医生对醒后卒中患者接受静脉溶栓做出临床决策。

缺血半暗带是梗死区和正常脑组织之间的一个有损伤但可挽救的区域，是急性脑梗死治疗的关键，也是临床诊疗重点关注的区域。PET 是评估缺血半暗带的"金标准"，但其临床应用不便。近年来临床更多利用 CT 和 MRI 中显示的各种"错配"来评估缺血半暗带。

（二）弥漫性轴索损伤

弥漫性轴索损伤（diffuse axonal injury，DAI）是以轴索损伤为主要改变的一种原发性脑实质损伤，可以表现细胞毒性水肿，即 DWI 高信号伴 ADC 低信号，或者血管源性水肿，即 DWI 及 ADC 均为高信号，并可能含有出血。此时，由于血液及其不同降解产物聚集，引起局部不同磁场改变而导致 DWI 及 ADC 的表现复杂多样。

（三）肿瘤

对于肿瘤性病变，DWI 信号主要取决于 ADC 值与 T_2 信号，低 ADC 值反映细胞密度高、细胞外间隙小及细胞核质比大，常见于高级别胶质瘤（间变性胶质瘤、间变性少突胶质细胞瘤、胶质母细胞瘤等）、淋巴瘤、转移瘤、髓母细胞瘤、原始神经外胚层肿瘤（primitive neuroectodermal tumors，PNET）、脑膜瘤等。对于胶质瘤而言，DWI 信号越高，ADC 值越低，说明细胞密度越高，胶质瘤的级别也相对较高，但这并不绝对，因为 DWI 高信号还包含了 T_2 信号。大部分转移瘤的 DWI 表现与胶质瘤类似。值得注意的是，淋巴瘤由于肿瘤细胞密度较高，核质比较大，细胞外含水量较少，其在 DWI 上呈显著高信号，ADC 值明显降低，结合 MR 的其他序列，DWI 能够可靠地鉴别淋巴瘤与其他肿瘤（图 2-12）。ADC 值从低到高依次是淋巴瘤、高级别胶质瘤及转移瘤。

（四）颅内囊性病变

颅内囊性病变主要包括蛛网膜囊肿、表皮样囊肿、皮样囊肿和胶样囊肿等，可以利用 DWI 对其进行鉴别。表皮样囊肿内含有角质蛋白和胆固醇，限制了水分子的扩散，DWI 上通常表现为明显高信号，ADC 值降低；蛛网膜囊肿是位于蛛网膜与软脑膜之间囊带状结构的囊肿，其内为纯粹的液体成分，水分子运动完全不受限制，DWI 表现为脑脊液样的低信号（图 2-13）。

（五）DWI 鉴别颅内环形强化病变

环形强化病变主要包括高级别胶质瘤、转移瘤及脑脓肿，DWI 对于此类疾病的鉴别具有重要意义。脓肿中心是由细菌、炎性细胞、黏蛋白、细胞碎屑组成的黏稠酸性液体，这些成分均限制了水分子的扩散，因此在 DWI 上呈高信号，ADC 值较低（图 2-14）。而脑肿瘤坏死或囊变时，中心部位主要为出血、囊变、肿瘤坏死组织及少量的炎性细胞，黏稠度较低，液体内细胞成分较少，因此在 DWI 上呈现低信号，ADC 图呈高信号。

（六）多发性硬化

多发性硬化（multiple sclerosis，MS）的 DWI 表现与疾病的发展密切相关，不同时期的病理可以表现为髓鞘脱失、炎症、水肿、胶质增生、轴索破坏等。活动期表现为炎症反应，血管周围

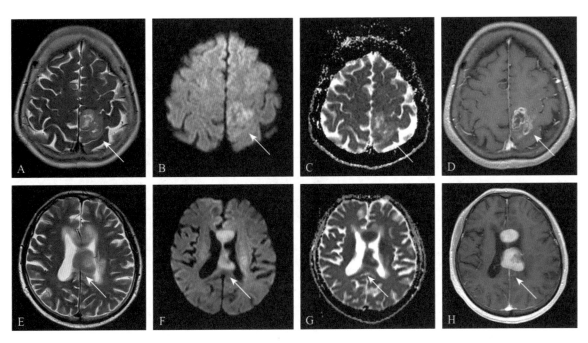

图 2-12　DWI 鉴别胶质母细胞瘤和淋巴瘤

A～D 为同一病例，女性，74 岁，诊断为左侧顶叶胶质母细胞瘤。A. T$_2$WI 显示左侧顶叶分叶状高信号影；B. DWI 病变呈花环状高信号，中心呈低信号；C. ADC 图呈花环状等及稍低信号，中心呈高信号，提示病灶周围扩散稍受限，中心扩散不受限；D. T$_1$WI 增强显示病变呈花环形强化，壁毛糙且不均匀。

E～H 为同一病例，男性，74 岁，胼胝体膝及体部淋巴瘤。E. T$_2$WI 显示胼胝体膝及体部不规则稍高信号影；F. DWI 呈显著高信号；G. ADC 图呈明显低信号，提示病灶扩散明显受限（图 G）；H. T$_1$WI 增强显示病变均匀明显强化。

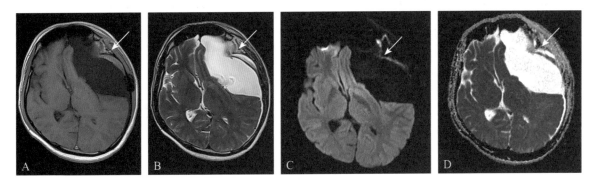

图 2-13　蛛网膜囊肿的 DWI 表现

男性，28 岁，左侧额颞部蛛网膜囊肿。A. T$_1$WI 显示左侧额颞部不规则低信号影；B. T$_2$WI 为高信号；C. DWI 为低信号；D. ADC 为高信号，提示病变扩散不受限。

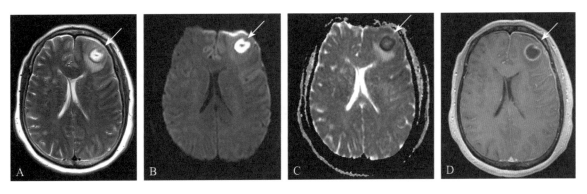

图 2-14　脑脓肿在 DWI 上呈高信号

女性，64 岁，意识不清 1d，左侧额叶脑脓肿。A. T$_2$WI 显示左侧额叶类圆形长 T$_2$ 信号影；B. DWI 呈显著高信号；C. ADC 图上呈低信号，提示病变扩散受限；D. T$_1$WI 增强病变呈环形强化，壁光滑且均匀。

淋巴细胞浸润，形成血管周围袖套，髓鞘崩解和细胞增生。病灶常以小静脉为中心，继而扩大融合，此时 DWI 表现为高信号，ADC 呈低信号。静止期细胞浸润消退，髓鞘脱失，少突胶质细胞几乎消失不见，细胞间隙增大，DWI 表现为等或低信号，ADC 值增加，因此，DWI 可为病变的分期提供重要信息（图 2-15）。

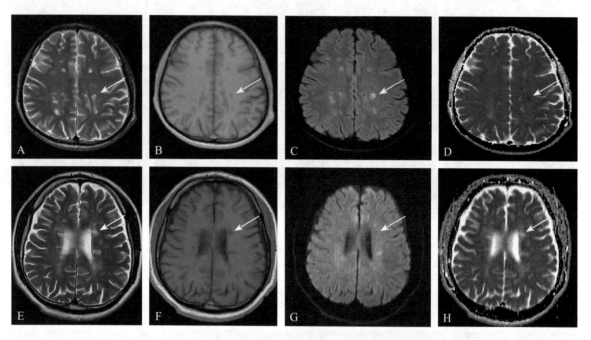

图 2-15　DWI 鉴别多发性硬化活动期及静止期

A～D 为同一病例，男性，52 岁，肢体无力，诊断为多发性硬化。A. T$_2$WI 显示双侧半卵圆中心多发圆形及卵圆形高信号影；B. T$_1$WI 呈低信号；C. DWI 呈稍高及高信号；D. 其中左侧半卵圆中心于 ADC 图上呈类圆形低信号，扩散受限，表明病灶处于活动期，其余病灶呈等或稍高信号。
E～H 为同一病例，男性，52 岁，诊断为多发性硬化。E. T$_2$WI 显示双侧侧脑室旁可见多发卵圆形高信号影，垂直于双侧侧脑室；F. T$_1$WI 呈低信号；G. DWI 呈等或稍低信号；H. ADC 图呈高信号，提示病灶处于静止期。

六、研究进展

随着 DWI 在神经系统疾病中的应用越来越广泛，该序列也在不断发展。基于复合灵敏度编码（multiple sensitivity encoding，MUSE）的高分辨率扩散成像（MUSE-DWI）是一种通过多次激发采集实现高分辨率扩散成像的方法。通过每次激发重建灵敏度编码确定低分辨率相位，可以提供重要器官的解剖细节，而且还在神经微结构成像方面具有绝对优势，能够反映灰白质结构和功能变化，在对神经系统疾病的诊断、研究方面具有重要的应用价值。

RESOLVE DWI 采用了多次激发分段读出的采集方式进行 k 空间填充，可以实现全身各部位高分辨率 DWI，精准 ADC 定量测量；显著减少或消除传统 DWI 图像变形；评估微小病变，增加诊断可信度。

七、总结与展望

DWI 目前在神经成像中发挥着重要作用，但尚有一定缺点与局限性，如空间分辨率低，以及存在磁敏感效应、噪声、运动伪影等问题；不同扫描设备、参数及后处理软件没有统一标准，会对数据的稳定性产生影响；此外，受检者生理状态的变化对测量数据亦有一定影响。相信随着硬件及后处理软件的发展，DWI 技术不断的革新及相关技术的研发，DWI 在应用过程中的局限性将会得到逐一解决，应用前景更加广泛。

知识要点 ···

1. 扩散加权成像的基础是分子的扩散运动，是唯一一个可以在活体上无创测量水分子扩散运动的功能成像技术。

2. b 值，表示扩散敏感因子，是指在 MRI 中，各序列对扩散运动的敏感程度，此参数为扩散运动能力检测的指标。

3. 扩散加权成像在扫描过程中由于各种原因会出现伪影，如涡流伪影、磁敏感伪影、运动伪影、化学位移伪影及 N/2 鬼影，在扫描过程中应注意区分。

4. DWI 表现为高信号一共有三种原因，分别是细胞毒性水肿、高细胞密度聚集和高黏稠度，目前主要应用于脑梗死、弥漫性轴索损伤、肿瘤、颅内囊性病变、脱髓鞘疾病等。

第二节　扩散张量成像

扩散张量成像（diffusion tensor imaging，DTI）在 1994 年由 Basser 首次提出，是在 DWI 技术基础上发展起来的一种无创性显示和分析白质纤维束的技术。DTI 可以在三维空间内定时定量分析组织内水分子的扩散特性，对水分子自由扩散运动的各向异性进行量化分析，利用彩色图像显示白质纤维束的走行、方向、排列、紧密度、髓鞘化等信息。1996 年首次实现人脑扩散张量成像，1999 年首次实现了人脊髓扩散张量成像。近几年来，DTI 技术发展迅速，DTI 从三维立体角度对扩散各向异性的信号数据进行定量分析，能够更加精细显示脑组织的微观结构。

一、成像原理

在完全均质的溶质中，水分子向各方向的运动是相等的，此种扩散方式为各向同性，其向量分布轨迹呈一球形。而在非均一溶质中，水分子向各方向运动具有方向依赖性，分子向各方向扩散的距离不相等，称为各向异性，其向量分布轨迹呈椭圆形。大脑白质水分子的扩散表现为各向异性，沿白质纤维通道方向的扩散速度快于垂直方向。"张量"是工程物理学名词，是一个三维空间呈圆形的数学结构，各向异性有 3×3 个二级分量，张量的矩阵是 9 个非 0 元素，其中对角线两边分别有 3 个相同的对称性元素，加上对角线上 3 个元素共 6 个元素决定扩散张量的特征。经过正交化处理，上述张量可转换为本征向量和本征值，3 个非 0 元素沿着正交化后张量的主对角线，称为本征值，本征值反映出椭圆形的外形，大小与方向无关。而其对应的方向向量代表椭球的方向，为 3 个本征向量（图 2-16）。

$$D = \begin{pmatrix} D_{xx} & D_{xy} & D_{xz} \\ D_{xy} & D_{yy} & D_{yz} \\ D_{xz} & D_{yz} & D_{zz} \end{pmatrix} = \begin{pmatrix} v_1 & v_2 & v_3 \end{pmatrix} \begin{pmatrix} \lambda_1 & 0 & 0 \\ 0 & \lambda_2 & 0 \\ 0 & 0 & \lambda_3 \end{pmatrix} \begin{pmatrix} v_1 \\ v_2 \\ v_3 \end{pmatrix}$$

图 2-16　扩散张量模型

二、序列设计

DTI 是在 DWI 基础上，利用水分子的扩散特征，在 180° 脉冲前后在 x、y、z 轴 3 个互相垂直的方向上施加 2 个对称的斜方形梯度磁场，至少于 6 个方向（多则甚至上百个）依次施加扩散敏感梯度，每一方向上均使用相同的较大 b 值（通常为 1 000s/mm²），获得各个方向上的 DWI 图像，并对基础的 T₂WI-EPI 像及 DWI-EPI 图像进行多次采集，将其信号平均，并利用所得的平均扩散率、部分各向异性指数在内的多种参数值进行成像，以此来获得信噪比较高的扩散张量图像。

三、常用的扫描技术

常用的扫描技术包括单次激发平面回波成像（echo planar imaging，EPI）、线阵扫描扩散成像（line scan diffusion imaging，LSDI）、导航自旋回波扩散加权成像（navigated diffusion weighted spin echo，NAV-DWSE）、半傅立叶探测单发射快速自旋回波成像（half-fourier acquisition single-shot turbo-spin echo，HASTE）等。

每种成像技术各有其优缺点：EPI 扫描时间短，图像信噪比高，但存在化学位移伪影、磁敏感伪影和几何变形；LSDI 精确度高，几乎无伪影及变形，但扫描时间过长；NAV-DWSE 运动伪影少，但扫描时间长；HASTE 扫描时间短，但图像模糊。

四、相关参数

DTI 定量参数包括平均扩散率、部分各向异性、相对各向异性、容积比。

1. 平均扩散率（mean diffusivity，MD）　指 MR 成像体素内各个方向扩散幅度的平均值，代表了某一体素内水分子扩散的大小或程度，通常所用的指标就是平均扩散系数（average diffusion coefficient，ADC），反映了水分子单位时间内扩散运动的范围，单位是 "mm²/s"，其值越大，说明水分子扩散能力越强。自由水的 ADC 值大约为 2.5×10^{-3} mm²/s，正常脑组织的 ADC 值为 $(0.7 \sim 0.9) \times 10^{-3}$ mm²/s。

2. 部分各向异性指数（fractional anisotropy，FA）　FA 是 DTI 中最常用的参数，指扩散的各向异性部分与扩散张量总值的比值。反映细胞膜和髓鞘的完整性，对纤维束的方向及一致性敏感，取值在 0～1 之间，0 代表了最大各向同性的扩散，例如在完全均质介质中的水分子扩散，1 代表了理论上最大各向异性的扩散。

在 FA 图上，脑白质为高信号，表现出比较高的各向异性，纤维排列最大程度趋于一致时，

FA 值也就越接近 1，例如胼胝体，而脑灰质与脑脊液因趋向各向同性表现为低信号。根据体素扩散的最大本征向量的方向决定白质纤维走行的原理，将 x、y、z 轴方向的主要本征向量分别配以红、绿、蓝三种颜色（图 2-17）。

3. **相对各向异性**（relative anisotropy，RA） 相对各向异性指数，是扩散张量的各向异性部分与扩散张量各向同性部分的比值，它的变化范围从 0（各向同性扩散）到 $\sqrt{2}$（无穷各向异性）。

4. **容积比**（volume ratio，VR） 是椭球体的体积与半径为平均扩散率的球体体积之比。由于它的变化范围从 1（即各向同性扩散）到 0，所以，临床上更倾向于应用 1/VR。

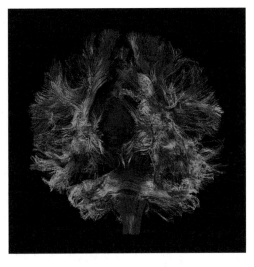

图 2-17 DTI 纤维束追踪（本征向量彩色编码）图像

RA 的意义与 FA 相似，越接近 1，说明水分子的各向异性程度越高。而 VR 越接近 0 说明水分子的扩散越趋于各向同性。

五、临床应用

DTI 可以无创测量体内水分子的扩散运动，提供其在不同组织中的各向异性信息，通常用于定量测量受到神经疾病损害组织的完整性，如脑白质神经纤维束。正常情况下健康大脑中的水运动具有明显的各向异性，然而当轴突或神经元损伤存在时，这种各向异性效应便会减弱。常通过观测神经纤维束损伤后的定性及定量的变化，对神经纤维束损伤后肢体功能恢复做出比较客观的预后评估，但是由于扫描时间、参数选择及后处理的限制，还没有广泛地应用于临床。目前主要应用于脑血管病、脑外伤、肿瘤、神经退行性疾病、神经精神疾病及癫痫等疾病的研究。

（一）脑血管病

DTI 在脑血管病中的临床应用主要有以下几方面。

1. **早期诊断和鉴别诊断** DTI 技术可以检测早期缺血性脑卒中和小血管病变的改变，有助于早期诊断和鉴别诊断。例如，在患者尚未出现明显临床症状时，DTI 可以检测到白质纤维束的微结构改变，提高早期诊断的准确性。

2. **评估病情严重程度** DTI 可以测量白质纤维束的完整性和连通性，评估脑血管病的病情严重程度。例如，在脑卒中后期，DTI 可以测量受损区域的神经纤维束的变化，以及与其相连通的神经纤维束的变化（图 2-18），从而评估患者的神经功能恢复程度。

3. **预测患者康复情况** DTI 可以预测患者的康复情况。例如，通过测量大脑神经纤维束的完整性和连通性，可以预测患者的神经功能恢复程度和功能恢复时间。这对于制订个性化治疗方案和预测患者康复情况非常重要。

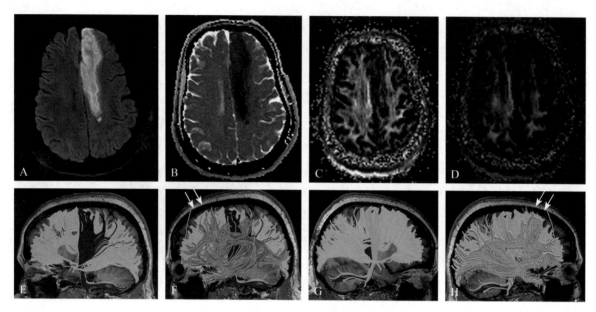

图 2-18　DTI 显示急性脑梗死中纤维束损伤

左侧额叶内侧急性梗死。A. DWI 显示左侧额叶内侧大片状高信号影；B. ADC 图呈低信号；C. DTI 生成的 FA 图像；D. FA 伪彩像；E、F. 左侧大脑半球扩散张量纤维束成像 DTT；G、H. 右侧大脑半球扩散张量纤维束成像 DTT，与右侧相比（H，箭头）左侧胼胝体纤维，左侧额中、上回纤维束局部中断（F，箭头）。

（二）脑外伤

轻度创伤性脑损伤（mild traumatic brain injury，mTBI）占脑外伤患者总数的 85% 以上，且患者难以察觉自身症状，被称为"沉默的流行病"。轻度脑外伤以弥漫性轴索损伤为主要特征，临床常规 CT 检测往往呈现阴性，借助神经影像学的 DTI 技术可以无创地反映白质纤维束扩散特性改变。大量 DTI 研究结果显示，即使常规磁共振结果正常，轻度脑外伤在伤后不同时期会出现白质纤维束异常，主要分布在额叶、颞叶及胼胝体等区域，表明脑白质微结构早期存在异常可能是其病理损伤的潜在标志物。同时，观测 DTI 参数纵向变化对于理解脑外伤临床转归具有重要意义。例如，在重度颅脑损伤中，损伤后 FA 值的增加与良好的预后相关，这种现象可能是由于在恢复过程中轴突再生所致。

临床中，轻度颅脑损伤患者在神经外科占很大比例。常规影像学检查难以发现，只能通过临床症状进行评估。DTI 可以对轻型颅脑损伤患者的脑内结构完整性进行评估，FA 值及 ADC 值在病变不同的区域会出现相应的变化，可作为评价轻度颅脑损伤患者认知功能障碍较客观的形态学指标，对于轻度颅脑损伤的诊断和治疗后随访具有重要意义。在重度颅脑损伤中，损伤后 FA 值的增加与良好的预后相关，这种现象可能是由于在恢复的过程中轴突再生所致。

（三）肿瘤

DTI 可以定量分析肿瘤组织学特征，并对脑肿瘤进行分级，区分正常的白质纤维、水肿及肿瘤区域；显示神经纤维束与脑肿瘤的关系（图 2-19），使临床外科医生可以在术前确定手术的边界，手术方案更加可靠安全。

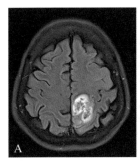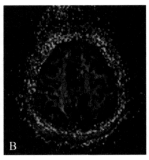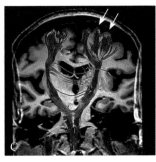

图 2-19　DTI 显示胶质瘤压迫邻近纤维束

女性，74 岁，左侧顶叶胶质母细胞瘤（WHO Ⅳ级，IDH 突变型）。A. FLAIR 显示左侧顶叶花环样高信号灶，壁毛糙且不均匀；B. DTI 生成的 FA 伪彩图，提示局部 FA 降低；C. 左顶叶肿块邻近锥体束、皮质脑干束受压移位。

（四）脑白质病变

多发性硬化（multiple sclerosis，MS）是临床最常见的免疫介导的炎性脱髓鞘病变，病变主要累及白质，是年轻人致残的主要原因。主要病理特征为局灶性或散在的髓鞘缺失，同时伴有淋巴细胞等炎症细胞的浸润和反应性少突胶质细胞增生。传统的 T_2 加权像、FLAIR 像可以显示病变斑块的异常信号，但对不同位置病灶的检出敏感性不同，而 DTI 可以充分显示神经纤维脱髓鞘后扩散各向异性的异常，为临床诊断提供更加充足的影像学信息。DTI 将有助于 MS 的诊断，同时还可对 MS 进行更准确的临床分期，在急性期时，ADC 值及 FA 值均下降；慢性期，ADC值增加，FA 值虽下降，但比急性期高，根据 ADC 及 FA 值的变化，可以对病情进展及转归进行预测及随访。

（五）神经退行性病变

1. 阿尔茨海默病　是发生在老年及老年前期的一种原发性退行性脑病，指的是一种持续性高级神经功能活动障碍。少数患者在传统 MR 表现为颞叶前部和海马区的萎缩和异常高信号，但对早期发现阿尔茨海默病的诊断价值不高。DTI 可以无创追踪脑白质纤维并反映其解剖连通性，FA 在阿尔茨海默病的早期会出现明显降低，并与临床的严重程度密切相关，可能是由于早期的轴索或髓鞘破坏、脱失造成纤维密度降低，从而导致 FA 下降。

2. 帕金森病（Parkinson's disease，PD）　是一种多发于老年人群，以静止性震颤、肌肉强直、姿势反射丧失及认知功能障碍为特征的神经系统疾病。帕金森病影像学检查常无特异性表现，诊断一般通过患者的症状、年龄、药物治疗效果等确定，但症状明显时患者已进入中晚期，治疗难度大大增加。PD 患者多巴胺能神经元丢失、胶质细胞增生导致神经纤维结构紊乱，DTI 测定的FA、ADC 值对 PD 早期诊断有一定指导意义，也可以作为早期 PD 疾病进展的敏感影像学检查指标。脑深部电刺激（deep brain stimulation，DBS）可改善 PD 患者的运动症状，DTI 可评价 DBS电极触点刺激作用范围和纤维束的空间关系，选择最佳刺激靶点和参数，以达到最佳治疗效果。

（六）神经系统变性疾病

肌萎缩侧索硬化（amyotrophic lateral sclerosis，ALS）是一类进行性肌肉无力伴有球麻痹症状的疾病，T_2WI 可在内囊后肢、大脑脚等皮质脊髓束走行区发现异常高信号，DTI 则有助于显示皮质脊髓束变性的范围和严重程度，在 T_2WI 信号变化之前即可获得 ADC 的升高和 FA 的降低等相关量化指标。此外，还可显示 MD、径向扩散系数（radial diffusivity，RD）或轴向扩散系数（axial diffusion coefficient，AD）的增加，这些微小的变化反映了继发轴索脱失后细胞外容积的扩大。

（七）精神疾病

DTI 可以显示精神分裂症患者白质纤维束通路上连通的异常，表现为病变部位的 FA 值的降低，有助于脑立体定向技术中神经调控靶点的定位，缩小神经调控靶点的定位误差。

（八）癫痫

癫痫是脑内大群的神经细胞不正常同步性过度放电所致。颞叶癫痫的发病率较高，是局限性癫痫的代表。在 DTI 参数分析时发现 MD 值升高，FA 值降低的区域不仅表现在海马，同样也出现在杏仁核、颞极处，这与脑电图痫性放电区域有很好的一致性。这也间接反映了癫痫网络，对于癫痫灶的手术切除具有一定的指导意义。同时 DTI 还能显示常规 MRI 不能显示的癫痫灶，可以指导外科手术对癫痫灶的充分切除，以提高疗效。

六、局限性

在 DTI 成像技术中，利用水分子扩散椭球模型的最大特征值对应的方向作为该区域神经纤维的走向。这种技术适用于脑白质纤维排列整齐的区域，即该区域存在一种相对单一的纤维束走向，如胼胝体。然而，大脑中存在大量复杂走向的纤维束，包括交叉型（不同纤维束相互交错）、弯曲夹角型（同一根纤维束弯曲成夹角）、汇聚合并型、发散分叉型等。从扩散磁共振成像的空间尺度来看，一个成像单元或体素（毫米级）内往往包含大量轴突（微米级）。一个成像体素中，大量纤维束综合体现在同一个扩散磁共振信号中，而 DTI 对扩散方向的估计可以理解为所有纤维束走向的一个平均效应，对于存在多个纤维束走向的区域，DTI 则难以解析不同的方向。同时，DTI 在纤维束追踪过程中，遇到交叉纤维区域也会面临追踪中断的困扰。例如，存在交叉纤维的脑白质区域内，水分子在各个方向扩散率相似，FA 接近于 0，FA 小于阈值后纤维束追踪终止，导致纤维束示踪成像失败。

七、研究进展

近年来，随着磁共振成像设备性能以及各种扩散相关成像新技术的不断成熟，DTI 成像的空间分辨率以及图像质量都有了很大进步。对于一些肿瘤病变，DTI 成像所获得的纤维束走行信息不仅为临床手术方案的制订提供了必要的依据，而且在检测脑转移瘤的数目上与 T_1WI 增强相似。DTI 对瘤内出血的敏感性较高，为有对比剂禁忌证的患者提供了新的检查方法。同时，DTI 成像的 FA 值测量及纤维束信息，可以作为评估髓鞘是否破坏或髓鞘发育成熟程度的一个重要依据。近年来，出现了采用高分辨率 DTI 成像与其他脑功能成像技术相结合进行脑网络方面的研究，尽管这些工作与具体的临床应用尚有距离，但它打开了人们对于大脑功能研究的一个新的窗口。对于诸如癫痫或某些精神类疾病，这些研究也可能为发现致病机制提供一些新的线索。

八、总结与展望

DTI 作为一种新型的在体观测脑白质神经纤维的无创成像技术，在神经系统疾病的研究中已经取得了显著成果。但 DTI 仍没有作为临床常规检查用于疾病诊断，其检查结果与操作者有着很大的关系，例如算法、感兴趣区位置和对神经解剖熟悉程度等都会影响结果的准确性。与传统的 CT、MRI 等影像检查相比，DTI 在疾病的早期发现、决定与优化手术方案、保护皮质下重要功能的白质纤维、预测患者的功能预后和提高预后等多个方面都有着显著的优势，故 DTI 在神经外科手术中的应用愈加受到重视。目前在神经外科手术中，切除病变的同时会误伤周围重要组织仍是手术的一大难点，所以术前行 DTI 检查对于手术的优化和指导作用就更为重要。相信随着 DTI 技术的不断提升、数据采集分辨率的不断精细以及重建算法和图像后处理的不断优化，可以在更多的临床场景和脑科学研究中得到更广泛的应用。

知识要点

1. 扩散张量成像对每个体素水分子扩散的各向异性做出较为准确的检测，该技术可以很好地反映白质纤维束走向。

2. 扩散张量成像扫描应用多个梯度场方向，具有方向依靠性，使组织微结构更加精细显示。

3. DTI 可以观测神经纤维束损伤后的定性及定量的变化，对神经纤维束损伤后肢体功能恢复做出比较客观的预后评估，目前主要应用于研究脑血管病、脑外伤、肿瘤、神经退行性疾病、神经精神疾病及癫痫等。

（夏爽）

第三节　扩散光谱成像

扩散光谱成像（diffusion spectrum imaging，DSI）是一种勾勒神经纤维复杂结构属性的成像方法，其角分辨能力较强，常用于局部复杂交错的纤维束追踪。Van J. Wedeen 等人于 2000 年在国际医学磁共振学会（International Society for Magnetic Resonance in Medicine）年会上提出了 DSI 的概念，并于 2005 年详细阐述了 DSI 的技术原理。鉴于 DSI 在勾勒复杂纤维束走向方面的优势，DSI 的纤维束追踪在脑白质纤维结构特点研究以及脑连接和脑网络分析中常被视为"金标准"。

一、成像原理

DSI 的设计初衷是针对神经纤维结构的复杂性，尤其是纤维走向错综复杂，而这种情形恰恰是 DTI 技术的主要局限性之一。在 DTI 成像技术中，主要利用水分子扩散椭球模型的最大特征值对应的方向作为该区域神经纤维的走向，这种技术适用于脑白质纤维排列整齐的区域（如胼胝体），即该区域存在一种相对单一的纤维束走向。然而，大脑中存在大量的复杂走向的纤维束，包括交叉型（不同纤维束相互交错）、弯曲夹角型（同一根纤维束弯曲成夹角）、汇聚合并型、发散分叉型等。从扩散磁共振成像的空间尺度来看，一个成像单元或体素（毫米级）内往往包含大量轴突（微米级），因此，一个体素中神经纤维走向往往包括多种类型，为了表述方便，通常把上述类型的纤维束统称为交叉纤维。

针对交叉纤维复杂方向的求解问题，DSI 从不同方向水分子扩散概率密度入手，引入水分子扩散的概率密度函数，通过施加不同方向、不同强度的扩散梯度磁场，获取多方向、多 b 值的扩散磁共振图像，建立起扩散加权信号和概率密度函数的关系。进一步通过傅里叶变换获得扩散概率密度，通过对概率密度函数径向积分计算出纤维束方向分布函数（orientation distribution function，ODF）。基于 ODF 的局部最大值即可估计出水分子扩散方向的分布情况（图 2-20），可进一步应用于纤维束追踪。

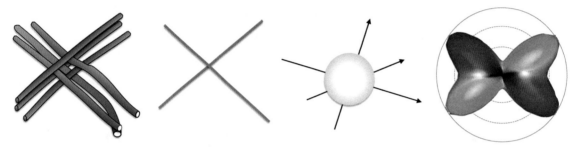

A. 脑白质交叉纤维束示意图　B. 交叉纤维束真实方向　　　C. DTI 椭球模型示意图　　D. 扩散方向分布函数示意图

图 2-20　脑白质交叉纤维束与 DTI、DSI 模型

在 DSI 中，将扩散梯度磁场的方向、强度、持续时间综合为梯度波矢量（简称为 q），从而构造出 q 空间。该空间可以描述水分子扩散的方向和位移，故称之为扩散空间。又因其数值大小与扩散位移呈倒数关系，q 空间又被称为扩散倒数空间。

二、技术要点

DSI 数据在采集过程中不仅需要用于描述立体空间定位的三维 k 空间信息，同时还需要用于描述水分子扩散方向的三维 q 空间信息，因此，DSI 所得到的数据又被称为六维图像数据。为了便于理解 DSI 在 q 空间的采集方式，图 2-21 展示了 DSI 采集方案与 DTI 的不同之处。DTI 数据在采集时，通常需要采集 b 值为 0 和 1 000s/mm² 两个 b 值，不同的扩散梯度磁场方向是在球面上进行采样（图 2-21A、C）。与 DTI 采集策略不同，DSI 采用笛卡尔网格策略在一个球体内采集 q 空间的数据点（图 2-21B、D），通常需要采集上百个数据点。

典型的 DSI 数据采集参数包括：①最大 b 值要求不低于 8 000s/mm²，以最大 b 值设为 15 000s/mm² 为例，可设置 23 个数值大小不同的 b 值：0、600、1 200、1 800、2 400、3 000、3 600、4 800、5 400、6 000、6 600、7 200、7 800、8 400、9 600、10 200、10 800、11 400、12 000、12 600、13 200、14 400、15 000s/mm²。②以梯度磁场方向数 515 为例，对应于上述 23 个 b 值的梯度磁场方向数分别为：1、6、12、8、6、24、24、12、30、24、24、8、24、48、6、48、

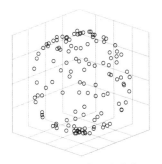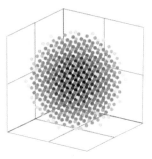

A. q 空间 DTI 单 b 值采集方案 3D 示意图　　B. q 空间 DSI 采集方案 3D 示意图　　C. q 空间 DTI 单 b 值采集方案 2D 示意图　　D. q 空间 DSI 采集方案 2D 示意图

图 2-21　DSI 采集方案及其与 DTI 采集方案对比

36、24、24、48、24、24、30。③ DSI 主要应用于纤维束追踪，所以数据采集通常为各向同性采集（如 1.55mm × 1.55mm × 1.5mm）。④数据采集时间：通常在 3T 磁共振设备上，515 个方向的 DSI 数据采集时间大约为 90min。

在 DSI 后处理流程中，纤维束追踪、纤维束结构属性的计算是最为常见的操作。用于纤维束追踪数据处理与分析的一般流程包括：①图像降噪，通常采用窗函数或者小波滤波等方式降低图像噪声；②基于扩散加权图像信号与扩散概率密度函数之间的关系，通过傅里叶变换，计算出每个体素对应的扩散概率密度函数；③对扩散概率密度函数进行径向积分计算得到反映水分子扩散方向的 ODF；④利用 ODF 进行纤维束追踪；⑤计算得到反映纤维束结构属性的参量：定量各向异性（quantitative anisotropy，QA）、广义各向异性分数（generalized fractional anisotropy，GFA）（表 2-2）。

表 2-2　DSI 典型参量

参量名称	含义
定量各向异性	代表某特定纤维束方向上水分子的实际扩散与理论上各向同性扩散之间的差异，通过设置 QA 阈值可用于减少偏容积效应与剔除假性纤维束方向
广义各向异性分数	代表不同方向上水分子扩散之间的差异程度，可反映脑白质结构完整性

QA、GFA 类似于常规 DTI 中的 FA，反映组织内水分子在不同方向上扩散率的差异性。DSI 可通过 ODF 的多方向性来实现交叉纤维密集区域的纤维束追踪，比 DTI 更好地显示复杂的脑白质纤维束结构（图 2-22）。

在纤维束追踪过程中，通常需要定义感兴趣区域作为种子点（图 2-23），与 DTI 纤维束追踪不同的是，DSI 通过设置 QA 阈值来确定纤维束追踪何时停止，而 DTI 则是基于 FA 阈值来确定纤维束追踪何时停止。通过设置相同的感兴趣区域作为种子点，基于 DSI 和 DTI 得到的纤维束追踪结果有所差异：基于 DSI 的纤维束追踪得到的纤维束根数更多，形态更为复杂（图 2-23C、F）。具体而言，在 DSI 的纤维束追踪中，基于中央前回为种子点不仅可以追踪出皮质脊髓束，同时还可以追踪出胼胝体等与皮质脊髓束方向交叉的纤维束。

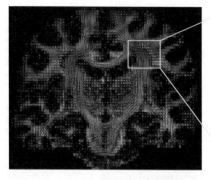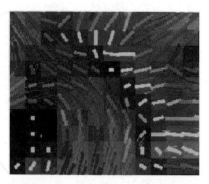

A. 基于 DTI 的纤维方向估计

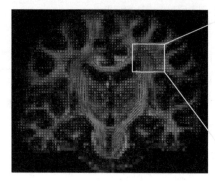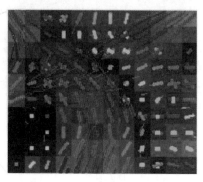

B. 基于 DSI 的纤维方向估计

图 2-22　基于 DSI 与 DTI 纤维方向估计结果对比

A. 常规 DTI 技术在一个体素上仅可计算得到单一的纤维束方向（右侧放大图），基于 DTI 纤维束追踪仅追踪出上下走行的投射纤维，而无法完整地追踪出左右走行的连合纤维；B. 在一个体素中可估计出不同的纤维束方向，从而可以顺利地实现上下走行和左右走行的纤维束追踪（右侧放大图）。

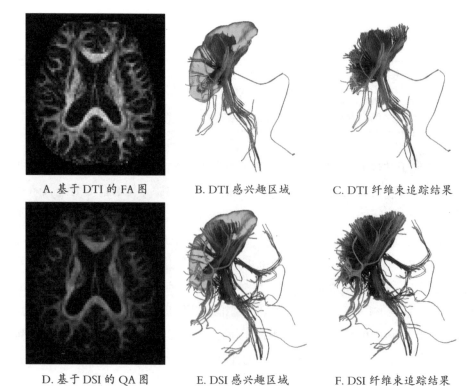

A. 基于 DTI 的 FA 图　　　B. DTI 感兴趣区域　　　C. DTI 纤维束追踪结果

D. 基于 DSI 的 QA 图　　　E. DSI 感兴趣区域　　　F. DSI 纤维束追踪结果

图 2-23　基于 DSI 与 DTI 纤维束追踪结果对比

三、在临床前基础研究中的应用

DSI 目前主要应用于临床前基础研究，还无法常规应用于临床。

（一）DSI 在健康人群脑白质纤维束追踪与可视化研究中的应用现状

对健康人群进行脑白质纤维束追踪与可视化不仅有利于认识正常大脑的结构特点，同时有利于为脑疾病的研究提供参照。受限于 DTI 在交叉纤维可视化方面的技术局限性，健康人群脑白质纤维束架构特点尚未得到全面的认识。DSI 技术的主要优势在于对交叉纤维的可视化。因此，研究人员基于 DSI 描绘大脑神经纤维连接的架构，通过分析人类以及四种非人类灵长类动物脑部纤维连接架构特点发现：神经纤维连接的形状是有组织的并且具有一定的几何形状，脑内近似直角且彼此交叉的神经纤维构成的网格为理解大脑结构提供了一种新的架构和坐标系统。进一步基于 DSI 纤维束追踪技术，大脑纤维束结构特点与连接模式得到了重新描绘，如钩束的分段被重新进行了定义。既往传统方案通常将钩束分为三段，即颞叶段、岛叶段、额叶段。然而，基于 DSI 的纤维束追踪结果则呈现出二分段，即额中段和额下段。可见，DSI 有助于进一步理解大脑结构特点与连接模式。

在脑发育过程中"脑白质纤维连接架构是如何逐步发育完善的"一直是脑科学研究的主要问题之一。DSI 应用于正常脑发育的研究结果表明，由神经纤维组成的网络架构在脑发育过程中逐渐完善，发育早期纤维束分支少，随着年龄的增长，纤维束分支逐渐增多，颞叶皮质下纤维束连接由平缓状态逐渐弯曲形成一定的夹角。这些现象是基于常规 MRI 技术无法观察到的。

（二）DSI 在疾病研究中的应用现状

DSI 技术所提供的参量主要是 GFA 和 QA，在中枢神经系统疾病患者中主要表现为 GFA 或 QA 数值降低，同时基于纤维束追踪的结果表现为脑结构连接属性的改变，并且神经纤维结构属性变化和行为功能变化之间存在显著的相关关系。

GFA 或 QA 的下降反映出脑白质纤维束结构属性的变化，可与多种因素有关，如轴突损伤、水肿、炎症或者脱髓鞘等。在多种类型的脑疾病（如脑卒中、注意缺陷与多动障碍、孤独症、精神分裂症等）中均发现了类似变化。因此，DSI 的脑网络分析为中枢神经系统疾病的研究提供了新的角度，如颞叶癫痫患者表现为脑连接强度、效率、聚类系数等指标的降低；精神分裂症患者表现为网络效率与传递性的降低，患者脑网络拓扑属性以及相关纤维束结构均有所变化，网络架构重新布局形成更加分散的网络。DSI 脑网络分析的应用进一步促进了对中枢神经系统疾病病理机制的理解。

1. **脑卒中**　患者脑影像学特征变化及其与预后的关系关乎治疗方案的制订与调整。因此，病程中影像学指标的监测尤为重要，围绕着如何对卒中后患者运动功能预后进行判断的临床问题，对运动功能相关纤维束微结构属性的量化评估是该领域关注的焦点。相关研究发现，皮质脊髓束 GFA 值及其不对称性是量化评估运动功能的敏感指标，且与上肢运动功能预后显著相关。

2. **注意缺陷与多动障碍**　是儿童常见病，其脑结构与功能的变化特点、干预及预后效果的预测等是该疾病研究的热点问题。基于 GFA 的研究表明，患者上纵束、扣带、额叶纹状体束等区域 GFA 降低，并且，眶额回－尾状核相连接的纤维束结构完整性与患者的临床症状显著相关。具体而言，19 个脑白质纤维束的 GFA 值与患者情绪失控的严重程度呈显著相关，这反映出情绪调节涉及多个白质纤维束（包括情感加工、感觉加工和整合、认知控制等环路）微结构的完整性。

3．**孤独症**　多在儿童期进行诊断，但是该疾病在发育过程中的动态变化特点及其与长期发展结局的关联性是该领域研究的重点和难点。孤独症患者不仅表现为 GFA 值降低，同时双侧大脑半球的不对称性也有所减弱。DSI 的脑网络分析研究发现，患者额顶网络连接性异常增高（或称之为超连通性），通过纵向随访，该子网络的脑连接随着时间发生选择性裁剪；并且基线时的超连通性程度对随访结局具有一定的预测价值，为早期判断孤独症预后提供了新的线索。

4．**精神分裂症**　是严重影响患者生活质量的精神疾病，具有遗传性和异质性。为了更深入地了解其发病机制，研究者通常以家系作为研究对象，通过对比分析精神分裂症、未患病同胞兄弟姐妹、健康对照等不同人群的特点发现，三组人群 GFA 值呈阶梯状分布，多个纤维束（包括弓状束、穹隆、听束、视辐射、胼胝体膝部、胼胝体连接双侧背外侧前额叶、颞极、海马）的 GFA 值存在组间差异。此外，精神分裂症患者背侧语言通路上的 GFA 值与功能偏侧性、幻觉症状均显著相关，该结果有助于深入理解精神分裂症患者脑结构、功能变化及其与临床症状的关系。

5．**脑肿瘤**　DSI 在脑肿瘤研究中的应用主要包括以下两方面：一方面，直观地展示肿瘤对临近纤维束的影响程度，如在垂体瘤的研究中，DSI 有助于显示肿瘤影响下视神经、视束、视辐射等视觉通路上不同纤维束的走向和形态。另一方面，定量地刻画肿瘤邻近区域微结构属性的改变，垂体瘤患者视神经和视束等区域 QA 和 GFA 数值均显著低于健康对照人群。此外，QA 和 GFA 可有效地预测垂体瘤患者视功能缺损程度。

6．**癫痫**　颞叶癫痫是常见的癫痫类型，对癫痫灶进行定位是确定干预和治疗方案的关键。基于 DSI 的研究发现，QA 数值有助于癫痫灶定位，同时，颞叶癫痫患者 QA 测量值与皮质神经元直径 / 密度显著相关，有助于进一步揭示癫痫的发病机制。

7．**常压性脑积水**　通常表现为脑室扩大，临床可见运动和认知障碍，如何评估脑室扩大对患者运动和认知功能相关纤维束的影响是该领域关注的重点。DSI 在脑积水研究中的应用结果表明，常压性脑积水患者双侧皮质脊髓束形态被挤压变形，同时，该区域 QA 数值较健康对照人群降低，但 GFA 和 FA 数值未观察到显著变化，提示 QA 在评价脑室周围纤维束结构受累方面具有更高的敏感性。通过对不同区段的皮质脊髓束分析发现，GFA 在不同区段表现有所不同，内囊后肢段 GFA 升高、近大脑脚段和近皮质段 GFA 则降低，这为进一步认识纤维束结构属性受累情况提供了更细致的信息。

四、研究进展

DSI 技术优势突出，同时局限性也很明显，正是出于描绘复杂纤维束结构属性的需要，DSI 对 q 空间数据采集的要求也相应地提高，因此，DSI 扫描时间长是限制其临床应用的主要因素（例如脑连接研究中 DSI 的扫描时间大约 90min）。如何优化 q 空间的采样策略是近年来 DSI 技术改进的重要方向：半球壳采样技术可以在保留角分辨率的情况下实现扫描时间减半；降低最大 b 值或非笛卡尔网格采集方式亦可以有效地减少扫描时间；压缩感知技术是减少数据采样点的另一种有效途径。近年来有研究将该技术应用于 DSI 的数据采集中，可以将扫描时间减少至半小时以内，有力地促进了 DSI 在临床中的应用。

五、总结与展望

DSI 是一种基于 q 空间数据的扩散磁共振成像技术，适用于交叉纤维复杂结构属性的量化评估与可视化。DSI 不同于 DTI 模型，不需要进行模型假设；数据采集采用了 q 空间笛卡尔网格采集策略；通过对多方向、多 b 值的扩散加权信号的傅里叶变换获得扩散概率密度，进而计算出纤维束方向密度函数用于刻画水分子扩散方向的空间分布，可实现交叉纤维束追踪；DSI 提供了定量各向异性、广义各向异性分数来量化纤维束结构属性。鉴于 DSI 在交叉纤维区域的优异表现，常被作为纤维束追踪的"金标准"，在刻画纤维连接的几何形状、中枢神经系统疾病所致白质结构及网络连接属性的改变中均得到应用。随着采集方案的优化，数据采集时间将大幅缩短，DSI 将在临床和研究中得到更广泛应用，为脑科学研究提供有力的技术支撑。

知识要点 ··

1. DSI 基于新型数据采集方案，通过 q 空间笛卡尔网格数据采集，基于多方向、多 b 值的扩散加权信号获得纤维束方向密度函数，实现交叉纤维束追踪。

2. DSI 为量化纤维束结构属性提供了定量各向异性 QA、广义各向异性分数 GFA。

3. DSI 扫描时间长是限制其临床应用的主要因素。

4. DSI 目前主要应用于临床前基础研究，还无法常规应用于临床。在应用过程中，QA、GFA 等参量的测量以及基于纤维束追踪的脑网络分析是常用的分析手段。同时，QA、GFA 的改变受多种因素影响，需要结合具体的生理病理变化机制进行解读。

第四节　扩散峰度成像

扩散峰度成像（diffusion kurtosis imaging，DKI）是一种针对 DTI 在刻画非高斯扩散方面的局限性而提出的改进模型。Jens H. Jensen 等人于 2003 年在国际医学磁共振学会（International Society for Magnetic Resonance in Medicine）年会上提出了 DKI 的概念，并于 2005 年详细阐述了 DKI 的技术原理。2011 年 Els Fieremans 等人提出了基于 DKI 的脑白质双室模型，进一步提高了 DKI 参量的特异性。随着扫描方案、后处理方法的不断优化，DKI 在脑科学与脑疾病研究中的应用越来越广泛。

一、成像原理

（一）非高斯扩散

在常规 DTI 成像方法中，通常将水分子扩散简化为高斯扩散，在 b 值较小时，对数化后的磁共振信号强度与 b 值呈现线性关系。然而，脑组织微观结构复杂，脑内水分子扩散常表现为非高斯扩散，且当 b 值较大时（b>1 000s/mm²），对数化后的信号强度与 b 值之间存在非线性关系（图 2-24）。

31

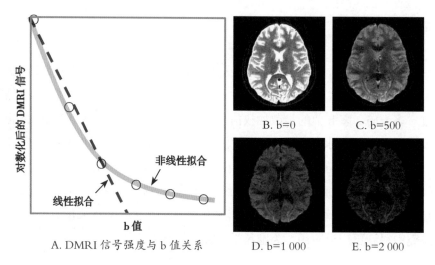

图 2-24　不同 b 值的 DWI 图像及信号变化特点

　　DKI 通过多 b 值数据采集，在数据拟合模型中引入峰度参量并与 b 值的平方构成模型的非线性部分，与常规 DTI 成像方法相比，DKI 在刻画非高斯水分子扩散方面具备明显优势：①从磁共振信号强度衰减的特点来看，通过 DKI 模型可以用于刻画这种非线性关系；②在人体组织中各种因素的影响下，水分子扩散属于非高斯扩散，DKI 提供了一套非高斯扩散的评价参量（扩散峰度参量）；③基于 DKI 的脑白质双室模型为描述轴突内、外空间水分子扩散提供了新的技术手段。

（二）水分子扩散峰度

　　对数化以后的 DWI 信号随 b 值变化呈现出非线性的特点，之所以存在这种现象，主要原因在于人体内水分子扩散受周围环境复杂结构影响，在生物组织微结构的影响下，水分子扩散位移分布呈现出非高斯特点（图 2-25A），这种非高斯特点反映了生物组织中水分子扩散的复杂性以及扩散环境的不均质性。使用标量（扩散加权成像中的表观扩散系数）或者单一张量（DTI 中的扩散张量）无法刻画生物组织中水分子扩散的非高斯特性，而非高斯特性恰恰蕴含着丰富的生物组织微结构信息。

　　为了描述非高斯扩散，DKI 在 DTI 的基础上引入了扩散峰度张量（图 2-25B），用于描述水分子扩散位移分布偏离高斯分布的程度，从而使扩散模型从最初的标量模型（如 DWI）、单

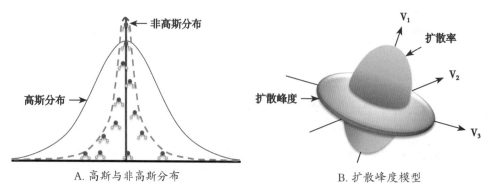

图 2-25　非高斯分布与扩散峰度模型

一扩散率张量模型（如 DTI）发展为基于扩散率张量和扩散峰度张量的非高斯扩散模型（如 DKI）。由扩散张量模型图（图 2-25B）可见，沿着扩散椭球长轴方向，水分子扩散受限程度低，对应于较小的峰度值；而在扩散椭球的短轴方向上，水分子扩散受限程度高，对应于较大的峰度值。

（三）基于 DKI 的脑白质双室模型

基于 DKI 的脑白质双室模型是根据脑白质主干区域（如胼胝体、皮质脊髓束等）的结构特点而提出的，因此该模型的应用仅限于脑白质主干区域，其衍生出的参量也被称为脑白质结构完整性（white matter tract integrity，WMTI）参量。由于其针对脑白质区域，对 DWI 信号可进行如下假设：①在典型的扩散磁共振成像序列参数条件下，髓鞘中的水分子扩散引起的信号变化极难被探测到，通常将髓鞘中的水分子忽略不计，同时，因轴膜和髓鞘通透性差，脑白质主干区域水分子扩散可分为轴突内和轴突外两个空间的水分子扩散（图 2-26），并且两个空间不存在水分子交换。②每个独立空间的水分子扩散被假定为高斯扩散，可以通过相互独立的扩散率张量分别描述，并将轴突内空间水分子扩散视为慢扩散，将轴突外空间水分子扩散视为快扩散。基于上述两条假设，脑白质主干区域的 DWI 信号可通过轴突内扩散率张量（intra-axonal diffusion tensor，D_a）和轴突外扩散率张量（extra-axonal diffusion tensor，D_e）进行描述，即形成脑白质双室模型。

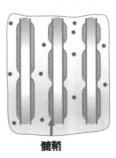
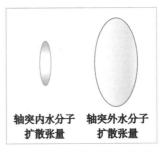

A. 脑白质示意图　　B. 轴突内外扩散张量示意图

图 2-26　基于 DKI 的脑白质双室模型原理示意图

二、技术要点

（一）DKI 成像主要技术参数

DKI 借鉴 DTI 中的扩散张量定义了四阶三维峰度张量，根据空间对称的分布特点，该峰度张量包含 15 个未知数，与扩散张量中 6 个未知数综合考虑共计 21 个未知数。理论上，通过采集 2 个以上（含 2 个）非零 b 值，每个非零 b 值对应不低于 15 个扩散梯度磁场方向即可求解出模型中的未知数。

在 DKI 成像过程中通常采用单次激励自旋回波 – 平面回波成像序列。以颅脑 DKI 为例，主要成像参数设置如下：脉冲重复时间大于 3 000ms（与采集层数有关），脉冲回波时间一般采用系统默认最短数值（通常为 60~110ms），视野大小需依检查对象颅脑大小而定，成年人常设为 24~26cm，层厚为 2~4mm，层间隔通常采用无间隔（0mm），采集矩阵为 128×128，b 值包括 0 和非零 b 值，非零 b 值可选择 500、1 000、1 500、2 000、2 500s/mm² （最低非零 b 值要求需包括 1 000、2 000s/mm²）。尽管 15 个互相不平行的扩散梯度磁场方向可以满足求解扩散张量、扩散峰度张量的需求，为了进一步提供计算精度，通常扩散梯度磁场方向数设置往往大于 15 个，便于出现部分方向由于运动伪影被剔除后仍可满足后续分析。

（二）DKI 典型参量

在 DKI 中，常用平均扩散峰度（mean kurtosis，MK）、轴向扩散峰度（axial kurtosis，AK）、切向扩散峰度（radial kurtosis，RK）来表示平均水平以及不同方向的水分子扩散峰度（图 2-27），其方向分别对应于 DTI 中的 MD、AD、RD。同时，基于 DKI 可以计算出常规 DTI 的所有参量，如 FA、MD、AD、RD。值得注意的是，DTI 参量 FA 图上，脑白质呈现高信号，灰质区域（尤其是皮质区域）FA 值接近于 0（图 2-27A），而 DKI 的峰度参量（包括 MK、AK、RK 等）图中，灰质区域仍具备较高的数值（图 2-27D～F），更适用于刻画灰质区域微结构属性的改变。峰度值越高，代表水分子扩散受限程度越高，结构不均质性越强。以脑白质区域为例，RK 代表垂直于轴突方向的水分子扩散峰度（与 DTI 中的 RD 相对应），在该方向上，水分子扩散受到轴膜、髓鞘、胶质细胞等结构的影响，不均质性较强，在 RK 上呈现高信号；而在平行于轴突方向的水分子扩散则受到的影响较小，AK 值低于 RK 值（图 2-27）。

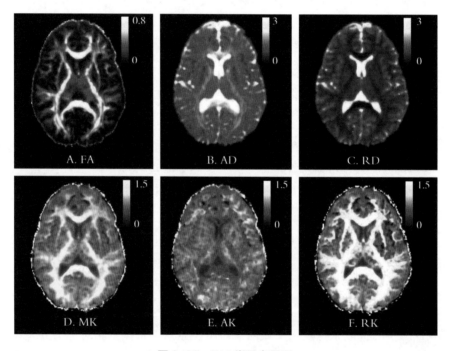

图 2-27 DKI 常见参量图

DKI 脑白质双室模型得到的参量（即 WMTI 参量）主要包括：轴突水分数（axonal water fraction，AWF）用于反映轴突内水分子的占比（图 2-28）。通过对轴突内扩散率张量正交化可求得特征值 $\lambda_{a,1}$、$\lambda_{a,2}$、$\lambda_{a,3}$，（$\lambda_{a,1} \geq \lambda_{a,2} \geq \lambda_{a,3}$），进而求得轴突内轴向扩散率（intra-axonal axial diffusivity，$D_{a,axial}$）和轴突内切向扩散率（intra-axonal radial diffusivity，$D_{a,radial}$）。在常规 DWI 采集参数条件下，轴突内垂直于轴突方向的水分子扩散引起的信号的变化往往被长距离扩散导致的信号变化所淹没，对于单个轴突而言 RD_a 近似为 0，因此可以将单个轴突的水分子扩散抽象为沿着轴向扩散的棍棒（stick）模型（0 半径）。实际情况下，脑白质区域轴突排列无法达到理想状态的完全对齐，对于整个体素而言，轴突内水分子扩散率在垂直方向上依然存在分量，因此，脑白质组织模型采用轴内扩散率张量而不是 0 半径的棍棒模型来刻画轴突内的水分子扩散。同时，模型定义了神经纤维方向离散系数（fiber dispersion，FD）。通过对轴突外扩散率张量正交

化可求得特征值 $\lambda_{e,1}$、$\lambda_{e,2}$、$\lambda_{e,3}$（$\lambda_{e,1} \geq \lambda_{e,2} \geq \lambda_{e,3}$），进而求得轴突外轴向扩散率（extra-axonal axial diffusivity，$D_{e,axial}$）、轴突外切向扩散率（extra-axonal radial diffusivity，$D_{e,radial}$）、轴突外空间曲率（α）。需要注意的是，该模型在使用过程中需要严格遵循模型的假设要求与适用条件（FD > 0.75）（表2-3）。

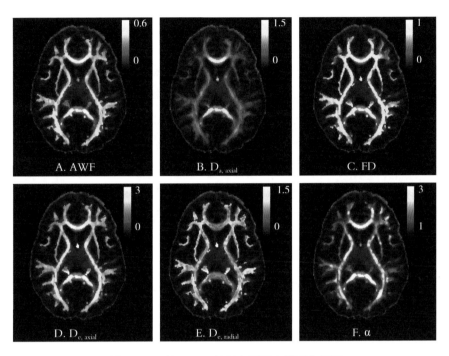

图 2-28　基于 DKI 的脑白质双室模型参量图

表 2-3　DKI 典型参量

参量名称	含义
平均扩散峰度	代表所有方向水分子扩散非高斯分布的偏态程度，反映组织的异质性
轴向扩散峰度	代表沿着扩散椭球长径方向水分子扩散非高斯分布的偏态程度，反映扩散椭球长径方向上组织的异质性
切向扩散峰度	代表沿着扩散椭球短径方向水分子扩散非高斯分布的偏态程度，反映扩散椭球短径方向上组织的异质性
轴突水分数	代表轴突内水含量占总体水含量的比例，反映轴突致密程度
轴突内轴向扩散率	代表轴突内沿着轴突方向上水分子的扩散率
轴突内切向扩散率	代表轴突内垂直于轴突方向上水分子的扩散率
神经纤维方向离散系数	$D_{a,axial}$ 与轴突内水分子扩散率特征值总和的比值，FD 数值越大代表神经纤维对齐程度越高
轴突外轴向扩散率	代表轴突外沿着轴突方向上水分子的扩散率
轴突外切向扩散率	代表轴突外垂直于轴突方向上水分子的扩散率

三、运动伪影

与常规 DTI 相比，DKI 需要采集多个非零 b 值，每个非零 b 值需要对应采集更多的扩散梯度磁场方向，这些要求增加了数据采集时间，在 DKI 数据采集过程中，被试者很难保持静止不动，特别是自我控制能力较差的特殊人群（如新生儿、幼儿、特发性震颤患者等）。而在数据采集过程中头部运动将给脑部 DKI 数据引入运动伪影。

在 DKI 数据采集过程中，头部随意运动将导致严重的信号丢失，此外，运动伪影还包括图像错配与局部异常信号等类型。典型的 DKI 数据采集采用横断面二维采集模式，运动伪影图像多出现在部分横断面图像中。在进行模型参数估计过程中，运动伪影将导致张量估计误差，针对存在运动伪影的数据进行张量估计，计算得到的扩散率张量的方向向量存在明显的错误，该类数据将无法用于临床诊断和科学研究。在后处理过程中，图像错配可通过图像配准的方法得到校正，而信号丢失无法通过后处理环节进行恢复，更严重的是，运动伪影引起的测量偏差可能导致错误的诊断结果或研究结果。针对这种情况，需要重新进行数据采集，这给临床与研究工作带来了极大的不便。在 DKI 后处理过程中，需要采用运动伪影消除的方法去除运动伪影对张量估计、参量计算以及后续统计分析的影响。

四、在临床前基础研究中的应用

目前 DKI 主要应用于临床前基础研究，还无法常规应用于临床。

（一）DKI 在脑发育与衰老研究中的应用现状

1. **DKI 在脑发育研究中的应用现状**　在脑发育过程中，常规影像学指标随年龄的变化在儿童早期即进入平台期，然而，脑发育进程远远未到达成熟阶段，可见，常规影像学指标无法全面地刻画脑发育的进程。DKI 为该问题的解决提供了更多可选择的参量，尤其是峰度参量，在脑发育研究中体现了更强的灵敏度。在脑发育过程中，MK、AK 以及 RK 逐渐增大，并且扩散峰度参量（MK、AK 以及 RK）比扩散率参量（MD、AD 以及 RD）的变化幅度更大。针对新生儿期至幼儿期的脑白质发育，FA 与 MK 的发育变化趋势均为非线性，MK 的相对变化量大于 FA，且 MK 的变化持续时间更持久，反映了在脑白质发育过程中，微结构的不均质性在持续性地增加。该特点可能源于髓鞘增厚过程中蛋白质与脂类等物质增多，而这种细微变化不易被扩散率参量探测到。DKI 组织模型参量提供了轴突内外微结构的变化信息，随着年龄的增长，$D_{e,radial}$ 显著减小，$D_{e,axial}$ 变化不显著，α 显著增大，FD 变化缓慢，且各参量变化趋势均为非线性。

2. **DKI 在脑衰老研究中的应用现状**　在脑衰老过程中，各个参量的变化则与发育过程的变化特点不同，多数参量变化模式与发育变化呈相反趋势。常规参量在反映脑衰老方面亦存在灵敏度不足的问题，而峰度参量有望克服这种不足。成年后随着年龄的增长，脑白质扩散峰度参量呈下降趋势，脑灰质峰度参量值则持续增加，但变化速度随年龄的增加而下降。脑衰老研究结果提示，DKI 为探测脑部微结构属性的衰老变化提供了更多指标项，与常规 DTI 参量相比，DKI 所提供的信息更丰富，指标对结构变化的敏感性更高，与以往指标互为补充，有助于更加全面地刻画脑结构的衰老轨迹。

（二）DKI 在脑疾病研究中的应用现状

DKI 提供的峰度参量在中枢神经系统疾病（如多发性硬化、神经退行性疾病、脑外伤、缺血性脑梗死、脑肿瘤等）诊断、鉴别诊断、预后评估等方面展现了较高的灵敏度，根据峰度参量变化的主要趋势分为脑组织结构不均质性降低和升高两类常见变化。

1. **不均质性降低**　体现为峰度参量（MK、AK 或 RK）值的减小，多见于多发性硬化、神经退行性疾病、脑外伤等疾病或脑损伤。该类变化特点通常与脱髓鞘、髓鞘结构或轴膜完整性破坏、神经元减少（胞体、突触或树突）等病理改变有关；其中髓鞘相关的病理改变通常侧重累及垂直于轴突走行方向的峰度参量（即 RK）。

（1）多发性硬化：是以脱髓鞘为主要特征的神经系统疾病，在众多影像指标中寻找对髓鞘结构变化更为敏感的指标一直是该类疾病研究的重点方向。已有研究表明，DKI 参量可作为敏感的脱髓鞘指标项，且以峰度参量值降低为主要表现，与常规 DTI 所采用的 b 值范围（1 000s/mm²）不同，DKI 通常采用更高 b 值（2 500s/mm²）。更高的 b 值对细胞内水分子运动及其与细胞膜的交互作用的变化更为敏感。在脱髓鞘病理条件下，轴突内外空间水分子交换也会发生变化，该效应更多地体现在 RK 参量中，相比之下，RD 受此影响就比较微弱。因此，大量研究结果显示 RK 较 RD 对脱髓鞘所引起的结构属性的变化更为敏感。

（2）神经退行性疾病：通常伴随神经元体积甚至数量减少。如何更早期地检测脑组织微结构属性的细微变化对该类疾病的早期诊断与早期治疗至为关键。通过观察老年人群各参量随年龄变化发现，不同年龄段峰度参量的直方图分布特点不同，且存在显著的年龄相关性。通过研究轻度认知障碍、阿尔茨海默病患者、健康老年人发现，轻度认知障碍、阿尔茨海默病患者的 MK 和 RK 均表现为数值降低，或与神经元胞体、突触连接、树突减少以及轴突外空间增大等病理改变有关，这一系列微结构属性的改变早于宏观形态学指标的变化，为早期评估神经退行性疾病及其进展提供了敏感指标。

（3）脑外伤：是常见的脑损伤类型，针对脑外伤的预后、治疗后的动态监测等是研究的重点方向。对于重度脑外伤患者而言，不同区域峰度参量可表现出不同的变化特点，在损伤灶周围区域通常可观察到 MK 的增高，主要与胶质增生等反应有关；而损伤灶中心区域则通常表现为 MK 降低，主要与神经元损坏或数量减少有关。DKI 亦被应用于预测患者的认知功能预后情况，如丘脑区域的 MK 值与轻度脑外伤患者 1 年后随访认知评分显著相关。

（4）弥漫性白质高信号：是新生儿脑 MRI 常见征象，将其与脑白质损伤进行鉴别是该领域研究的重点。通过应用 DKI 白质双室模型研究弥漫性白质高信号的白质结构改变特点发现，单纯弥漫性白质高信号的轴外扩散参量变化特点表现为髓鞘发育迟缓，而非轴索损伤，该特点对认识弥漫性白质高信号的病理改变与病理生理学机制具有重要价值。通过比较常规 DTI 参量与 DKI 参量发现，应用 DKI 白质双室模型参量在解读白质损伤的病理学变化方面更有价值，可应用于多种脑白质损伤型疾病诊断或分级的评价中。

（5）精神类疾病：是 DKI 应用的另一方面。例如，在注意缺陷与多动障碍的研究中，DKI 参量被应用于刻画患儿的发育轨迹，健康儿童随着年龄的增加各参量呈现出显著的上升趋势，注意缺陷与多动障碍患者各参量随年龄变化不显著，这种差异在峰度参量中体现得更为明显，尤其是在灰质区域，仅峰度参量可呈现出上述差异。可见，DKI 为探测注意缺陷与多动障碍患者发育轨迹异常方面也具备更高的灵敏度。

2. 不均质性升高　体现为峰度参量值的增大，该变化特点在缺血性脑梗死、脑肿瘤等疾病中常见。在缺血性脑梗死中，峰度参量变化较常规 DTI 参量更为明显，反映损伤区域水分子扩散受限程度高度不均质性，该类变化也表现出方向依赖性，AK 变化更为显著，这与神经元细胞内结构属性、黏度、渗透性等的变化密切相关。脑肿瘤患者 MK 值随胶质瘤恶性程度增高而增大，主要与细胞密度、大小、细胞内环境复杂度增加有关。此外，峰度参量的增大还与胶质增生、铁沉积、炎症等病理改变有关，如脑外伤损伤灶周围区域、帕金森病核团等。

（1）脑卒中：卒中后脑组织结构变化以及康复疗效评估一直是该领域关注的重点，鉴于 DKI 提供的丰富参量，DKI 在脑卒中研究方面亦得到广泛应用。在众多 MRI 参量中，AK 相对正常脑组织变化幅度大于 RK，且均以峰度参量的异常增高为主要表现，这与缺血后脑组织的病理变化特点是相一致的。RK 主要反映垂直于轴突方向的峰度变化，主要受细胞膜和髓鞘结构的影响，AK 则主要反映平行于轴突走行的方向上峰度的变化，主要受细胞内结构属性变化的影响。AK 的异常升高反映轴突结构变性，患者轴突内水分子扩散率显著降低，进一步验证了该病理变化的发生机制。此外，通过联合分析 MD 和 MK 的变化特点可以评估缺血再灌注情况，对预后恢复情况具有预测价值。

（2）脑肿瘤：针对脑肿瘤的研究，肿瘤的分类分级是重要的研究方向，通过对比分析 DTI 参量（FA、MD）和 DKI 参量（MK、AK、RK）在鉴别高、低级别胶质瘤中的性能发现，峰度参量性能优于 FA 和 MD。高级别胶质瘤 MK 值与正常白质接近，但低于正常白质，而低级别胶质瘤的 MK 值则显著低于正常白质，DKI 有助于胶质瘤的分级判断。若将 DKI 参量与影像组学相结合，则有助于深入研究肿瘤微环境乃至基因分型。

（三）DKI 在纤维束追踪中的应用

与常规扩散成像相比，DKI 对脑白质细微结构属性变化更为敏感，故 DKI 也被应用于纤维束追踪中。基于 DKI 可建立与神经纤维方向分布函数的关系，从而在一定程度上解决交叉纤维区域纤维追踪的难题。与 DSI 相比，DKI 数据采集时间相对较短，这是 DKI 应用于纤维追踪的优势；但值得注意的是，基于 DKI 对交叉纤维进行追踪仍存在一定局限性，主要受限于 DKI 模型与 ODF 的计算精度。随着计算影像方法学的发展，DKI 应用于纤维束追踪具有巨大潜力。

五、研究进展

DKI 是非高斯扩散模型的典型代表，近年来，大量非高斯扩散模型被提出。与其他非高斯模型一样，DKI 模型存在类似的方法学局限性：①模型中未知参量的求解属于非线性问题，重建出稳定的参量图像面临技术挑战，因此重建算法一直是该领域重要的研究方向。②扫描时间与成像空间分辨能力之间的矛盾导致 DKI 数据采集通常牺牲空间分辨力，随着快速成像方法的发展，DKI 的采集方案近年来也得到了优化，空间分辨力提高，在一定程度上降低了偏容积效应的影响。③峰度参量所反映的仍是组织结构属性的综合信息，尽管在应用中表现出较高灵敏度，但是其特异性不足，将 DKI 与其他组织模型融合分析是目前研究方向之一，如将 DKI 与体素内不相干运动模型融合、磁共振扩散方差分解成像等。

六、总结与展望

DKI 是一种非高斯扩散成像技术，是常规 DTI 的拓展，在提供水分子扩散率等常规参量的同时，增加了扩散峰度参量，用于评估组织内水分子扩散偏离高斯分布的程度，反映组织的不均质性。通过引入峰度参量，DKI 模型对扩散磁共振信号随 b 值变化曲线的拟合更为精准，在 DTI 采集方案基础上增加高 b 值数据采集即可满足 DKI 模型拟合与参量计算，在临床实践中可行性强。该技术在脑发育、衰老以及各类中枢神经系统疾病中均可应用。随着采集方案、重建算法、分析方法的发展，DKI 将在更多领域得到应用，为解答脑科学问题提供方法学支持。

知识要点

1. DKI 是对常规 DTI 的一种拓展，采集方案较 DTI 增加了 b 值与扩散梯度磁场方向数，模型中增加了扩散峰度参量，用于评估组织内水分子扩散偏离高斯分布的程度，反映组织的不均质性。

2. 基于 DKI 的脑白质双室模型为探索更为精细的组织结构属性提供了新的参量，该模型在使用过程中需要严格遵循模型的假设要求与适用条件（FD＞0.75）。

3. DKI 易受运动伪影的影响，后处理过程中需要严格质控。

4. DKI 目前主要应用于临床基础研究，还无法常规应用于临床。在应用过程中，扩散峰度参量可表现为增大、减小等不同变化类型，需要结合脑发育、衰老、疾病等生理病理变化特点进行解读。

（李贤军）

第五节 神经突方向分散度和密度成像

随着磁共振技术的发展，扩散磁共振成像（diffusion magnetic resonance imaging，dMRI）在脑组织病变微结构影像分析中的作用日益增大，可以在微米级层面对神经组织及微观结构进行描述。

常见的扩散磁共振成像包括扩散张量成像（diffusion tensor imaging，DTI）、扩散峰度成像（diffusion kurtosis imaging，DKI）以及神经突方向分散度和密度成像（neurite orientation dispersion and density imaging，NODDI），其中 DTI 作为临床中使用最广泛的 dMRI 技术之一，其参数诊断病变的特异性却并不高，成像参数解释脑部病变存在局限性。为解决上述问题，近年来研发了 DKI 技术，该技术反映了组织内水分子的非高斯运动，相较于 DTI 技术具有更好的特异性，但对 dMRI 信号与组织特性相连接的临床需求仍未得到较大的改善。2012 年，张辉团队提出了 NODDI 技术，相较于 DTI 与 DKI，NODDI 利用了更具生物物理意义的模型，成像结果可以更直观地体现脑组织微结构。由于这种生理组织微观结构的可解释性，目前 NODDI 已在高级临床扫描与中枢神经系统疾病的临床前研究中逐步推广。

一、成像原理

dMRI 技术的核心是通过测量水分子在生物体内的扩散运动来描述组织的微观结构。由于不同组织结构对水分子位移模式存在差异性影响，故通过测量位移模式的不同，dMRI 可以分辨出不同的微结构环境。目前在临床上将 DTI 作为标准 dMRI 技术。该技术对微结构具有高敏感性，但其影像标志物在探查不同疾病引起的同一种微结构变化中的特异性较低。DTI 常用的影像标志物包括：平均扩散率（mean diffusivity，MD）、轴向扩散系数（axial diffusion coefficient，AD）和各向异性分数（fractional anisotropy，FA）。这三种影像标志物主要应用于探究脑部疾病引起的脑组织微结构变化，但它们的低特异性表现在：FA 的降低有可能是因为神经突密度的降低，神经突取向分布的分散性的增加以及其他组织微观结构变化等诸多原因造成的，而 DTI 参数并不能辨别产生结构变化背后的组织学差异。因此这些标志物的变化也许并不能说明组织微结构的变化是由某种特定改变引起的。这限制了利用 dMRI 技术深入探究疾病产生和发展过程中的病理生理机制研究。

为了解决传统 dMRI 参数在生物学含义与临床诊断中特异性低的限制，NODDI 提出了针对不同生理环境的结构模型，利用该模型可以量化脑内微结构变化，为无创探索人脑在发育或疾病中的微结构变化提供了技术基础。

（一）三室模型

NODDI 将可分辨的微结构环境分为细胞内、细胞外和脑脊液 3 个组织隔室。这种组织模型称为三室模型。在不同的微环境中影响水分子扩散的方式不同，但均会产生独立的可校准的 MR 信号。

细胞内是指以神经细胞膜为界的腔室。该部分的组织模型使用直径为 0 的圆柱体进行抽象化表示，这些圆柱体在轴向方向的扩散高度受限，而在径向方向的扩散不受限。这些圆柱体方向的变化可以从"高度一致"到"高度不一致"。这些特征可以包含脑组织内大部分神经纤维方向的变化特征：

（1）白质内具有高度一致方向的纤维束，例如胼胝体。

（2）白质内弯曲和扇形分布的纤维束。

（3）在大脑皮层和皮层下灰质结构中，以向各个方向伸展的树突状突起为特征。

细胞外指的是神经元周围的空间，通常由各种胶质细胞、脑灰质、胞体组成。在该空间中水分子的扩散会受到存在的神经元细胞的阻挡，但是不会被限制，因此可以用简单高斯模型进行建模。

脑脊液腔是指被脑脊液填充的区域，该区域建模使用了具有各向同性的高斯模型。

（二）NODDI 的优化思路

虽然 NODDI 建立生物物理模型的目的是提高特异性，但只有当模型恰当地描述了其与给定参数之间相关的物理效应，且模型参数能够被稳健地估计时才可实现。目前，模型假设的有效性还处于争议阶段，甚至处于非常基本的假设层次上，如隔室数量的设计。同时，对多个高斯隔室的假设意味着忽略了一些潜在的重要因素，如隔室间交换和隔室内的非高斯效应是否会对最终结果造成影响。此外，为了拟合稳定性，将修正或限制模型参数作为必要的折中办法，这个限制的有效性同样存在争议，甚至在正常大脑中，有研究指出 NODDI 与扩展数据采集的不兼容性。尽管针对模型参数的无限制估计提出扩展采集，但是，目前扫描时间的增加阻碍了前沿技术的临床应用。

当应用于临床研究时，使用不同的限制条件会产生与它们的相对趋势一致的结果，但并不能确保可以得到这样的一致性，也不能证明其有效性。澄清固定参数带来的偏差风险、不同的限制条件导致脑区之间神经突密度的等级差异，这两点在为特定的数据采集确定适当的限制时是至关重要的。

对模型特异性与稳定性的争论，使得对 NODDI 理论模型不熟悉的临床医生困惑于研究中是否使用 NODDI。NODDI 的使用与否取决于研究目的，其特异性也是相对而言的。近年来的研究表明，相较于 DTI 的 FA 值，NODDI 参数更具有特异性，即具有不同 NODDI 参数的体素可以产生完全相同的 FA 值，NODDI 与组织学测量的方向离散度也具有更强的相关性，这表明 NODDI 至少在一定程度上解决了方向离散的影响。目前，为了进一步理解 NODDI 的限制条件依赖对特定研究目标造成的潜在偏差，有研究尝试放开限制条件或更改固定值，以及在已知真实情况的基础下在虚拟 MRI 信号上测试 NODDI 的可靠性。

二、技术要点

在结合不同疾病的研究中，依靠对 NODDI 影像学参数的分析，该技术通过建立生物物理模型，增强了影像标志物在生物学层面的可解释性。NODDI 的影像学参数能够展示人脑微结构特征，因此也称微结构参数，临床研究中常用的 NODDI 微结构参数包括：神经突内体积分数（intracellular volumefraction fraction，VIC）、神经突外体积分数（entracellular volume fractioon，VEC）、方向离散度（orientation dispersion index，ODI）和各向同性体积分数（isotropic volume fraction，VISO）。

VIC 指神经突的密度或神经突的体积大小，可以反映神经突密度，因此也称神经突密度指数（neurite density index，NDI）。该参数受限于神经突内，呈非高斯位移分布，属于受限扩散。取值范围在 0 与 1 之间，参数取值越接近 0，表示其完全神经突外扩散；取值越接近 1，表示其完全神经突内扩散。

VISO 指脑脊液体积分数，为自由水各向同性固定扩散，因此也称为自由水分数，该参数的取值范围在 0 与 1 之间，参数取值越接近 0，表示无脑脊液样的液体；参数越接近 1，表示完整脑脊液样的液体。

从参数的名称中可以发现，VIC、VEC、VISO 对应了 NODDI 三室模型中的三种微结构，通常求得 VIC 与 VISO 两个参数后可以依靠估计得到 VEC。上述参数之间的简单数量关系如图 2-29 所示。

ODI 指神经突弯曲与变形程度，该参数在

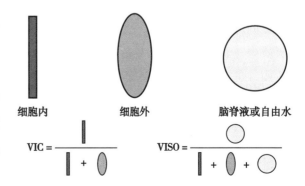

图 2-29 三室模型与 NODDI 参数间的简单数量关系

脑白质中代表神经纤维分布情况，在脑灰质中代表树突结构的复杂程度。该参数呈高斯位移扩散，属于受阻扩散。该参数的取值范围在 0 与 1 之间，参数取值越接近 0，表示完全方向一致的神经突；参数越接近 1，表示完全方向分散的神经突。

从以上参数的解读中可以发现，NODDI 影像学参数且有极强的生物学意义，这也使其支撑了探索脑部疾病潜在的生物学机制的研究。在临床应用中，NODDI 可以通过反映脑部微结构的定量参数，来识别相关脑疾病或人脑发育过程中的脑微结构变化。

以上是 NODDI 在临床研究中常用的参数，由于 NODDI 技术涉及后续的优化与更复杂的模型建立，因此存在其他 NODDI 参数，参数及其意义如表 2-4 所示。

表 2-4　NODDI 的复杂参数及意义

参数符号	参数意义
d_{ll}	本征自由扩散
κ	Watson 分布的浓度参数
μ	Watson 分布的平均方向
d_{iso}	各向同性扩散率

三、临床前应用研究现状

相比于 DTI，NODDI 对组织微结构变化更加敏感。目前 NODDI 已被用于探究人脑部神经发育与衰老的生物学机制，也有研究探索 NODDI 特征参数作为神经退行性疾病的影像生物标志物的可能性。

（一）NOODI 在健康人大脑衰老过程中的研究现状

大脑的衰老过程主要表现为神经细胞数量和信息传递通路的减少以及信息传递效率的降低。记忆力减退是最明显的表现，还可能出现理解能力下降、计算能力下降、精神状态以及性格的变化等。然而，衰老过程有很大的个体差异，每个人出现的衰老现象不同，衰老的程度也不完全相同。

使用 NODDI 探究健康人大脑衰老过程中脑微结构变化的研究显示，白质的 VIC 与年龄呈显著正相关，但呈非线性增长，且在早期增长更快。相比之下，白质的 ODI 在生命前 20 年几乎保持稳定。NODDI 还揭示了白质成熟的区域差异，这与已知的髓鞘形成和纤维发育的异步性是一致的。白质发育成熟一般由后向前发展，初级运动和感觉区域比高级功能区域发展更早。在灰质中，新皮层 ODI 随年龄增加，与组织学发现树突复杂性和密度随年龄增长而减低相一致。然而，也有研究表明，健康的青年和中年人的高智商与较低的皮层 ODI 有关，这表明皮层 ODI 和神经认知能力随年龄下降之间的关系可能不是直接的，其背后的病理生理机制仍待进一步探索。

通过对人脑正常发育与衰老过程中的 NODDI 影像收集，可构建全生命周期的脑发育微结构图谱，这对监测人脑随年龄增长过程中的微结构变化以及预测各阶段脑疾病的发生具有潜在的重要意义。

（二）NODDI 在神经退行性疾病中的应用研究现状

伴随着大脑衰老，神经退行性疾病的发生率不断攀升，这类疾病的典型特征是神经元进行性变性和缺失，进而导致神经功能严重缺陷。相比于正常衰老，神经退行性疾病会严重影响患者及其家庭的日常生活。阿尔茨海默病（Alzheimer disease，AD）和帕金森病（Parkinson's disease，PD）是最为常见的两种神经退化性疾病，该类疾病会随着年龄的增长而不断恶化。最常见的早期症状为丧失短期记忆，随着疾病进展，症状逐渐出现，包括语言障碍、定向障碍、情绪不稳、丧失动机、无法自理和许多行为问题等。当情况恶化时，患者往往会因此和家庭或社会脱节，并逐渐丧失身体机能，最终导致死亡。

AD 是最常见的伴有痴呆症状的神经退行性疾病，目前关于 AD 的发病机制有以下几种假说：淀粉样蛋白 -β 的沉积以及 τ 蛋白的过度磷酸化，导致淀粉样蛋白 -β 沉积斑块与神经纤维缠绕，最终引起神经细胞的死亡。在 AD 的神经病理学研究中，已观察到树突状分支减少、树突状棘的丧失以及突触丧失，且该变化已被证明与认知缺陷有关。目前，学术界对 AD 的发病机制仍存在争议，且在 AD 的研究多集中于脑组织的宏观变化。而利用 NODDI 技术，可以对 AD 患者存在宏观变化的脑区微结构进行分析。有研究利用 NODDI 技术，证明了前、后扣带回的异质性，以及后扣带回对记忆回路的重要价值；另外，相关分析证明，NODDI 技术对评价认知水平具有较高的临床价值，尤其是 VISO 值。

作为第二大神经退行性疾病，目前研究认为 PD 患者脑内的主要病理生理变化是黑质神经元的丧失，以及由其导致的纹状体多巴胺水平下降，其神经元层面的变化除了细胞丢失之外，还存在树突长度的降低与树突棘的丢失。

基于 NODDI 的研究发现，PD 患者黑质及壳核 VIC 以及 ODI 降低，该降低主要发生在症状肢体的对侧脑区（例如，患者左侧肢体出现症状，对应影像学变化发生在右侧脑区），如图 2-30 所示。从图 2-30 可以看出：相较于健康人，PD 患者双侧黑质区域的 VIC 值明显下降。此外，壳核 VIC 及 ODI 与运动症状的严重程度及病程相关，这与纹状体树突变性参与 PD 晚期运动症状的临床 - 病理假说一致。另外，纹状体、额叶、颞叶、边缘系统及其周围几处灰质中的 VIC 降低及 VISO 增加，在其灰质发生显著萎缩前被发现。

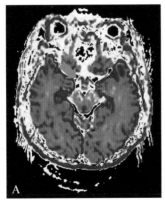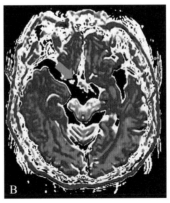

图 2-30　健康受试与 PD 患者 VIC 参数图像对比

A. 健康受试者 NODDI 技术 VIC 参数图像，于常规 MRI 序列中未见明显异常信号；B. PD 患者 NODDI 技术 VIC 参数图像。两图中箭头所指处为黑质区域，相较于健康受试者，可明显看出 PD 患者黑质区域 VIC 参数下降。

在神经退行性疾病的诊断中，NODDI研究所示异常改变的皮层分布与组织学研究具有较好的一致性，但仍需相关疾病的纵向比较以及动物模型的组织学验证。

（三）NODDI技术与DTI技术在创伤性脑损伤中的对比研究

创伤性脑损伤（traumatic brain injury，TBI）是临床中最常见的神经系统疾病，且临床逐渐认识到TBI是一种长期预后不良的慢性疾病。已有研究表明，TBI是神经退行性疾病发生的重要独立风险因素之一。对于有TBI病史的患者，有更高的患神经退行性疾病及精神疾病的风险。这种长期进展通常在患者中老年时显现。有研究表明，脑外伤导致的轴索损伤是主要的神经病理学特征，dMRI技术可以对轴突密度等相关参数进行量化。

TBI涉及多种不同的时变病理生理效应，包括弥漫性轴索损伤、弥漫性微血管损伤和神经炎症，可导致神经功能障碍。由于这种病理生理的复杂性，结合不同的生物物理测量方法有可能表征脑组织中潜在的微结构变化。基于DTI与NODDI两种技术在轻度创伤性脑损伤（mild traumatic brain injury，mTBI）方面的研究发现，NODDI参数是mTBI后白质微观结构变化的敏感影像生物标志物，相较于DTI，NODDI可以关注到更细微复杂的病理学征象。mTBI急性期（mTBI发生的2周内），DTI表现的早期低FA和高MD值主要位于额叶与颞叶。在解剖位置上，NODDI影像表现出高VISO，且mTBI患者在NODDI影像中的VIC值要显著低于骨科创伤对照组与健康对照组。其中，高VISO可能提示了mTBI导致的脑部水肿，而VIC的下降可能提示了损伤处的轴突损伤，而显著差异的位置集中在前脑，可能是由于前脑距离颈部的旋转轴最远，在发生外力碰撞时，其旋转力的角度加速度最大。以上两点NODDI与DTI影像参数中的差异在临床中可能共同反映了神经炎症。在mTBI发生后2周至6个月期间的纵向研究中，NODDI影像主要表现为双侧后脑室与左前脑室周围白质区域的VIC值下降，这提示了在纵向上mTBI患者弥漫性轴突损伤的轴突变性。NODDI影像VIC值在纵向分析中的差异性在DTI影像的FA与MD值中均未有所体现。综合mTBI不同时期下的影像学表现可以看出，NODDI的参数指标似乎比DTI参数指标具有更高的敏感性。有研究表明，受影响的后部白质区域可以视作结构连接体的拓扑整合部分，其影响了多个感觉和认知领域，包括注意力和执行功能。在认知能力较差的mTBI亚组中观察到稳定升高的白质纤维取向，这可能代表了NOODI中ODI参数对mTBI结构改变的敏感性，提示了NODDI在探究认知改变潜在脑结构变化的相对优势。

目前，需要在更大的表型良好的临床队列中进行进一步的研究，以验证NODDI作为mTBI诊断的生物标志物的可行性。此外，有技术优化了NODDI对灰质的成像效果。结合白质和灰质的NODDI测量结果进行研究，对更好地确定mTBI患者脑微结构损伤的影像学特征具有更高的研究价值。

（四）NODDI在其他疾病中的应用研究现状

除上述研究方向以外，NOODI在其他疾病中的应用也展现了其卓越的组织敏感性，在预测疾病的发展以及捕捉疾病的脑微结构变化中起到了重要作用。目前，NODDI应用在其他疾病中的研究及其主要发现如表2-5所示。

表 2-5　NODDI 在其他疾病研究中的进展

疾病	主要发现
多发性硬化（MS）	预测从复发缓解型 MS 向继发性进展型 MS 的转变方面具有潜在价值
肌萎缩性脊髓侧索硬化症	沿皮质脊髓束和初级运动皮质间的跨胼胝体纤维的 VIC 减少，该发现与组织学报告的上述区域轴突变性一致
脑肿瘤	NODDI 技术有助于描述肿瘤浸润情况
精神分裂症	一些灰质区域 VIC 减低，包括颞极、前海马旁回和海马等区域；额颞叶皮层 VIC 减低与神经认知表现变差相关

四、应用进展

（一）NODDI 技术的临床使用现状

目前，NOODI 技术在科研领域中被认为是拥有良好前景的新型技术，其生物物理模型有助于探究患者神经功能变化的病理学机制。但现阶段基于 NOODI 的实验大多数是横断面研究，即对于单影像学中心有限小样本量数据的分析。因此，在构建个体化医疗过程中，NODDI 仍需要进一步开展多中心研究以验证其技术的可重复性。大部分研究表明，NODDI 的生物物理模型中体现出的生物解释性可以被接受，但其组织病理学的特异性仍需进一步验证。在 NODDI 生物解释性讨论中，许多研究着力于将 NODDI 的各个参数与人体组织特征之间的关系连接起来，表 2-6 总结了部分具代表性的对应关系。尽管这种对应关系具有研究证据，但是临床上对 NODDI 的使用仍较为有限。由于 NODDI 的生物物理模型的理念是将特定的细胞结构与固定隔室一一对应，因此，这样的建模方式仍需进一步研究证明其可靠性。有研究提出将其他成像方式与 NODDI 互补结合，这更有利于对微结构进行更加具体地描述。

表 2-6　NODDI 参数与组织特征间的对应关系

NODDI 参数	参数变化	发生部位	组织特征变化	对应疾病
VIC	VIC 上升	灰质、白质	轴索变性，轴索缺失，脱髓鞘	AD，PD
	VIC 下降	白质	突出生成和树突棘密度的增长	mTBI
ODI	ODI 上升	白质	轴突再生	mTBI
	ODI 下降	灰质	神经炎症	mTBI
VISO	VISO 上升	灰质、白质	神经炎症	脑外伤、精神分裂症、高血压
	VISO 下降	病灶处	水从细胞外空间到细胞内空间的净转移	急性脑卒中

（二）NODDI 的发展前景

加快 NODDI 的临床转化有以下 3 个方向：①检验 NODDI 技术作为临床工具的实际效益。②通过生物物理模型的优化来提高参数特征的特异性。③与 dMRI 以外的其他成像方式的结合。

目前，尽管 NODDI 在脑组织微结构描述方面优于其他 dMRI 技术，但基于脑微结构的成像技术并未系统应用于临床。该方法的辅助诊断能力还需在临床工作中进一步验证，因此，

NODDI 目前仅在部分疾病的诊断中与传统 MR 技术合并使用。临床转化的困难不仅仅存在于 NODDI 技术中，还在于将影像学特征转化为临床可信赖的生物标志物（图 2-31），这一过程需要一个漫长的周期。需要对技术验证、生物 – 临床验证与成本效应 3 个方面进行两轮转化，才可最终实现将影像生物标志物投入至临床使用。

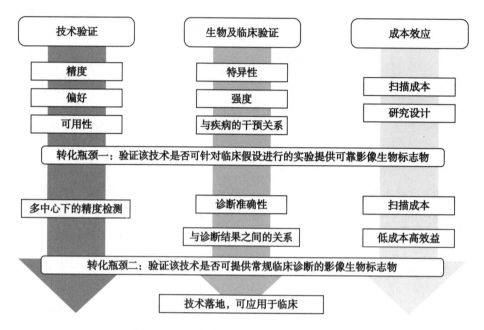

图 2-31　影像生物标志物的临床转化过程

五、总结与展望

鉴于 NODDI 生物物理模型的优越性，以及优于其他 dMRI 技术的微结构敏感性，该技术在临床研究与转化过程中逐渐得到重视。但 NODDI 作为一种新型技术，仍需要大量工作来证明其影像学诊断与模型设计的可靠性。相信随着技术的进一步完善，以 NODDI 为代表的脑微结构成像可以获得更多临床研究的关注与使用。

知识要点

1. NODDI 将可分辨的脑组织微结构环境分为细胞内、细胞外和脑脊液 3 个组织隔室，这 3 个区域可以生成互不相干且可独立的 MR 信号。

2. 相较于其他 dMRI 技术，生物物理模型的建立使 NODDI 的影像学参数具有更好的特异性。

3. 目前 NODDI 在疾病诊断中的指导作用仍存在争议，在实际使用中常结合 DTI 等序列共同参与辅助诊断。

（白丽君）

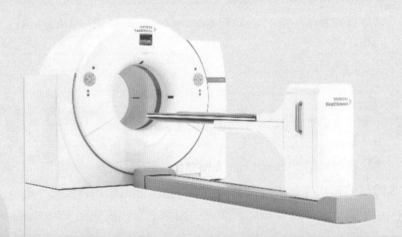

03

第三章

磁共振
灌注成像

视频二维码

磁共振灌注成像（perfusion weighted magnetic resonance imaging，PWI）可以在分子水平反映组织微血管分布及血流灌注情况，并通过相关参数提供脑组织微循环血流动力学方面的信息，使得无创性评价脑组织活力及功能成为可能，并广泛应用于中枢神经系统疾病的诊断、疗效评价与预后判断。MRI 灌注成像常用的方法主要包括动脉自旋标记（arterial spin labeling，ASL）示踪法和对比剂增强灌注成像，其中后者包括动态磁敏感对比增强磁共振成像（dynamic susceptibility contrast MRI，DSC-MRI）和动态对比增强磁共振成像（dynamic contrast-enhanced MRI，DCE-MRI）。

第一节　动脉自旋标记脑灌注成像

动脉自旋标记（arterial spin labeling，ASL）作为一种非侵入、无创性反映脑组织血流灌注信息的磁共振成像技术，自 1992 年由 Detre 等人提出，随后不断发展和改进，并在 2010 年开始应用于临床。2015 年国际医学磁共振学会灌注研究组（Perfusion Study Group in International Society for Magnetic Resonance in Medicine）和欧洲动脉自旋标记痴呆联盟（European Consortium for ASL in Dementia）共同起草发表了 ASL 灌注技术及应用的专家共识，规范了 ASL 技术在临床应用中的成像参数及图像后处理方式，显著推动了该技术的发展及推广。2016 年我国《动脉自旋标记脑灌注 MRI 技术规范化应用专家共识》就 ASL 技术的成像原理、分类、推荐最优扫描策略、扫描注意事项、ASL 图像判读注意事项、图像后处理及临床应用等做了介绍和推荐，提高了国内广大医务工作者对 ASL 技术的认识。ASL 技术在中枢神经系统主要通过脑血流量（cerebral blood flow，CBF）进行定性定量评价。随着该技术的进步，ASL 也逐步拓展到反映脑血流灌注过程中，实现脑血管成像等领域。

一、成像原理

ASL 是一种利用动脉血中的氢质子作为内源性、可自由扩散示踪剂并对其进行标记的无创性 MR 灌注成像技术。通常在动脉血进入感兴趣的组织区域前使用 180° 射频脉冲对氢质子进行磁性标记，随后延迟一定时间，使得标记的血液质子流入信号采集区，此时进行信号采集，得到的图像称为标记像（图 3-1）。标记像的信号强度依赖于成像层面内自身组织特点及流入动脉血标记的质子数量。在成像参数相同的情况下，在标记区对动脉进行 2 次 180° 射频脉冲标记，延迟一定时间后，在成像区采集信号，得到控制像。ASL 应用于头部时，主要标记的血管是颈内动脉。将控制像与标记像进行剪影，消除静态组织的信号，只剩下血液信号，即得到灌注加权成像（perfusion weighted imaging，PWI），通过 PWI 可以计算出 CBF。由于标记图像与对照图像之间的信号强度差异较小（约为静态组织信号的 1%），因此需要采集多次标记 - 控制图像对进行平均，从而得到更高的信噪比（signal-to-noise ratio，SNR）。

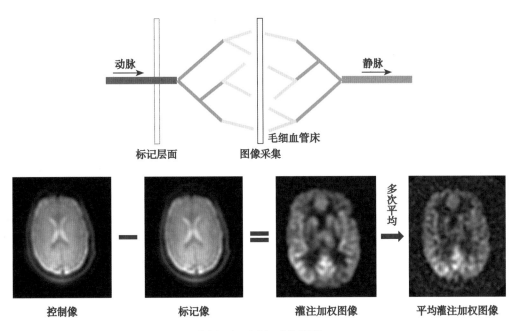

图 3-1　ASL 成像原理

二、标记方式

ASL 传统血液标记方式主要有以下三种（图 3-2）：①脉冲动脉自旋标记（pulsed ASL，PASL），对颈部较宽范围的动脉血氢质子单次施加标记脉冲，作用时间比较短。②连续动脉自旋标记（continuous ASL，CASL），在固定较窄自旋平面内连续施加标记脉冲，作用时间比较长。③伪连续动脉自旋标记（pseudo-continuous ASL，PCASL），介于连续自旋标记和脉冲自旋标记之间，标记效率约为 85%，是临床中最常用的脉冲序列。

在最近几年的进展中，出现了一些 ASL 新技术。①速度选择 ASL（velocity-selective ASL）：基于血流速度选择性自旋反转，因此自旋标记可发生在包括感兴趣区在内的任何区域，从而消除了空间选择性的需要，并且可以避免因动脉狭窄等原因导致灌注时间过长、信号恢复等问题。②供血区 ASL（vascular territory ASL）：也称血管标记 ASL（vessel encoded ASL 或 vessel selective ASL）或区域性 ASL（regional ASL），该技术可选择性地标记某一支目标血管，显示其供血范围或血管形态，可获得仿 DSA 的单支血管显影效果。

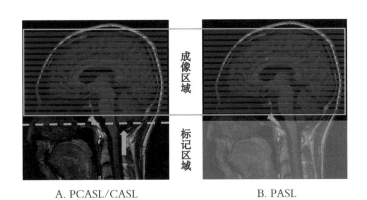

A. PCASL/CASL　　　　　　　　B. PASL

图 3-2　ASL 标记方式

三、技术要点

（一）标记后延迟时间

标记后延迟时间（post-labeling delay，PLD）是指从标记结束到图像采集开始的时间间隔。PLD 的选择对 ASL 技术的图像质量及结果解读至关重要。理想情况下，PLD 应大于血液由标记平面到达成像区域的时间，即动脉到达时间（arterial transit time，ATT）。当 PLD 过短时，标记的质子在动脉系统的血管内尚未到达成像区域，从而低估了组织灌注。当 PLD 过长时，信号大量衰减，信噪比低，且质子可能进入静脉系统。正常灰质 ATT 范围是 500～1 500ms，病变的灰质和深部白质 ATT 可以达到 2 000ms 或更长。磁共振成像设备的场强也会不同程度地影响组织的 T_1 弛豫时间，因此，为了正确估计 CBF，必须考虑受试者血液 T_1 值的变化。场强越高，血液的 T_1 弛豫时间越长，也就意味着更高的场强能够选择的 PLD 越长。一般情况下，血液 T_1 弛豫时间在 1 000～2 000ms 之间。此外，在临床工作中，PLD 的选择也要根据被试者年龄的不同进行调整，儿童血流速度快 PLD 要短，老年人则要延长 PLD，健康成人与患者 PLD 也有所不同。2015 年国际医学磁共振学灌注研究组和欧洲动脉自旋标记痴呆联盟推荐的 PLD 如表 3-1 所示。当前大多数临床应用的 ASL 序列在标记和图像采集之间只设置了一个单一的 PLD，但在脑血管病患者中，常选用多个 PLD 时间采集 ASL 图像，一方面能更准确地定量 CBF，另一方面可计算动脉到达时间，从而更好地反映脑血流动力学改变。

表 3-1 ALSop 等参数推荐表

参数	数值
PCASL 标记持续时间	1 800ms
PCASL PLD 新生儿	2 000ms
PCASL PLD 儿童	1 500ms
PCASL PLD 健康者＜70 岁	1 800ms
PCASL PLD 健康者＞70 岁	2 000ms
PCASL PLD 成年临床患者	2 000ms
PCASL PLD 平均标记梯度	1mT/m
PCASL PLD 选择标记梯度	10mT/m
PCASL 平均 B_1	1.5μT
PASL TI_1	800ms
PASL TI	使用 PCASL PLD（如上）
PASL 标记层厚	10～20cm

（二）动脉到达伪影

动脉到达伪影（arterial transit artifact，ATA）是指被标记的血液因血流速度缓慢或血流路径过长到达延迟而在灌注成像过程中仍存在于血管腔内的条状高信号影。这些高信号尚未完成组织灌注，此时在该区域测量某感兴趣区的 CBF，会导致测量误差及灌注评估误差。若将 ATA 简单地理解为一种"伪影"时，在 ASL 执行方案中往往会采用血流毁损梯度来消除这些存在于血管腔内的高信号。但实际上，ATA 现象常代表脑卒中后侧支循环的建立或动静脉短路的分流血管（图 3-3）。侧支循环评价对缺血性脑卒中患者的治疗及预后具有重要临床意义，但一定要结合其出现的时间来考虑。急性脑卒中发病初期出现侧支循环提示患者具有良好的灌注代偿和储备，预示患者预后良好。如果经过溶栓后血管内高信号仍存在，则代表溶栓失败，即主干血管未能再通；反之，侧支循环消失，则提示闭塞血管再通。综上所述，在急性脑卒中患者中 ATA 的存在是一个积极的预后信号，与代偿血流的存在和程度、梗死进展减少和再灌注后更好的临床结果相关。

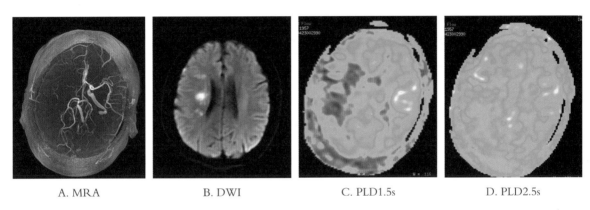

| A. MRA | B. DWI | C. PLD1.5s | D. PLD2.5s |

图 3-3　多个 PLD 对灌注结果的影响及动脉到达伪影显示

患者，男，62 岁，左侧肢体无力数小时。A. MRA 示右侧颈内动脉、大脑中动脉及其分支闭塞；B. DWI 示右侧侧脑室旁散在新鲜脑梗死灶；C. PLD1.5s 的 CBF 伪彩图示右侧额顶叶可见片状蓝色低信号影，为典型的低灌注表现；D. PLD2.5s 的 CBF 伪彩图示右侧额顶叶灌注较前有所恢复，且周围可见线样高信号影，即动脉到达伪影，代表侧支循环的形成。

（三）背景抑制

标记血流所能带来的信号差异占脑部血流的 1% 左右，如此小的信号差别很容易被淹没在强大的背景信号中，再加上标记血液自身的衰减、受检者运动导致的误差，ASL 信号进一步降低。通过背景抑制技术可以降低相减之前的图像信号，保留自旋标记信号，从而提高 ASL 的信噪比。目前所采取的背景抑制方法是利用射频脉冲选择性地饱和静态脑组织，然后给予射频反转脉冲。当静态组织纵向弛豫至 0 时进行采集，反复进行，最终让静态组织的信号被充分抑制，而自旋标记信号得以保存。使用反转恢复脉冲能否实现更彻底的背景抑制效果取决于在进行灌注成像区域采集时（包括标记/非标记），相应区域组织是否位于或接近0点。因此，如果能够准确地计算出该反转脉冲和信号采集之间的时间差能比较充分地实现背景抑制。

（四）ASL 技术伪影

ASL 技术伪影的识别对于优化 ASL 技术以及区分正常病例和真实病理具有重要意义。ASL 伪影可出现在磁性标记期间、动脉传输期间、读出期间，常见技术伪影及解决方法如表 3-2 所示。

表 3-2　ASL 技术常见伪影及质量检查

伪影	原因	ASL CBF 表现	解决方案
无效标记	标记平面过低或血管迂曲 / 标记平面附近存在磁敏感伪影 / 头部不正	信号衰减或丢失	更改标记平面的位置（颈部血管迂曲者可行 MRA 帮助确定标记平面）/ 去除磁敏感异物 / 摆正患者头部
标记丢失	扫描前行钆增强扫描	全脑信号丢失	先做 ASL，后做钆增强扫描
脑脊液标记伪影	脑脊液在标记平面被标记，搏动至成像平面	延髓周围高信号	将标记平面放置得更低，使被标记的脑脊液在采集时未达成像平面
动脉到达伪影	全脑或局部区域血流缓慢	动脉内高信号	延长 PLD 或使用多 PLD
静脉 ASL 信号	动静脉分流或静脉血栓	静脉内高信号	无
运动伪影	患者头部运动	螺旋样高信号	避免患者运动
枕叶高灌注	扫描时患者睁眼	双侧枕叶高信号	扫描过程请患者保持闭眼

四、临床应用

（一）健康人群

新生儿和婴儿期的 CBF 往往比较低，在儿童时期迅速增加，青春期到成年后期下降。CBF 的定量值随研究和使用的技术不同而变化，大致范围如下：新生儿 5~30ml/（100g·min），婴儿 30~70ml/（100g·min），儿童 80~120ml/（100g·min），青少年 60~100ml/（100g·min），成年 40~80ml/（100g·min），老年 30~60ml/（100g·min）。研究表明脑白质灌注比灰质少 2~4 倍，范围为 10~30ml/（100g·min）。

（二）ASL 在疾病中的应用

ASL 技术在中枢神经系统疾病的诊断与鉴别诊断方面发挥了重要的作用，按照病变 CBF 图表现分为高灌注、低灌注及混合灌注三类（图 3-4，表 3-3）。

1. ASL 高灌注　是脑肿瘤、血管畸形及急性颅内感染或炎症等疾病的特征性表现。肿瘤性病变如高级别胶质瘤、脑膜瘤等因新生血管生成，可以表现为灌注增高，且灌注程度随肿瘤级别增高而增加，相应肿瘤恶性程度也越高。这里需要注意的是，常规增强扫描与 ASL 灌注成像不同，前者反映血脑屏障的完整性，后者反映组织微循环血流信息。增强扫描明显强化的病变不一定表现为灌注增高，如中枢神经系统原发淋巴瘤，常因血脑屏障破坏表现为显著均匀强化，但因其为缺乏血供肿瘤常表现为灌注降低区。线粒体脑肌病伴高乳酸血症和卒中样发作（mitochondrial encephalopathy lactic acidosis and stroke-like episodes，MELAS）综合征，急性期乳酸增多，导致病变区域血管扩张、小血管异常增多，在 ASL 上则表现为 CBF 增加，且区域性高灌注持续时间可超过 3 个月，表现不同于有类似症状的缺血性脑卒中。

2. ASL 低灌注　主要病因包括大动脉病变、小动脉病变、静脉性病变、缺血缺氧脑病及神经退行性疾病等。在急性脑卒中患者中，供血区域血管阻塞或狭窄可导致该区域灌注降低或缺损。选择合适 PLD 后，如果 ASL 上出现 ATA，则可能表明血管再通或梗死周围侧支循环代偿。在急性脑卒中时，ATA 的存在是一个积极的预后信号，与代偿血流的存在和程度、梗死进展减少及再灌注后更好的临床结果相关。

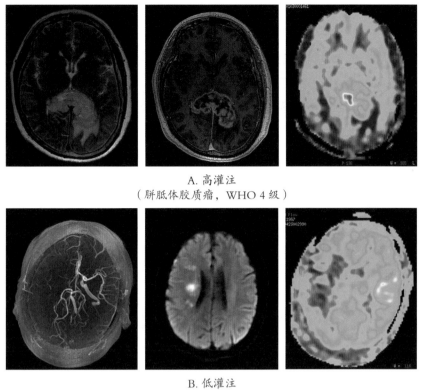

A. 高灌注
（胼胝体胶质瘤，WHO 4 级）

B. 低灌注
（急性脑卒中）

图 3-4　不同疾病情况下 ASL 灌注模式

A. 胼胝体区胶质母细胞瘤（WHO 4 级）的 MR 表现。左图为 T$_2$WI，显示病灶为高信号，周围可见水肿；中间图为增强扫描，病灶明显强化，右图为灌注图，病灶呈高灌注。B. 脑梗死 MR 表现。左图为 MRA 图，显示右侧大脑中动脉主干及分支闭塞；中间图为 DWI 图，显示病灶为高信号；右图为灌注图，病变呈低灌注。

表 3-3　ASL 灌注模式及鉴别诊断

ASL 灌注模式	鉴别诊断
高灌注	高血流血管畸形，脑肿瘤，急性颅内感染或炎症，癫痫发作期，偏头痛前驱期或头痛期
低灌注	大动脉病变，小动脉病变，静脉性病变，其他血管疾病，全脑血流缓慢，神经退行性疾病，癫痫发作间期，偏头痛先兆期，脑软化，脑坏死
混合灌注	癫痫，偏头痛，脑外伤，中毒或代谢性脑白质病，急 – 慢性疾病，伪影

3．ASL 混合性灌注　可出现在癫痫、偏头痛、脑外伤及中毒或代谢性脑白质病中。癫痫的特征是反复发作的脑部神经元高度同步化异常放电、局部代谢紊乱和神经血管解耦联。癫痫发作间期因为致痫灶比正常脑组织的功能和活性减低，CBF 降低；但在癫痫发作期由于存在病理性的神经元活动，CBF 通常增加。

（三）ASL 在脑功能成像中的应用

血氧水平依赖（blood oxygen level dependent，BOLD）功能磁共振成像依赖血液中氧合血红蛋白和去氧血红蛋白的差异，间接测量神经元活动所引起的血管反应。基于 ASL 技术的脑功能成像的基本原理是神经元活动所引起的脑血流量增加。因此，在任务态中，随着脑区激活，局部脑血流量也会增加，ASL 技术可以进行脑功能激活区的识别。

五、研究进展

在最近几年，ASL 技术也可以用于不注射对比剂的血管成像，通过不同延迟时间进行多次采集实现动态血管显示。在灌注成像的长 PLD 时间内加入多个短标记短 PLD 的高分辨率采集（第 1 次标记时长为 1 800ms，实现灌注成像，紧接着后 6 次 130ms 的短标记实现 4D MRA 血管成像），同时获得灌注和血管成像，有效利用了时间，并且血管成像具有动态效果。4D ASL 可更好地显示血管疾病（烟雾病、动静脉畸形、动静脉瘘等）及颅内肿瘤血供来源。

六、总结与展望

ASL 是一种高效的、成熟的、非对比脑灌注成像技术，可用于评估整个生命周期的脑灌注。了解其技术原理，包括标记方法、标记后延迟时间的选择，将确保该序列更适当地用于临床中。熟悉年龄依赖的灌注改变、伪影和灌注异常的类别，有助于对儿童和成人患者各种神经系统疾病的 CBF 进行准确的评估。随着技术的发展，ASL 将更加广泛深入地应用在临床及科研中。

知识要点

1. ASL 灌注成像与常规增强扫描不同，灌注成像反映组织微循环血流信息，增强扫描反映血脑屏障的完整性。

2. PLD 是指从标记结束到图像采集开始的时间间隔。短 PLD 显示的是灌注行为，长 PLD 显示的是灌注结果。PLD 的选择对正确解读图像至关重要，因此在临床应用中要慎重。

3. ATA 是指被标记的血液因血流速度缓慢或血流到达延迟呈血管腔内的条状高信号影。ATA 往往代表侧支循环的存在，是良好预后的积极信号。因此，临床中，需正确理解动脉到达伪影和侧支循环评价。

4. ASL 技术应用于中枢神经系统疾病时，可按照其灌注表现分为高灌注、低灌注及混合灌注进行疾病诊断及鉴别诊断。

（段倩倩　范妤欣）

第二节　动态对比增强磁共振成像

动态对比增强磁共振成像（dynamic contrast-enhanced MRI，DCE-MRI）的概念始于 20 世纪 80 年代中期，该技术通过分析钆对比剂在体内引起的信号改变，反映组织血流灌注和毛细血管通透性，是一种以组织中的微血管系统为生理基础，来评估组织生理病理的功能成像技术。根据是否使用药代动力学模型，分为半定量和定量 DCE-MRI。前者基于注射钆对比剂后组织的时间 – 信号强度曲线，获得半定量参数，如曲线下面积、最大强化程度、最大斜率和达峰时间等。本章特指定量 DCE-MRI，通过每个像素点的时间 – 信号强度曲线与动脉输入函数进行去卷积获得相应的定量参数，如血浆与血管外细胞外间隙的容积转移常数、血浆与血管外细胞外间隙的速率常数等。该技术最早应用于肿瘤研究，由于恶性肿瘤的新生血管多为不完整的单层内皮，其血管的渗透性高于正常血管内皮，因此钆对比剂流经肿瘤毛细血管网时，容易进入血管周围间隙，缩短局部组织 T_1 弛豫时间，导致 T_1WI 信号升高，这一病理生理特点可以反映肿瘤结构和功能的异常。脑内最常见的两大类疾病：脑肿瘤和脑血管病，涉及脑血流灌注和血脑屏障破坏的改变。而 DCE-MRI 技术不仅可以评估血流灌注的改变，还可以特异性地评估血脑屏障的破坏情况，因此，DCE-MRI 技术对脑部疾病的发生发展机制和临床治疗具有重大意义。

一、技术原理

动态对比增强磁共振成像采用快速 MR 扫描序列，在静脉注射钆对比剂后，连续动态采集组织的图像，通过特定的药代动力学模型，获得反映血管渗透性的定量参数，从而分析钆对比剂在毛细血管床的分布和清除过程。扫描序列、对比剂注射方案及合适的后处理模型是获得准确定量参数的重要前提。

（一）扫描方法

动态对比增强磁共振成像可在 1.5T 或 3.0T 磁共振设备上进行，主要包括 $T_1mapping$ 序列和动态 T_1 加权增强序列两部分（图 3-5）。

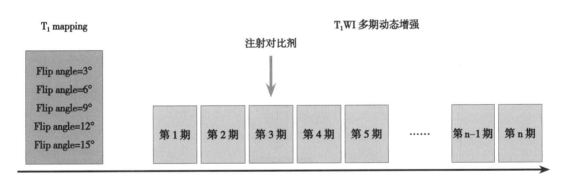

图 3-5　动态对比增强磁共振成像扫描方案示意图

组织中准确的对比剂浓度信息是计算血流动力学特征的基础，如何把组织信号强度信息转化为对比剂浓度信息是获得定量参数的关键。组织信号强度的变化不仅取决于对比剂浓度、翻转角和序列的重复时间，还取决于未注射对比剂时的组织 T_1 值。因此，在给药前获得目标组织的基线 T_1 图，对于将时间 – 信号强度曲线转换为定量分析所需的浓度 – 时间曲线是非常必要的。目前常采用多翻转角 T_1WI 序列获得组织 T_1 图。扫描多个不同翻转角的梯度回波序列，如扫描多个小翻转角（3°、6°、9°、12°、15°）序列，计算出组织的 T_1 值，然后注射对比剂扫描动态增强序列。

DCE-MRI 的动态 T_1WI 增强成像需要在对比剂到达组织之前开始，以确保在动态序列中有合适的基线进行比较。时间分辨率和采集的持续时间是 DCE-MRI 扫描的关键因素。理想情况下，定量分析的时间分辨率应小于 1s，以便获得良好的组织供血动脉对比增强曲线（动脉输入函数）。在临床实践中，3～10s 的时间分辨率和 5～8min 的动态增强持续时间是比较常见的。

DCE-MRI 对时间分辨率要求较高，相较于自旋回波序列，梯度回波序列扫描时间快，更适合进行 DCE-MRI。目前，应用最多的是 3D 扰相快速梯度回波序列，不同的设备扫描序列名称有所不同，但序列参数差异不大。例如联影的 Quick 3D 序列、GE 的 LAVA-XV 序列，西门子的 VIBE 序列和飞利浦的 eTHRIVE 序列。这些快速 3D 序列可以实现大范围的薄层扫描和任意角度三维重建，对血液流入效应不敏感，目前广泛应用于 DCE-MRI 扫描。

（二）对比剂注射方案

各种钆对比剂均可用于 DCE-MRI，但分子量过大的对比剂会降低渗透性，从而影响定量参数的测量。此外，对比剂的剂量、注射速率和团注方式也会影响 DCE-MRI 定量参数测量的准确性。在临床实践中，DCE-MRI 使用的钆对比剂剂量与常规增强相同，以 0.1mmol/kg 计算对比剂的使用量。对比剂注射通常使用高压注射器，以保证注射时间、速度、药量以及生理盐水冲洗的准确性和一致性。一般在 DCE-MRI 扫描的 3～5 个动态期相后开始推注钆对比剂，注射速率 2～5ml/s；对比剂注射完成后，使用 20～40ml 的生理盐水冲管。

（三）药代动力学模型及定量参数

DCE-MRI 通过多种药代动力学模型计算对比剂在组织中的浓度，从而实现定量分析。最早的药代动力学模型由 Larsson、Tofts 等在 20 世纪 90 年代提出，称之为 Tofts 模型。经过数十年的发展，已由单参数发展为多参数模型，如血浆模型、交换模型、Tofts 单室模型、扩展的 Tofts 双室模型和 Patlak 模型等。在脑部 DCE-MRI 应用中，最常用的为 Tofts 单室模型、扩展的 Tofts 双室模型和 Patlak 模型（图 3-6）。

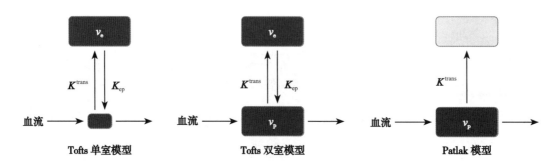

图 3-6　常用 DCE-MRI 药代动力学模型

DCE-MRI 的药代动力学模型将细胞内和细胞外血管外间隙分为不同的"室"，v_e 代表血管外细胞外间隙，v_p 代表血管内容积，K^{trans} 代表对比剂从血管渗透到 EES 的转运速率，K_{ep} 代表对比剂从 EES 转运回血浆内的速率。

1. Tofts 单室模型　"室"在药代动力学分析中代表一个均匀分布的空间。钆对比剂是小分子物质，主要通过被动扩散在室之间进行交换。在单室模型中，只考虑血管外细胞外间隙（extravascular-extracellular space，EES）一个室。Tofts 单室模型可以由以下公式表示：

$$C_{tiss}(t)=K^{trans}C_p(t)*\exp(-K_{ep}\cdot t)$$

$C_{tiss}(t)$ 代表 t 时间点组织中的对比剂浓度。K^{trans} 代表对比剂从血管渗透到 EES 的转运速率，称为容积转运常量，代表组织毛细血管渗透性的高低，K^{trans} 值越大提示血管内皮细胞受损程度越重。$C_p(t)$ 代表 t 时间点血浆内的对比剂浓度，* 代表卷积运算，K_{ep} 代表对比剂从 EES 转运回血浆内的速率，称为速率常数。EES 的容积 v_e，通过 K^{trans} 除以 K_{ep} 获得；代表组织坏死和组织细胞化的程度，v_e 值越大，反映组织坏死程度越高或细胞化程度越低。

2. **扩展的 Tofts 双室模型**　双室模型增加了血管内容积 v_p，该模型的公式为：

$$C_{tiss}(t)=v_p \cdot C_p(t) + K^{trans}C_p(t) * \exp(-K_{ep} \cdot t)$$

在 Tofts 双室模型中共有 4 个 DCE-MRI 的定量参数，即 K^{trans}、K_{ep}、v_e、v_p，能够更全面地反映对比剂在血管内外的分布情况（图 3-7）。

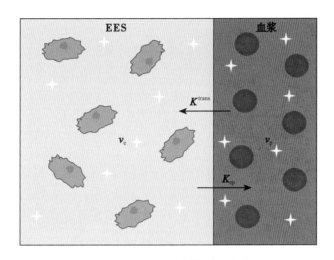

图 3-7　Tofts 双室模型示意图

血管和血管外细胞外间隙（EES）是独立的两个"室"。经静脉注入对比剂后，对比剂首先均匀分布于血管内，后经血管内皮细胞渗透到 EES。对比剂渗透到 EES 的速率，定义为 K^{trans}；对比剂回流入血管的速率，定义为 K_{ep}；血管内对比剂体积百分比为 v_p，EES 中对比剂体积百分比为 v_e。

3. **Patlak 模型**　是简化的 Tofts 双室模型，忽略了对比剂向血管内的回流。由于血脑屏障的存在，正常情况下，血管内的对比剂不会渗透进入 EES。当血脑屏障（blood-brain barrier，BBB）破坏时，大量的对比剂渗透入周围组织间隙，而且回流较少，因此适合使用 Patlak 模型进行分析。

二、技术要点

动态对比增强磁共振成像是目前评价血脑屏障渗透性的主要 MRI 技术，为保证参数测量的准确性和再现性，图像质量、数据后处理及药代动力学模型的选择至关重要。

（一）运动伪影矫正

头部 DCE-MRI 扫描期相多、时间长，在连续动态扫描中，吞咽运动或血管搏动会产生图像的运动位移。DCE-MRI 观察同一体素在不同时间变化期间信号强度和对比剂浓度的变化，一旦出现运动伪影，则会影响定量参数的可靠性。此时，则要进行运动位移的矫正。

DCE-MRI 常用的运动校正方法有刚性配准和非刚性配准。刚性配准指扫描部位不发生形态变化，仅通过位移、旋转和缩放等进行矫正，适合头部的运动矫正。非刚性配准不仅进行目标部位的刚性运动矫正，还矫正其形变，涉及更多的算法。

（二）药代动力学模型选择

DCE-MRI 模型的选择是一个比较困难的事情，取决于图像质量、扫描的时间分辨率、持续时间、空间分辨率和检测部位等多种因素。对于脑部疾病，由于其特殊的生理和血供特点，需要根据不同的脑部疾病对血脑屏障破坏的程度，选择最佳的药代动力学模型。高级别脑胶质瘤由于存在大量不成熟的新生血管，毛细血管内皮细胞不完整，因此渗透性较大，适合使用 Tofts 双室模型评估毛细血管渗透率。脑卒中、多发性硬化等脑白质疾病，由于少量或无微循环参与，推荐使用 Patlak 或者单室 Tofts 模型。Patlak 模型由于只涉及两个自由参数的简单性，显示出更高的精度。通过平方差和一些自由参数评估模型的拟合优度和复杂性，结果表明 Patlak 和改进的 Tofts 模型都是适当的，但 Patlak 模型是最优的。因为 Patlak 模型自由参数更少，当使用更高复杂度的模型来拟合低 K^{trans} 值区域的数据时，避免可能出现过拟合误差。

（三）动脉输入函数

DCE-MRI 药代动力学模型的参数依赖于组织内对比剂浓度的精确测量，所以要计算每个时间点对比剂的流入量，这个定量称为动脉输入函数（arterial input function，AIF）。AIF 多选择受检者自身感兴趣区的直接供血动脉，称为个人 AIF（user AIF），它能够更加准确地反映组织的血供特点。当供血动脉过细或不在扫描范围内时，可选择上级大动脉，在脑组织中可以直接测量颈内动脉或大脑中动脉。

当供血动脉图像质量较差、无法显示或可重复性较差时，可以选择群体 AIF（population AIF）或参照物 AIF（Reference AIF）。前者是指选择某一群体的动脉输入函数平均值，DCE-MRI 后处理软件均自带 Population AIF 可供研究者使用。后者是选取受检者邻近区域的肌肉进行 AIF 以提高结果的准确性。无论选择哪一种动脉输入函数，均要保持 AIF 选择的一致性。

三、临床应用

动态对比增强磁共振成像可以定量评估组织微血管生成及其功能，从而实现在细胞分子功能水平上反映组织血流灌注和血脑屏障破坏程度等生理信息，因此 DCE-MRI 在脑肿瘤、脑卒中、小血管疾病方面的研究越来越广泛。

（一）肿瘤性病变

1. 脑胶质瘤的诊断和分级 常规 MRI 为胶质瘤的诊断提供形态学信息，但临床工作中不同疾病的影像表现之间有重叠。此时，定量 DCE-MRI 可用于进一步鉴别。高级别胶质瘤、中枢神经系统淋巴瘤以及脑转移瘤均可呈显著强化或环形强化，影像学表现相似，容易误诊。DCE-MRI 通过测量肿瘤及瘤周区域微血管的通透性，探讨不同肿瘤的生物学特点，为肿瘤的诊断及鉴别诊断提供依据。研究发现，中枢神经系统淋巴瘤、脑转移瘤肿瘤区域的 v_e 值明显高于高级别胶质瘤，中枢神经系统淋巴瘤的瘤周区域 K^{trans} 值明显低于高级别胶质瘤，证明 DCE-MRI 在脑肿瘤的鉴别中具有良好的诊断价值。

不同级别的脑胶质瘤治疗方案及临床预后存在很大的差异，术前明确肿瘤的病理分级，对患者治疗方案的制订至关重要。脑胶质瘤新生血管扩张、迂曲、分布紊乱，血管内皮细胞损伤，血脑屏障和基底膜结构不完整。DCE-MRI 通过评估胶质瘤的微血管灌注和通透性，为胶质瘤的分级提供参考。

不同级别胶质瘤的微血管密度和微血管通透性改变的程度不同，微血管通透性与肿瘤的分级和恶性程度相关。缺乏正常血脑屏障引起 K^{trans} 值增加，胶质瘤微血管密度的增加表现为血浆容积（v_p）的增加。高级别胶质瘤的 K^{trans} 和 v_e 值均高于低级别胶质瘤，高级别胶质瘤的 K^{trans}、v_e 与微血管密度具有正相关性。K^{trans} 和 v_e 不仅可以鉴别高、低级别胶质瘤，还可以用于Ⅱ级和Ⅲ级胶质瘤的鉴别，因此，K^{trans} 有望成为无创性鉴别高、低级别胶质瘤的定量参数（图 3-8）。在少突胶质细胞瘤中，Ⅲ级少突胶质细胞瘤的 v_p 值显著高于Ⅱ级，提示 v_p 可以有效地鉴别Ⅱ级与Ⅲ级的少突胶质细胞瘤。

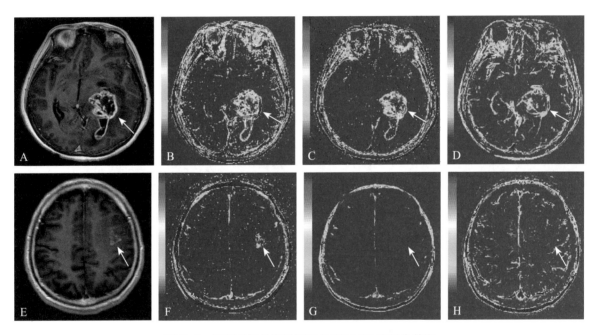

图 3-8　不同分级的脑胶质瘤 DCE-MRI 定量参数图

图 A~D 和图 E~H 依次为 T_1WI 增强、DCE-MRI 的 K^{trans}、v_e 和 rCBV 的伪彩图。图 A~D 女，53 岁，左侧岛叶胶质母细胞瘤（WHO Ⅴ级），K^{trans}、v_e 和 rCBV 的最大值及平均值分别为：0.439 和 0.177、0.720 和 0.465、1.564 和 3.642。图 E~H：男，73 岁，左侧额叶多形性黄色星形细胞瘤（WHO Ⅱ级），K^{trans}、v_e 和 rCBV 的最大值及平均值分别为 0.025 和 0.018、0.17 和 0.130、2.321 和 0.903。

DCE-MRI 还可评估不同级别脑胶质瘤的血液灌注情况。在 WHO 对Ⅱ～Ⅳ级的胶质瘤的描述中，相邻级别脑胶质瘤的 K^{trans} 和脑血容量（cerebral blood volume，CBV）二者之间有显著差异，K^{trans} 和 CBV 之间存在显著相关性。不同研究使用的定量 DCE-MRI 参数虽然存在差异，但在 DCE-MRI 定量参数中，K^{trans}、v_e、v_p 越大，提示胶质瘤恶性程度越高。

2．**脑胶质瘤的疗效预测**　同步放、化疗可以提高恶性胶质瘤患者的生存时间和生存率，但并不适用于所有的患者，如果能在治疗前筛选出对放、化疗有反应的患者，将有助于提高生存期。DCE-MRI 定量参数在预测肿瘤对放、化疗的敏感度方面显现出一定的价值。在恶性级别相同的胶质瘤中，K^{trans} 值较高的预后较差，v_e 较高的患者总生存期缩短。

DCE-MRI 还可以用来预测胶质瘤抗血管生成的治疗反应。在高级别胶质瘤中，K^{trans} 值的高低可以反映肿瘤中血管内皮细胞生长因子的表达，与组织因子的表达有较强的相关性，可以反映肿瘤新生血管的功能状态。K^{trans} 值升高，提示肿瘤血管化程度增加，肿瘤的恶性程度增加，容易出现复发或进展。

3. 脑胶质瘤的治疗后进展评估　部分脑胶质瘤在放、化疗后会出现原有强化范围增大或新的增强区域，但患者多无明显的神经系统症状和体征的恶化，即使不予治疗，其增强病变也可保持稳定或缩小，称为假进展。其影像表现与肿瘤进展极为相似，常规 MRI 形态学难以鉴别，但两者的微血管状态完全不同。肿瘤进展时新生血管增多，血管渗透性增加，DCE-MRI 表现为 K^{trans} 和 v_p 的升高。在假性进展中，由于血脑屏障存在破坏，K^{trans} 也可出现升高，但是血浆容积 v_p 正常或降低。对于这两个参数，由于血脑屏障的破坏，K^{trans} 在放射治疗中也可以升高，所以血浆容积的升高与否可能是鉴别真假进展最可靠的参数。

（二）非肿瘤性病变

1. 脑小血管疾病（cerebral small vessel disease，cSVD）　是指各种病因影响脑内小动脉及其远端分支、微动脉、毛细血管、微静脉和小静脉所导致的一系列临床、影像、病理综合征。cSVD 主要影像学特征包括近期皮质下小梗死、脑白质高信号、血管周围间隙、脑微出血和脑萎缩。目前普遍认为包括 BBB 损伤在内的内皮功能障碍是该病的早期改变，可影响脑灌注导致髓鞘受损；紧密连接蛋白的表达下降，血脑屏障受损增加血管的渗漏，血浆内大分子物质通过血脑屏障进入脑实质造成脑白质病变。近年来，使用先进神经成像方法获得定量的功能学信息，如脑血流量和 BBB 的完整性可用来评估 cSVD 的血管内皮功能。DCE-MRI 是评估 cSVD 和其他疾病所导致的低渗透性 BBB 破坏的首选定量成像技术。

DCE-MRI 的定量参数图显示脑白质高信号区域 K^{trans} 值增大，并且主要出现在中心区域，在病变周围信号正常区域中也显示 K^{trans} 的升高，说明 DCE-MRI 的定量参数可以提供 cSVD 的血脑屏障渗透性变化信息。在对脑白质病变的 cSVD 患者随访观察中，发现基底节区血脑屏障破坏导致的渗透性增强与预后差有关，提示 DCE-MRI 可用于 cSVD 患者的预后分析。

"协调脑成像方法研究血管对神经退行性变的影响"（HARmoNising brain imaging methods for vascular contributions to neurodegeneration，HARNESS）共识指出，DCE-MRI 是目前公认获得脑组织 BBB 渗漏定量参数的最先进和最有前途的技术。该共识推荐：①选择时间分辨率高于 1min 和采集时间 15～20min 的动态增强序列进行 DCE-MRI 扫描；②使用高 T_1 弛豫率、高 BBB 通透性和长生物半衰期的钆对比剂；③基于 Patlak 药代动力学模型，测量基于个体的最大静脉窦的 VIF；④获得 DCE-MRI 定量分析的完整报告。通过扫描和后处理的标准化操作，为研究人员提供 DCE-MRI 评估血脑屏障完整性的全面信息，以便更好地评估研究的质量和意义，并确定未来临床应用的研究和开发领域。

2. 急性缺血性卒中（acute ischemic stroke，AIS）　发病后，局部各种炎症反应与细胞自身结构的改变使得血脑屏障的完整性遭到破坏、渗透性上升，外周血中激活的炎症因子可穿过受损的血脑屏障到达大脑实质，损害正常神经细胞或加重已受损神经细胞的功能损伤。因此，早期检测和减少急性缺血性卒中后血脑屏障的破坏有利于降低卒中后的继发性脑损伤。从 AIS 急性期至亚急性早期，血脑屏障的破坏可以通过其渗透性的增加进行定量评估。

DCE-MRI 通过药代动力学模型获得反映微血管渗透性的定量参数，可以对全脑血脑屏障破坏的区域进行定量和定位。AIS 急性期病变区域 K^{trans} 值升高，提示局部血脑屏障破坏、渗透性增高，对侧镜像区域的脑组织血脑屏障渗透性也会增高；亚急性期，患侧病变区 K^{trans} 继续升高，而对侧 K^{trans} 值逐步恢复，说明 AIS 时血脑屏障渗透性的改变不仅发生于患侧，还可发生于对侧，这可能与神经调节或炎症反应有关。

出血性转化（hemorrhagic transformation，HT）被认为是临床结局恶化的先兆，即缺血性脑组织内发生出血。HT 的预测是脑卒中研究中的热门领域，可以改变 AIS 的临床决策。研究表明，DCE-MRI 评估的血脑屏障破坏程度与 HT 发生风险相关；DCE-MRI 多变量模型预测 HT 风险，具有较高的敏感性和特异性。目前静脉溶栓的治疗时间窗限定为 4.5h，通过对血脑屏障破坏的评估，有望通过评估个体发生 HT 的风险，选择性在 4.5h 后开始应用重组组织型纤溶酶原激活剂。

3．**多发性硬化**（multiple sclerosis，MS）　是一种中枢神经系统的自身免疫性脱髓鞘和神经退行性疾病，也是青年人非创伤性神经功能障碍的主要原因之一，目前病因尚不明确。针对 MS 患者的病理学及影像学研究发现，血脑屏障破坏不仅是 MS 的始动环节，还参与了脱髓鞘、轴索损伤、神经元变性和独立于复发的疾病进展过程。常规 MRI 对 T_2WI 新增病灶和 T_1WI 增强病灶进行检测，从而判断病灶的活动性，为 MS 的复发提供影像学依据，但无法反映病灶内血脑屏障的病理变化。DCE-MRI 能发现多发性硬化患者血脑屏障破坏后渗透性的变化。研究发现，MS 患者脑室周围白质、双侧丘脑的 K^{trans} 值升高，新近复发患者病灶的 K^{trans} 显著升高。此外，多发性硬化患者大脑 T_1WI 强化的病灶中，脑血容量和脑血流量增加，且白质和灰质弥漫性低灌注。

四、科研应用

血脑屏障将体循环和大脑隔开，调节大多数分子的运输，保护大脑微环境，多个结构和功能部件保持了血脑屏障的完整性。DCE-MRI 可反映微血管渗透性而用于研究血脑屏障的破坏，在脑肿瘤和多发性硬化等具有较高血脑屏障渗透性变化的疾病中应用广泛。然而，在血脑屏障渗漏细微变化的疾病中，如血管性认知障碍和阿尔茨海默病等，DCE-MRI 的研究较少。

能够检测到较低水平的渗漏将有助于对血管认知障碍痴呆以及阿尔茨海默病患者的研究。血管性认知障碍患者的脑白质中存在钆渗漏，其中血脑屏障的破坏与缺氧诱导的炎症有关，可能由于长期高血压引起血管慢性变化，导致血管管腔变窄、限制脑血流量并产生缺氧。血管认知障碍患者深部白质的通透性增加，虽然 T_2-FLAIR 可以显示白质高信号区域，DTI 可以显示结构完整性的异常，但质子磁共振波谱在这些区域可能表现为正常。脑白质出现 T_2WI 高信号时，血脑屏障渗透率会发生变化，在胶质增生症的白质区域，渗透性很低；在脑白质高信号的边缘渗漏增加，表明这是一个持续损害的活跃场所。更重要的是，在病变周围信号正常的脑白质中发现渗透率变化，表明即使在 T_2-FLAIR MRI 显示正常的区域也可能存在低水平的持续损伤。因此，在许多神经系统疾病的早期阶段，测量血脑屏障的破坏具有重要的意义。

对于基于钆对比剂的 DCE-MRI 方法来说，通过 MRI 测量白质中微量血脑屏障渗透性仍然是一个难题。未来有必要将成像技术的进展，如 T_1 mapping、钆对比剂的选择、图像的时间分辨率和空间分辨率等，纳入 DCE-MRI 方法中，并提出稳健和标准的扫描和后处理协议，使得 DCE-MRI 技术的应用更加统一和规范化。

五、总结与展望

定量 DCE-MRI 具有完善的实验基础，能够从多个角度无创定量评估脑疾病微血管灌注、渗透和血脑屏障破坏情况，这些参数作为常规 MRI 的量化补充，为脑胶质瘤的诊疗、非肿瘤性病变的发生进展等方面提供更客观的信息，是目前最先进和最广泛应用的定量评估血脑屏障完整性的方法。随着新纳入标准的化疗方案在中枢神经系统恶性肿瘤中的应用，DCE-MRI 在评估治疗反应和治疗方案选择方面的作用不断提升。尽管 DCE-MRI 在肿瘤评估、表征和治疗反应预测方面很有希望，但在试验之外的临床应用仍然有限，如测量轻度血脑屏障渗漏、可否作抗血小板生成药物治疗的无创生物学标记物等。未来应进一步规范、发展和验证该技术，从技术获取、算法分析和经验解释的标准化方面进行改进，其在一系列神经系统退行性疾病评估中发挥更大的作用，提高 DCE-MRI 作为基本研究和临床工具的重要性。

知识要点 ......

1. DCE-MRI 通过分析钆对比剂在体内引起的信号改变，反映组织的血流灌注和毛细血管通透性。

2. DCE-MRI 是目前评价血脑屏障渗透性的主要 MRI 技术，为保证参数测量的准确性和再现性，图像质量、数据后处理及药代动力学模型的选择至关重要。

3. 评估微量血脑屏障破坏渗透性时，大量的对比剂渗透入周围组织间隙，且回流较少，适合使用 Patlak 模型进行分析。

4. DCE-MRI 可在细胞分子功能水平上反映组织血流灌注和血脑屏障破坏程度等生理病理信息，在脑肿瘤、脑卒中、小血管疾病方面均有应用。

（李晨霞）

第三节　动态磁敏感对比增强磁共振成像

动态磁敏感对比增强磁共振成像（dynamic susceptibility contrast MRI，DSC-MRI）由 Villringer 等人在 1988 年首次提出，它是最早用于评估脑组织灌注的 MR 技术。它的成像原理是静脉团注外源性顺磁性钆对比剂（gadolinium-based contrast agent，GBCA），利用首次通过效应，即对比剂通过毛细血管床造成周围组织瞬时磁敏感率改变，使周围组织 T_2/T_2^* 信号衰减。DSC-MRI 的各项血流动力学参数可用于表征脑组织的血流动力学特征和微血管密度，提供脑血流量、脑血容量等参数的可视化显像。大量的实验研究和临床实践证实，DSC-MRI 已成为评估脑肿瘤、脑卒中、多发性硬化及阿尔茨海默病等疾病的强大工具，为疾病的临床诊断、疗效评估及预后管理提供更多的临床信息。

一、成像原理

DSC-MRI 是通过静脉快速注入 GBCA 后立即在目标组织区域采集的一系列动态图像。当 GBCA 首次通过毛细血管床且主要局限于血管内时，将造成局部磁场不均匀，周围血管外的质子在不均匀磁场下加速自身失相位，最终造成 T_2/T_2^* 信号衰减。使用自旋回波（SE）或梯度回波（GRE）采集信号，可观察到组织信号的显著衰减，产生的所谓的"负性增强"（相对于 T_1 加权图像的对比增强）。通过测量局部脑区域的信号随时间的变化生成信号强度（signal intensity，SI）- 时间曲线并将其转换为浓度 - 时间曲线，根据示踪剂动力学原理分析获取脑血容量（cerebral blood volume，CBV）、脑血流量（cerebral blood flow，CBF）、平均通过时间（mean transit time，MTT）以及达峰时间（time to peak，TTP）等灌注参数（图 3-9）。这些参数能够分别表征不同的血流动力学改变（表 3-4）。

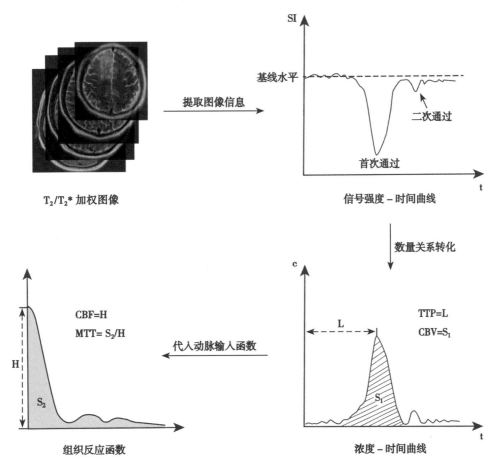

图 3-9　根据 DSC-MRI 的 T_2/T_2^* 加权图像获取 CBV、CBF、MTT 以及 TTP 等灌注参数的流程图
首先提取 T_2/T_2^* 加权图像每个体素的信息获取信号强度 - 时间曲线，随后将其转换为对比剂浓度 - 时间曲线，通过计算浓度 - 时间曲线下面积即可获得 CBV，同时测量原点至浓度峰值的时间即为 TTP。将浓度 - 时间曲线代入动脉输入函数反卷积获得组织反应函数曲线图，函数峰值高度即为 CBF，MTT 则是通过曲线下面积除以峰值高度获得的。

表3-4　DSC-MRI血流动力学参数及其意义

血流动力学参数	指标意义
CBV	指单位时间内一定量脑组织的血容量（仅包括微脉管系统），主要反映血液供应程度，是最重要的指标之一
CBF	指在单位时间内流经一定量脑组织血管内的血流量，主要反映血液速度改变
MTT	对比剂通过脑组织区域的平均时间，主要对比剂通过毛细血管的时间，越长说明微循环越不畅
TTP	对比剂从开始注射至浓度峰值的时间，其值越大表示对比剂达到浓度峰值的时间越晚

二、技术要点

1. **对比剂特性及浓度**　不同于CT灌注成像（computed tomography perfusion，CTP）是通过碘化对比剂直接成像，DSC-MRI对比剂GBCA不能直接成像，它是通过磁敏感效应引起的质子弛豫率的变化间接产生可检测的信号强度，故应强调DSC的CBV测量是血容量的相对量化，而不是绝对量化。GBCA具有顺磁性的特性，通过微血管会引起体素内磁化率的不均匀分布，以及周围自由水局部自旋感应磁场的改变而扰动其共振频率，这种去相位导致MR信号的衰减。与此同时，DSC-MRI强调GBCA的首过效应，此时GBCA主要存在于毛细血管床内，极少渗漏至血管外，血管内外浓度梯度最大，信号的变化受扩散因素影响较小（图3-10）。更为重要的是，GBCA的顺磁性特征能够同时缩短组织T_1值和T_2/T_2^*值，而决定GBCA缩短T_1为主还是缩短T_2/T_2^*为主的重要因素是浓度。当GBCA浓度比较低时，主要导致T_1弛豫时间缩短，故常用于增强扫描成像，一般使用注射速率在3ml/s以下。相反，DSC-MRI是以T_2/T_2^*效应为成像基础，故需要较高的GBCA浓度。因此，在临床实践中务必使用高压注射器维持速率在3～5ml/s以上形成有效的团注效果。如此，才能保持对比剂以较高浓度首次通过脑组织，以产生有效的磁敏感效应。在一定的浓度范围内，团注也能使血液T_2/T_2^*值的变化率与GBCA的浓度呈线性关系，减小灌注参数的误差。

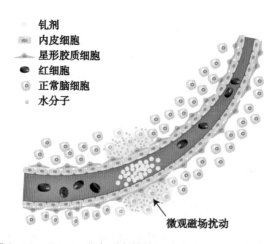

钆剂
内皮细胞
星形胶质细胞
红细胞
正常脑细胞
水分子

微观磁场扰动

图3-10　GBCA分布对血管外间隙内水微观磁场的影响
当血脑屏障完整时，GBCA在血管内外空间隔室化扰动周围磁场梯度，水分子在不均匀的磁场中加速失相位进而导致T_2/T_2^*信号衰减。

2．采集序列 DSC-MRI 图像的获取要求在对比剂推注传输持续的几秒至十几秒间隔内，采集一系列动态图像。平面回波成像（echo planar imaging，EPI）每秒能够生成大约 10 层 MR 图像，是执行 DSC-MRI 图像快速动态采集最理想最广泛使用的序列，它能以适当的信噪比完成全脑覆盖扫描。DSC-MRI 的快速采集多层成像技术通常联合 EPI 与 T_2^* 加权的 GRE 或 T_2 加权的 SE 脉冲序列，这两者均可提供灌注血流动力学的灵敏测量值。但不同的是，SE DSC-MRI 适用于直径较小的毛细血管（在场强 1.5T 时，直径小于 8μm），GRE DSC-MRI 则在较大的血管尺寸范围内均具有较高的成像敏感性。此外，GRE DSC-MRI 可在标准剂量（0.1mmol/kg）基础上获得正常白质中约 25% 瞬时信号衰减，T_2 加权的 SE 在未联合 EPI 的情况下需要 2 倍甚至 4 倍剂量才能在首次通过期间产生显著的信号变化。

3．动脉输入函数（arterial input function，AIF） AIF 描述的是对比剂通过成像体素随时间改变的浓度状态。由于每个体素的输入浓度时间曲线不尽相同，无法做到对每一个体素进行测量，所以选定一个合适的输入动脉作为参考变得至关重要。由于需要考虑部分容积效应以及距离感兴趣区域较远造成团注后产生延迟和对比剂的稀释分散等因素，原则上选择最靠近感兴趣区域的动脉最为理想。然而，在临床实践中要找到完美的血管较为困难，因为这样的血管往往直径较小，受部分容积效应影响较大。因此，目前主流是选取大脑中动脉（middle cerebral artery，MCA），其他颅底部的参考动脉可以是大脑前动脉（anterior cerebral artery，ACA）和颈内动脉（internal carotid artery，ICA）。

4．标准化扫描方案 美国功能性神经放射学会（ASFNR) 在内的多个国际组织已经在标准化扫描方面做出努力和尝试，并给出了扫描方案指南（表 3-5）。

表 3-5 DSC 灌注成像中重要的 MRI 采集参数指南

采集参数	建议
脉冲序列	通常使用 GRE-EPI，而非 SE-EPI
重复时间（repeat time，TR）	在 SE-EPI 通常为 1.0～1.5s；在 GRE-EPI 中追求最小（或者尽可能短），通常为 1.0～1.5s
回波时间（echo time，TE）	1.5T 时 40～45ms；3T 时 25～35ms
翻转角度（flip angle，FA）	60°～70°
时间覆盖	120 个时间点
预加载基于 GBCA 剂量（特别是对于以高翻转角度进行的研究）	四分之一至一单元剂量（0.025～0.1mmol/kg 钆对比剂），动态成像前 5～10min 给予
层厚	3～5mm
矩阵	128×128［范围（64×64）～（256×256）］
视野	20cm×20cm［范围（20cm×20cm）～（24cm×24cm）］
静脉注射管径标准	18～20G 肘关节前静脉注射，首选右臂
注射速率	3～5ml/s
总采集时间	约 2min

三、对比剂外渗

DSC-MRI 理想状态下的成像微环境应是 BBB 完整且 GBCA 仅在血管内发挥作用。但在临床实践中，包括脑恶性肿瘤和其他累及血管的病变会导致 BBB 破坏失去屏障作用，进而发生 GBCA 泄露到血管外组织间隙的情况。此时，同时存在血管内外以及组织细胞内外的隔室化效应导致的磁敏感性差异，T_2/T_2^* 对 DSC-MRI 信号的贡献来源于这两种效应的叠加。更为重要的是，处于组织细胞外间隙的 GBCA 将增强 T_1 弛豫效应，而对于 T_2/T_2^* 弛豫效应的增加还是减少，取决于对比剂外渗率、细胞大小以及破坏处节段性血管的容量（图 3-11）。

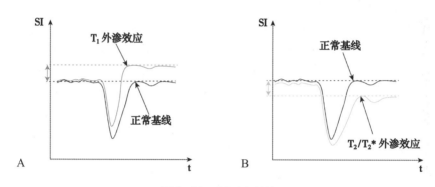

图 3-11　GBCA 外渗

A. BBB 破坏伴 T_1 外渗效应占主导的信号强度 – 时间曲线图。T_1 相关的信号增强导致较小幅度的信号减少和随后的基线上升，这将低估 rCBV；B. BBB 破坏伴 T_2/T_2^* 外渗效应占主导的信号强度 – 时间曲线图，T_2/T_2^* 效应导致更大幅度的信号减少和随后的基线下降，这将高估 rCBV。

为了减少 GBCA 外渗引起的 T_1 弛豫效应增强干扰 DSC-MRI 的 T_2/T_2^* 加权图像，可通过改变一些参数组合在保持一定程度信噪比的同时尽量减少外渗效应。例如，灌注成像前给予少量"预负荷"剂量的 GBCA 使基线 T_1 弛豫部分饱和，从而减少 GBCA 诱导的 T_1 加权信号增加。此外，使用低 FA、长 TE 和长 TR 的采集可减少由于 GBCA 外渗引起的 T_1 污染，减少了预负荷 GBCA 的需求，但 CBV 信噪比较差；较高的 FA、较短的 TE 和较短的 TR 可能需要更大的预负荷 GBCA 剂量来降低 T_1 敏感性，但 CBV 信噪比较高。最大限度地减少 GBCA 外渗造成的 DSC-MRI 信号污染的方法包括：低 FA 脉冲序列，负荷剂量或"预负荷"GBCA 给药以及可以校正 T_1 和 T_2^* 渗漏效应的后处理技术。难点是如何最大限度地减少 GBCA 外渗引起的 DSC-MRI 信号污染和最大化保持 CBV 准确性。

四、临床应用

1. 脑肿瘤　在肿瘤生长过程中脉管系统往往会发生血流速度、血容量和血管通透性的异常，这些灌注特征对于脑肿瘤的诊断和治疗计划具有显著的指导意义。在脑胶质瘤中，DSC-MRI 已成为肿瘤鉴别、评估肿瘤级别、指导立体定向活检、鉴别真性进展和假性进展的有力工具。

（1）肿瘤鉴别诊断：DSC-MRI 的 rCBV 图不仅反映了肿瘤内区域异质性，还显示肿瘤的微血管密度。具体而言，与血管密度增加相关的高级别肿瘤将显示 T_2^* 为主的效应，没有显著血管外渗（extravascular leakage，EVL）的乏血供肿瘤表现为类似于正常组织的平均灌注曲线，具有显著 EVL 的富血供肿瘤将同时受到 T_1 效应和 T_2/T_2^* 效应的影响。然而，肿瘤血供增加并不一定意味着恶性：脑外肿瘤（如脑膜瘤和脉络丛乳头状瘤）可以是富血供肿瘤，但具有良性生物学行为，而少突胶质细胞瘤也可以表现为富血供的病灶（图 3-12）。

（2）评估肿瘤级别：大量研究已经证实了 rCBV 与胶质瘤分级具有显著的相关性，如高级别胶质瘤实质部分的 rCBV 明显高于低级别胶质瘤。尽管如此，不能过度夸大其意义，不同级别胶质瘤之间的 rCBV 存在重叠，胶质瘤异质性也会造成 rCBV 存在很大差异。因此，胶质瘤的 rCBV 图不能作为判断肿瘤恶性程度的单一决定性指标，需要联合其他常规 MR 图像进行综合评估（图 3-13）。

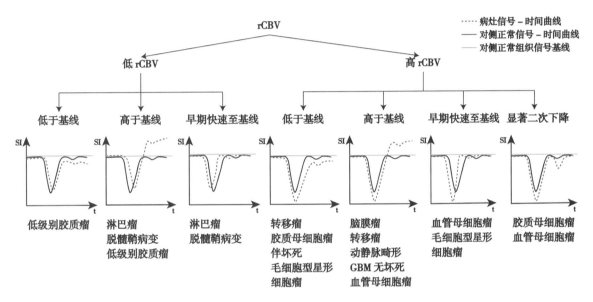

图 3-12　相对脑血容量（rCBV）

颅内肿瘤大致分为低 rCBV 和高 rCBV 病变，并再根据不同的灌注曲线模式区分不同的疾病种类。

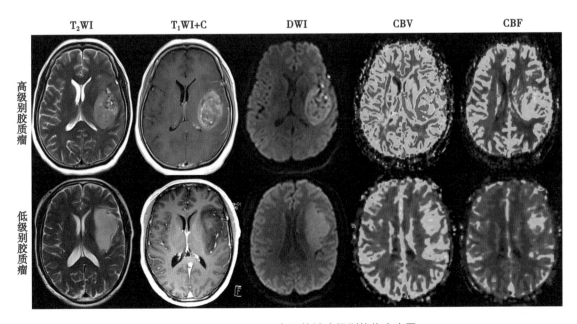

图 3-13　DSC-MRI 在评估肿瘤级别的临床应用

相对于低级别胶质瘤，高级别胶质瘤强化区域显示出明显的高灌注特征。

（3）指导立体定向活检：现阶段胶质瘤的分级仍然是对肿瘤恶性程度最高的区域活检标本的组织学评估。活检实际操作中存在较大误差，因为大多数活检取材的目标组织是 CT 和 MR 增强扫描的强化部分，尽管它是 BBB 的区域，但对应的组织可能不是肿瘤的恶性程度最高或血管最丰富部分。rCBV 图可以描绘血管增多的区域，可将灌注异常区扩展到高级别胶质瘤的未强化部位，这些区域可考虑作为立体定向活检的靶标。活检标本的结果也提示肿瘤在 rCBV 图谱上的"热"区域具有丰富的新生血管生成和高有丝分裂活性等恶性肿瘤特性。将 rCBV 纳入评估肿瘤活跃生长的生物标志物，一定程度可以提高活检的准确性。

（4）鉴别肿瘤真性进展和假性进展：在临床工作中准确鉴别放射性坏死和复发性肿瘤具有重要意义。前者可采用类固醇药物保守治疗，后者则需要辅助化疗或放疗甚至再次手术切除。常规的增强扫描对于诊断真性进展病灶和假性进展病灶存在挑战，影像上它们均可见新发强化病灶或原有强化病灶增大，伴占位效应以及血管源性脑水肿。然而，放射性坏死的典型病理特征是广泛的血管损伤和组织缺氧，复发性肿瘤则表现为新生血管形成，二者血流灌注特征不同。具体表现为复发性肿瘤具有较高的 rCBV，放射性坏死的 rCBV 则较低，只是目前在选取合适的 rCBV 临界值缺乏共识。此外，纵向的 rCBV 也可以反映不同时间段肿瘤是否复发进而对治疗后的疗效进行有效监测。

2. **急性缺血性脑梗死** DSC-MRI 在评估急性缺血性脑梗死中发挥着重要作用。具体而言，TTP 主要反映微循环的通畅情况，它能表征包括梗死区、半暗带、脑血流减少区在内的广泛异常灌注的脑组织；MTT 对脑组织的低灌注敏感，在定性区分正常脑和缺血脑具有高度敏感性，但对量化缺血损害程度以及预测发生脑梗死危险性等方面不如 CBF 和 CBV；CBF 反映血流速度的快慢，异常灌注区代表脑血流量下降的区域，包括神经元麻痹和坏死的区域［脑血流量下降至 18ml / (100g·min)，正常脑组织脑血流量 50~55ml / (100g·min)］，范围通常大于 CBV；CBV 所反映的异常灌注区往往代表神经元发生不可逆坏死，即梗死核心［脑血流量小于 10ml / (100g·min)］。各参数在表征缺血范围大小的顺序：MTT/TTP＞CBF＞CBV。综合评估 DSC-MRI 各参数变化的内在联系可以评估脑循环储备代偿能力，并提示脑缺血的不同发展阶段（表 3-6，图 3-14）。

表 3-6　PWI 参数对脑缺血不同发展阶段的提示

脑缺血状态	TTP	MTT	CBV	CBF
灌注不足	延长	延长	稍减少或正常	减少
半暗带	延长	延长	减少	明显减少
梗死区	延长	延长	明显减少	明显减少
侧支循环形成	延长	延长	增加或正常	正常
血流再灌注	缩短或正常	缩短或正常	增加	轻度增加或正常
过度灌注	缩短或正常	缩短或正常	显著增加	显著增加

此外，评估缺血半暗带也是 DSC-MRI 在急性缺血性脑梗死应用的一个重要方面，需要联合扩散加权成像（diffusion weighted imaging，DWI）。在影像上，灌注加权成像（perfusion weighted imaging，PWI）可反映所有发生血流灌注降低的区域，DWI 则可表征高信号区域为梗

死范围，传统不匹配模式为 PWI 病变区域中减掉 DWI 病变区域得到缺血半暗带。但近年研究发现，传统 PWI/DWI 不匹配模式并不能准确评价其范围，这是因为 DWI 异常区还有部分可逆性损伤组织，这将高估梗死核心区；PWI 异常区也包括良性灌注不足区，这会导致高估半暗带，相比之下新的缺血半暗带定义能更准确地评估其范围（图 3-15）。缺血半暗带的血流灌注特点：脑梗死核心区域周围脑组织，其血流灌注水平低于维持正常脑功能的血流水平［正常脑组织脑血流量 50～55ml /（100g·min），梗死区脑血流量低于 10ml /（100g·min）］，但高于引起脑形态结构发生改变的脑血流水平。这一区域的脑组织存在侧支循环和可存活的神经元，若能够及早恢复血流，则在一定程度上能够逆转"缺血半暗带"进展为梗死，故而是急性脑梗死预后的关键。

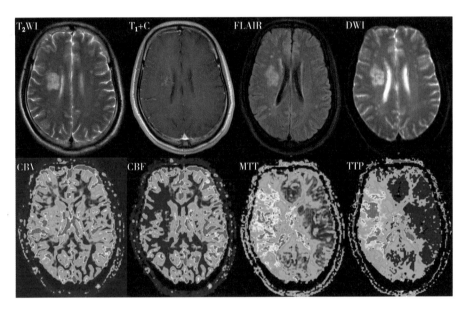

图 3-14　DSC-MRI 在急性缺血性脑梗死的临床应用

DSC-MRI 显示右侧侧脑室旁 MTT 和 TTP 延长，CBV 部分显影和 CBF 减低。

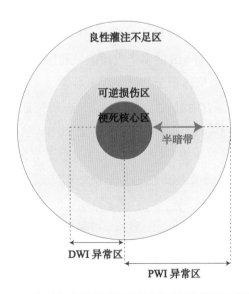

图 3-15　急性缺血性脑梗死 PWI 和 DWI 的不匹配模式

传统不匹配模式为 PWI 病变区域中减掉 DWI 病变区域得到缺血半暗带。但近年来发现，DWI 异常区还有部分可逆损伤组织，这将高估梗死核心区范围；PWI 异常区也包括良性灌注不足区，这会导致高估半暗带范围。

3. **多发性硬化**　与健康人群相比，多发性硬化往往伴有脑灌注的异常改变。DSC-MRI 可通过检测血流灌注情况反映 MS 病变的局灶性炎症变化，并可能具有比常规 MR 成像更高的敏感性。在复发 – 缓解型 MS 患者强化病变引起灌注改变的纵向研究中，病灶 CBF 和 CBV 从基线期到增强前 20 周的时间间隔里仅有 3% 的增幅，复发增强时则快速增长 25%，并在初始钆增强后 20 周内缓慢下降到基线水平。横断面研究也反映 MS 灌注改变与炎症强化病灶的相关性。相比于 MS 正常形态白质（normal-appearing white matter，NAWM），强化病变的 CBV 和 CBF 均呈现出增加的趋势。对于无强化的非活动性病灶，这其中一部分病灶表现出比健康人群的 WM 更低的 CBF，以及相比 MS 患者的 NAWM 更低的 CBF 和 CBV。此外，也有研究证实 MS 患者部分灰质（grey matter，GM）病变的灌注特征与 WM 病变具有相似性，相比于健康对照显示出 CBF 和 / 或 CBV 增加，可能是急性炎症对 MS 病灶灌注的影响（表 3-7）。

表 3-7　MS 中不同区域的灌注参数特征

灌注参数	活动性病变	慢性病变	NAWM	深层 GM
CBF	↑（NAWM）	↓（NAWM 和 WM）	↓（WM）	↓
CBV	↑（NAWM）	↓（NAWM）	↓（WM）	↓
MTT	无明显变化	↑（WM）	↑（WM）	↑

注：↑表示增加，↓表示减少。括号中表示参考对象，NAWM 特指 MS 患者中的正常形态白质，WM 特指健康对照组的白质，MS 的深层灰质的参考对象同样是健康对照组，未单独标注。

此外，灌注异常也表现在 MS 患者看似正常的组织，这包括正常形态的脑白质和脑灰质，它们在常规 MRI 图像上往往没有病灶。大多数评估 NAWM 灌注的横断面研究发现，与健康对照组相比，MS 患者灌注减少，具体表现为单纯的 CBF 降低或 CBV 和 CBF 均降低，以及 MTT 的明显延长。在 MS 临床初期的孤立综合征患者，脑室周围 WM 存在 CBF 的降低，结合健康人群脑室周围 CBV 和 CBF 相比于邻近 WM 更高的事实，合理推测 MS 患者脑室周围 WM 灌注具有高度易感性，在疾病早期即受到影响。与健康对照组相比，MS 患者的深部和皮质 GM 也表现出灌注减少的特征。早期复发 – 缓解型 MS 的多个皮质区域和深灰质结构（包括丘脑、尾状核、壳核和海马体）的灌注减少，但在灰质体积上并没表现出萎缩。

DSC-MRI 表征不同 MS 亚型方面具有巨大潜力。已有研究证实，复发 – 缓解型 MS 和原发性 MS 患者相比于健康对照组均表现出 NAWM 中 CBF 和 CBV 的广泛降低。值得注意的是，原发性 MS 的灌注参数明显低于复发 – 缓解型 MS，尽管这种差异仅在脑室周围和额叶 NAWM 具有统计学意义。此外，也有研究提示继发性进展型 MS 患者皮质 GM 的平均 CBF 也低于复发 – 缓解型 MS。

4. **阿尔茨海默病**（Alzheimer's disease，AD）　神经精神疾病通常与血管损害有关，包括脑微血管结构受损和 BBB 通透性增加，这些病理性改变被认为是导致阿尔茨海默病（AD）认知能力衰退的级联放大因素。随着相关研究的深入，DSC-MRI 为与微循环异常相关的阿尔茨海默病提供更敏感的病理学特异性标志物。结果已证实，AD 患者顶颞叶和额叶皮质 CBF 的显著降低并具有统计学意义，但 CBV 未见显著减少。CBF 与 CBV 未遵循同步改变模式，合理的内在机制解释是 AD 脉管系统的病理性改变主要表现为淀粉样蛋白大量沉积导致的微血管损害，而未造成明显的大血管病变，AD 患者 MTT 也未见明显延长。在一项纵向队列研究中，临床随访 2 年后转为 AD 的轻度认知障碍患者比 AD 患者表现出更广泛的萎缩，但 AD 组显示出更多的灌注不足区域。此外，研究结果也显示发生恶性转化的轻度认知障碍（MCI）患者 CBF 值与右海马旁回皮质厚度之间的负相关，表明 CBF 增加取决于 AD 痴呆前期的皮质萎缩程度。这说明萎缩并不能解释认知减退本身，微血管的病理改变才是导致 AD 认知障碍的关键因素。这也说明稳定或增加脑血流灌注可以作为延缓认知退化，甚至改善认知功能的治疗策略之一。

五、研究进展

随着高场强 MR 的发展，3T 或更高场强的 MR 脑灌注成像技术可通过增加 T_2* 弛豫时间优化信噪比，在获取同等图像信噪比的情况下需更少的 GBCA 剂量。在 DSC-MRI 技术发展的前沿，最令人兴奋的是改进 k 空间采样策略以及使用多频段采集来提高空间和 / 或时间的分辨率。例如，非对称自旋回波（asymmetric spin-echo，ASE）序列是在 GBCA 首次通过微循环时交替使用 SE 和 GRE 采集图像数据。在 SE 仅对毛细管内的对比剂敏感以及 GRE 易产生磁化率伪影的困境中，ASE 无疑提供了有效的折中方案。此外，更为先进的自旋回波联合梯度回波的平面回波成像（spin- and gradient-echo echo-planar imaging，SAGE EPI）序列则可同时允许使用 GRE 和 SE 获取 DSC-MRI 图像，结合了 GRE EPI 对对比剂更高灵敏度以及 SE EPI 对微血管具有更好选择性的优点。这些新序列在提高空间和时间分辨率的同时，提供了更好的血流动力学参数来评估生理相关改变。

六、总结与展望

DSC-MRI 能够获取灌注和血管通透性相关的血流动力学参数，在脑血管功能、结构和完整性方面提供了有临床价值的信息。广泛的临床应用将促使 DSC 成像序列改进、技术标准化和自动化的数据分析策略，实现无创性精准评估神经系统各种疾病，使神经影像医生和临床医生在疾病诊断和临床决策方面更有科学依据及信心。

知识要点 ·····

1. DSC MRI 通过静脉团注外源性顺磁性钆对比剂首次通过毛细血管床，造成的瞬时性磁敏感率改变进而使 T_2/T_2* 信号发生衰减，提取体素中的信息生成信号强度 – 时间曲线，并将其转换为浓度 – 时间曲线，根据示踪剂动力学原理分析获取 CBV、CBF、MTT 和 TTP 等参数。

2. DSC-MRI 的快速采集多层成像技术通常联合 EPI 与 T_2* 加权的 GRE 或 T_2 加权的 SE 脉冲序列。

3. DSC/DWI 不匹配，在缺血性脑梗死的缺血半暗带的评估中起到重要作用。

4. DSC-MRI 在脑肿瘤分级及鉴别诊断、MS 及 AD 的动态评估中，有深入及广泛的应用。

（初建平）

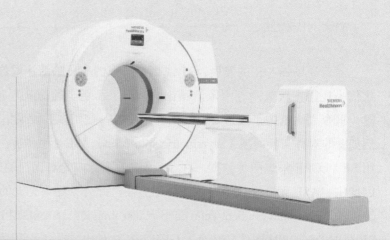

04

磁共振
波谱成像

视频二维码

> 磁共振波谱（magnetic resonance spectroscopy，MRS）是利用化学位移现象，即不同化合物的相同原子核，相同化合物不同原子核之间所处的化学环境不同，实现对代谢物的识别。其周围磁场有轻微变化，共振频率会有差别，MRS 可检测这种共振频率的差别。
>
> MRS 通过谱线的形式呈现不同代谢物的分布，横轴表示化学位移（频率差别），单位为百万分之一（parts per million，ppm），纵轴表示信号强度。峰高和峰下面积反映代谢物的存在和含量，与共振原子核的数目成正比。谱线上的波峰，临床应用通常称为代谢物的共振峰，实际反映的是化合物内基团上质子的化学位移。

MRS 是目前唯一能够直接测定人体组织内化合物含量，观察细胞代谢变化的无创性技术。与传统的 MRI 以图像对比显示人体结构不同，MRS 以代谢物含量或单质的化学位移分布曲线来显示检测结果。1985 年，首篇在体 ^{1}H-MRS 结果发表，1995 年 ^{1}H-MRS 开始正式应用于临床。经过 20 余年的临床应用，^{1}H-MRS 在中枢神经系统疾病中的诊断和鉴别诊断价值已得到认可。2019 年，Wison 等人发表了中枢神经系统 ^{1}H-MRS 推荐的标准 MRS 扫描方案及临床应用共识和建议。2019 年，美国放射学院（American College of Radiology，ACR）中枢神经系统 MRS 应用和解读（2019 年修订版）中提供了 25 种临床适用情况，为 MRS 临床应用提供了依据。

一、成像原理

除 ^{1}H 外，人体内有多种原子核可以用于 MRS 成像，例如 ^{31}P、^{13}C、^{17}O 以及 ^{23}Na 等，但要实现这些原子核的 MRS 成像，需要有特殊的 MR 硬件支撑，成像时间较长，目前只在少数教学医院或研究中心应用。与其他原子核相比，^{1}H-MRS（本书未做特殊说明处，后文中 MRS 即表示 ^{1}H-MRS）目前在临床中应用最为广泛。首先，^{1}H 在人体组织内含量最为丰富、磁旋比最大，因此产生的信号最强。其次，^{1}H-MRS 成像所需信号的激发、空间定位、采集与常规 MRI 类似，在临床用 MR 扫描仪即可实现。最后，^{1}H-MRS 所能显示的化合物种类更为广泛，更能适合对不同病变的诊断和鉴别诊断。

MRS 的成像原理是利用化学位移现象，分辨不同化合物内 ^{1}H 之间存在的运动频率差异，这种差异会表现出不同的共振吸收峰，从而将不同化合物区分开来。由于不同化合物之间绝对的频率差难以记忆且在不同静磁场场强下有变化，目前采用相对值（单位 ppm）来表示这种差异。化学位移与静磁场强度成正比，场强越高，化学位移越明显，化合物越容易被区分。因此，临床上进行 MRS 成像必须在 1.0T 以上场强的 MR 设备完成，才能保证对不同化合物有足够的区分度和成像信噪比。

二、常用磁共振波谱成像代谢物概述

人脑内的化合物有 3 000 多种，临床采用 1.5T 和 3.0T 磁共振扫描仪，由于谱线分辨率和感兴趣区大小的限制，只有小部分可移动的分子且浓度在 0.5mmol/kg 以上才能够被检测到，一般人脑内能检测到的化合物约 20 种。MRS 谱线上的波峰，临床应用通常称为代谢物的共振峰，实际反映的是化合物内基团上的氢质子的化学位移。以下简述临床最常见的几种代谢物（图 4-1）。

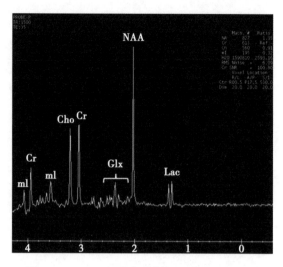

图 4-1　MRS 部分代谢物标识（TE=35ms）

1. **N-乙酰天门冬氨酸（N-acetylaspartate, NAA）** NAA 是脑组织 MRS 谱线中最主要共振峰之一，主要位于 2.02ppm 处（图 4-1）。NAA 在神经元的线粒体中由天门冬氨酸盐和乙酰辅酶 A 合成并释放到基质中，是神经元密度和活性的标志。NAA 可以沿着轴突传输，因此在白质区域 MRS 谱线上仍可见 NAA 峰。

2. **肌酸（creatine, Cr）** Cr 主要位于 3.02ppm 处，在 3.91ppm 处形成第 2 个共振峰（图 4-1）。Cr 通过饮食摄入或在肝脏合成后随血流转运至脑内，磷酸化后生成磷酸肌酸（phosphocreatine, PCr），通过肌酸激酶参与能量代谢。Cr 反映能量代谢，较为恒定，常用作脑内代谢物比值的参考。

3. **胆碱（choline, Cho）复合物** 是脑内含胆碱的化合物在与细胞膜磷脂的合成和分解有关，被视为细胞膜的标志物。

4. **肌醇（myo-inositlo, mI）** 主要共振峰位于 3.56ppm 处（图 4-1），参与肌醇 – 三磷酸 – 细胞内第二信使循环，是胶质细胞的标志物，反映组织代谢状态及渗透压调节。在 MRS 中见于短 TE 序列。

5. **脂质（lipid, Lip）** 在 MRS 上可形成多个共振峰，最常见于 1.3ppm 处和 0.9ppm 处。一般情况下，膜脂质的 T_2 弛豫时间很短，采用中等长及长 TE 序列的 MRS 可不显示 Lip 峰，在短 TE 序列的 MRS 上，多与正置的 Lac 峰重叠，常标记为 Lip/Lac 峰或 LL 峰。正常脑内检测不到，其出现常提示凝固性坏死。

6. **乳酸（lactate, Lac）** 主要共振峰位于 1.33ppm 处，常表现为双峰（见图 4-1）。中等长 TE 序列时 Lac 峰倒置，短 TE 序列时波峰正置。Lac 在正常脑组织内检测不到，是无氧代谢产物。

7. **谷氨酸（glutamate, Glu）和谷氨酰胺（glutamine, Gln）** 二者常难以区分，统称为 Glx。α-Glx 位于 3.65～3.8ppm 处，β、γ-Glx 位于 2.1～2.4ppm 处（图 4-1）。Glu 是一种兴奋性神经递质，在线粒体代谢中具有重要的功能。Gln 参与神经递质的灭活和调节活动。Glu 峰和 Gln 峰在短 TE 序列才能被检测到。

8. **丙氨酸（alanine, Ala）** 主要共振峰出现在 1.47ppm 处，呈双峰。当 TE 为 135ms 或 144ms 时，波峰倒置；当 TE 值为 35ms 或 288ms 时，波峰正置。脑膜瘤中其含量明显增高。

9. **缬氨酸（valine, Val）、亮氨酸（leucine, Leu）和异亮氨酸（iso-leucine, Ile）** 三者均属于支链氨基酸，在 0.9ppm 处形成共振峰，统称为氨基酸（aminno acids, AAs）峰。在短 TE 序列上 AAs 峰正置，与 0.9ppm 处 Lip 峰有重叠，不易显示，在中等长 TE 序列上倒置，易与其他峰区别。正常脑内检测不到，脑脓肿中多见。

10.2-羟基戊二酸（2-hydroxyglutarate，2-HG）　为异柠檬酸脱氢酶（isocitrate dehydrogenase，IDH）突变型胶质瘤的特征性代谢产物。采用 TE97ms 更容易在 2.25ppm 处观察到 2-HG 峰。

三、技术要点

正确选择成像序列及设置相关参数是 MRS 成像的关键。MRS 技术要点将从定位方法、回波时间选择、谱线识别及代谢物定量判读四方面展开。

（一）定位方法

在 MRS 应用中，需要获得的是一个感兴趣区的波谱信息，根据选择感兴趣区方式的不同，临床上 MRS 的定位方式分为两种，即单体素（single voxel，SV）定位技术和多体素定位技术。

单体素定位技术是采用 3 个正交的层面选择脉冲获得感兴趣区波谱信号。区域外的信号采用其他技术消除掉。一次只能获得一个感兴趣区内的代谢物信息，匀场效果比较好，对感兴趣区内代谢物的刻画较好。因此，对于接近脑表的病变，有更好的评价效果。

多体素定位技术也称为化学位移成像（chemical shift imaging，CSI）或磁共振波谱成像（magnetic resonance spectroscopy imaging，MRSI）。可以采用二维或三维多体素成像。多体素定位技术可以一次性获得大范围代谢物信息，如病灶内，病灶周边及邻近或对侧正常脑区的代谢物信息，有利于全面评估病变。但扫描时间较单体素定位技术长，且对感兴趣区内代谢物的刻画不如前者。

常用的两种技术为点分辨波谱（point resolved spectroscopy，PRESS）和刺激回波采集模式（stimulated echo acquisition mode，STEAM）。这两种技术各有优缺点，PRESS 技术获得的信噪比高于 STEAM 技术，获得的谱线基线更稳定，故临床中更为常用。STEAM 技术可以采用更短的 TE 值，对水的抑制要优于 PRESS，适合于一些短 T_2 值的代谢物，在科研应用中更具价值。一般多体素定位技术成像时采用 PRESS 技术。

（二）回波时间选择

回波时间（echo time，TE）是 MRS 扫描中重要的参数之一。以临床常用的 PRESS 序列为例，参考 ACR 指南，分为短 TE（20～40ms），中等长 TE（97～144ms）及长 TE（270～288ms）。临床工作中，应根据临床需求，选择合适的 TE 来呈现拟观察的代谢物。

（1）短 TE 能够更好地显示 mI 峰、Glx 峰、AAs 峰、Lac 峰和 Lip 峰等代谢物。Lac、Ala 及 AAs 峰在短 TE 线上正置。例如，在描述阿尔茨海默病等神经退行性疾病时，建议使用短 TE，以用于观察 mI 峰和 Glx 峰。

（2）中等长 TE 与短 TE MRS 相比，中等长 TE 提供的代谢物信息较少，但基线更加稳定。中等长 TE 时 Lac、Ala 及 AAs 峰显示为倒置，而 Lip 峰仍为正置，因此中等长 TE 能够区分与 Lip 共振频率相似的化合物的峰，较短 TE 能更好地观察 Lip 峰的存在。中等长 TE 也可以通过观察 2-HG 峰识别和提示 IDH1 突变型胶质瘤。

（3）长 TE 当 TE 超过 144ms 时，NAA 峰、Cho 峰、Cr 峰显示得更好，基线噪声更少，有利于对三大主峰的定量评价，但能够显示的代谢物会减少。Lac、Ala 及 AAs 峰在长 TE 序列显示为正置。

（三）谱线识别

MRS 是以谱线的形式呈现的，谱线上有波峰、基线以及 X 轴和 Y 轴（图 4-2）。X 轴代表化学位移，单位为 ppm，显示的范围一般为 0～4.4ppm，数值越大，表示共振频率相对越高，位于谱线左侧。Y 轴反映信号强度，一般位于图像左侧。波峰代表检测的代谢物含量，峰的高度表示代谢物的信号强度，

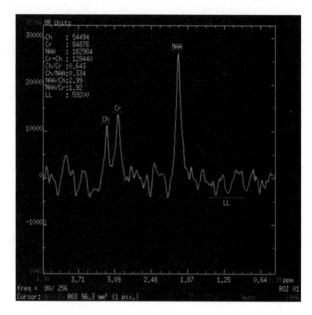

图 4-2　MRS 谱线（TE=144ms）

峰下面积与代谢物浓度成正比。峰高一半处的宽度称为半峰全宽（full width at half maximum，FWHM），决定了谱线的分辨率，与代谢物 T_2^* 弛豫时间及磁场均匀度相关。

（四）代谢物定量判读

MRS 临床应用多采用相对定量及半定量比值的方法进行代谢物浓度判读。例如，在星形细胞瘤 MRS 诊断中，认为 Cr 是相对稳定的，临床中可以通过判读 NAA/Cr、Cho/Cr 或 Cho/NAA 比值，以及与邻近或相应正常脑区 MRS 代谢物进行比较以做出疾病的诊断及鉴别诊断。

而当研究工作希望获得代谢物绝对含量时，需要采用绝对定量的方法获得。绝对定量分析是将 MRS 信号转化为代谢浓度，需要将代谢物与内部或外部物质进行比较，从而获得以摩尔单位（mol/L）呈现的代谢物浓度。内部参考常用组织水信号或某个代谢物信号，外部多采用水或已知浓度的化学溶液。

四、图像质量控制

（一）影响因素的质量控制

MRS 作为多参数成像技术，扫描过程比较复杂，对成像技术的要求比较严格，尤其是对设备磁场均匀性和抑水效果上有严格的要求。只有数据质量可靠，才能保证谱线分析得到准确代谢物含量。影响 MRS 图像质量的主要因素有以下几种。

1. **水抑制（water suppression，WS）**　MRS 诊断依赖于所检测到的代谢物浓度及代谢物比值。在体内水的浓度要远远大于检测到的代谢物浓度，二者的差别在 3～5 个数量级，因而必须进行一定程度的 WS，才能在谱线上显示代谢物波峰。水抑制不佳，不仅会产生残余水信号形成的水峰（4.2～5.1ppm），干扰谱线质量，造成基线不稳，还会影响周边代谢物的显示。目前普遍认为 WS>98% 可获得较好的谱线图像。

2. **水峰线宽（water linewidth，WBW）**　谱线的分辨率由谱线的宽度决定，磁场的均匀性会

影响谱线宽度。一般用 WBW 检测磁场的均匀性，WBW 越小，磁场的均匀性越好。单体素波谱技术预扫描 WBW<8Hz 可获得较好的匀场效果。若 MRS 预扫描中 WBW>10Hz，会对谱线造成多种影响。代谢物波峰线宽过宽，导致分析结果不准确；MRS 基线呈锯齿状，代表谱线噪声较大；谱线呈左高右低的倾斜状，说明谱线因匀场不佳受到水及其他物质的干扰；整个谱线呈杂乱无章的锯齿线状，无法显示代谢物的波峰。

3. **代谢物半高线宽**（full-width at half-maximum peak height，FWHM）　可以反映谱分辨率，即区分相邻谱峰值的能力，主要取决于 2 个代谢物产物之间共振频率的差异。多选择的主要代谢物 FWHM<0.1ppm。当 FWHM 过宽，易造成代谢物误判，也容易造成代谢物比值的异常而导致误诊。

4. **MRS 的信噪比**（signal-to-noise ratio，SNR）　MRS 的 SNR 指一定频率内波谱信号振幅与噪声的比值，波谱 SNR 低，会造成谱线基线不稳，代谢物比值显示异常，容易发生误诊。目前，SNR 没有统一的评价标准，有研究建议在脑肿瘤 MRS 检查中，可选择肿瘤内主要代谢物，如升高的 Cho 或降低的 NAA 作为参考，建议 SNR>3。主观的 SNR 判断，可以观察 Cho 与 Cr 是否分离。

5. **谱线基线**　高质量的 MRS 需要有平稳的基线。在 MR 设备扫描获得谱线后，一般会进行基线校正，以拟合或清除波谱数据中的一些背景代谢物信号。

6. **谱线线型**　是指在一定频率范围内波谱的形状，高质量 MRS 的线型应左右对称。MRS 质量不佳可以表现为谱线线型扭曲和基线污染。磁场不均匀，感兴趣区内组织异质性及患者头动等情况均会造成谱线线型扭曲。

7. **伪影**　伪影的存在会影响 MRS 图像的质量，降低代谢物比值的可靠性。MRS 诊断中要提高识别各种伪影的警觉性。

（二）MRS 图像的治疗评价建议

MRS 图像的治疗评价建议包括客观评价和主观评价两部分（图 4-3），客观评价包括 WBW、FWHM、WS、SNR；主观评价包括谱线基线、谱线线型和伪影识别。高质量 MRS 图像需满足良好的匀场和水抑制、窄的波峰、高 SNR、基线平稳、线型对称、无或较少伪影出现。

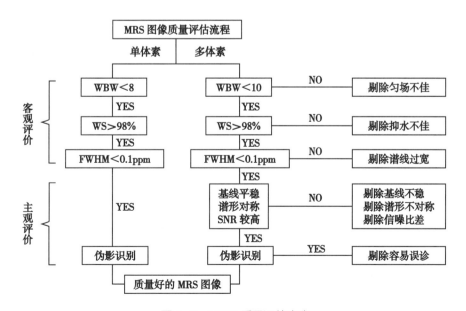

图 4-3　MRS 质量评价方案

五、临床应用

MRS 可以用于中枢神经系统疾病的诊断与鉴别诊断，评估疾病严重程度，协助临床医生制订治疗计划，疾病治疗后监测、随访。MRS 应用于临床时应密切结合临床病史、体格检查、实验室结果和其他影像学结果，单独应用 MRS 做诊断其结果容易造成误导性。影像科医生应该根据临床需求及预期观察的代谢物选择合适的 MRS 检测技术，如感兴趣区的选择、单体素定位技术和多体素定位技术的选择、TE 时间的选择等。

（一）健康人群

脑内代谢物浓度会随着年龄的增长而变化，尤其是婴幼儿发育阶段。因而在分析 MRS 谱线时应结合患者年龄，注意病变和正常脑组织谱线的对比。

1. NAA 新生儿脑实质内的 NAA 含量最低，随着脑组织的生长发育会逐渐增加，在 10～15 岁达到峰值，之后因神经元与轴突的数量有所下降而降低。大脑不同区域发育速度不同，如额叶脑白质的发育较其他区域缓慢，在同一年龄段水平（<20 岁）较其他部位 NAA 含量低。成人脑组织的 NAA 含量随年龄变化不大。随着年龄进一步增长，出现皮质萎缩、神经元丢失，会使 NAA 的含量呈下降趋势。

2. Cho 新生儿期 Cho 含量高于成人，此后逐渐下降，7～8 岁时随着髓鞘发育逐渐完成，基本接近成人水平。正常成人随着年龄增长，Cho 含量逐渐增加，反映了神经胶质细胞排列密集。

3. Cr 新生儿顶叶脑白质的 Cr 含量为成年人的 80%。随着年龄增长，在 6 个月左右 Cr 含量达峰值，然后逐渐降低，在 1～2 岁左右接近成人水平。正常成人中，Cr 含量随着年龄的增长而增加。

（二）肿瘤性病变

MRS 能够提供常规 MRI 序列所不能提供的代谢物信息，有助于辨别肿瘤与非肿瘤性病变，判断脑肿瘤的类型。还可用于脑肿瘤的分级，判断肿瘤浸润的程度，预测肿瘤对治疗的反应及鉴别肿瘤有无复发，已成为常规 MR 检查以外的重要补充。

在脑肿瘤中，经常出现 NAA 峰和 NAA/Cr 比值降低，表明神经元数量和活性的下降。颅内肿瘤中缺乏 NAA 常可提示其起源于中枢神经外，可见于脑膜瘤、转移瘤和淋巴瘤。需要注意的是，在高度恶性肿瘤的坏死区，神经元完全被破坏的情况下也可能出现 NAA 缺失。而在某些低级别胶质瘤中，波谱特征可能接近正常脑组织，NAA 并不明显降低。脑肿瘤内 Cho 的增高代表细胞密度增高或细胞膜更新加快。在脑肿瘤中，Cho 的含量与恶性程度有关，并与细胞密度呈线性相关。Cho 还可用于监测肿瘤对放疗的反应并鉴别放疗后肿瘤的变化及肿瘤的复发。Cho 的降低比肿瘤体积的变化更早并更加敏感地反映放疗后肿瘤的变化，而 Cho 的再次增高提示肿瘤的复发。Cho 的变化还可用于判断预后。mI 在低级别胶质瘤中的含量常高于高级别胶质瘤，高水平 mI 还可用于提示室管膜瘤的诊断。Lac 峰的增高可能与无氧糖酵解有关，也可能与血流量不足导致的缺血或坏死有关。在成人脑肿瘤中，Lac 与肿瘤的级别有密切的关系，往往存在于高级别肿瘤中（图 4-4）。但在儿童脑肿瘤中，Lac 与组织学级别无关，在几乎所有脑肿瘤中都可出现 Lac 峰，在毛细胞型星形细胞瘤中增高尤为明显。Lip 峰可能来源于细胞内囊泡或细胞外的可

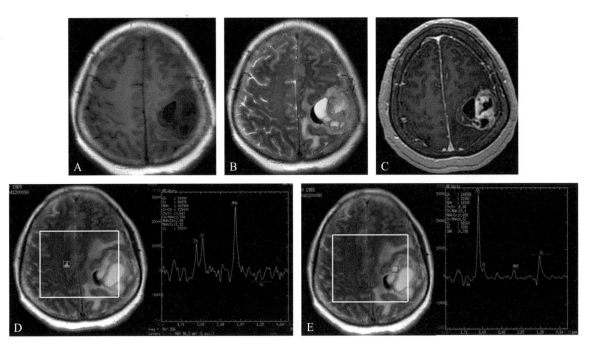

图 4-4 肿瘤性病变

患者，女，56 岁，进行性右侧肢体活动障碍 3 月余，MR 平扫（A. T_1WI；B. T_2WI）示左顶叶不规则混杂信号肿块，内见囊变坏死及出血，MR 增强（C）病变呈不规则环形强化，对比正常脑区 MRS（D），病灶 MRS（E）实性区 Cho 峰增高，NAA 峰降低，感兴趣区内可见 Lip/Lac 峰。

移动脂质，这些脂质可在坏死发生前的细胞增殖时产生，或是化疗药物诱导的凋亡过程的产物。Lip 峰也可存在于转移瘤、有侵袭性的脑内胶质母细胞瘤和淋巴瘤中。Ala 常被认为是脑膜瘤相对特征性改变，在髓母细胞瘤、星形细胞瘤和中枢神经细胞瘤中也可出现。

（三）感染性病变

化脓菌所致的脑脓肿脓腔内 MRS 不会显示 NAA 峰、Cho 峰和 Cr 峰，其内含有大量中性粒细胞和蛋白质。中性粒细胞溶解后释放蛋白水解酶，后者分解蛋白质形成氨基酸，可在 MRS 中呈现出 AAs 峰。在厌氧菌所致脓肿中，丙氨酸盐进入无氧酵解过程，在 MRS 中呈现出 1.92ppm 处的乙酸盐（acetate，Ac）峰和 2.4ppm 的琥珀酸盐（succinate，Suc）峰。真菌性脑脓肿脓腔内可见 Lip 峰和 / 或 Lac 峰，可出现 AAs 峰，但不显示 Ac 峰和 Suc 峰，3.6～3.8ppm 处可出现特异性的海藻糖峰。金黄色葡萄球菌性脑脓肿显示增高的 Lip 峰，或伴有 Lac 峰。结核性脑脓肿脓腔内只显示 Lip 峰或 Lip/Lac 峰。大囊型脑囊虫病囊腔内最常出现的是 Suc 峰、Lac 峰，其次为 Ala 峰、Ac 峰，AAs 峰及 Lip 峰也可以出现。

（四）神经退行性病变

MRS 应用于多种神经退行性疾病如阿尔茨海默病、帕金森病、亨廷顿病的诊断、疾病进展及治疗后疗效监测中，能提供有价值的信息。

AD 患者 MRS 显示多个脑区 NAA 峰下降，Cr 峰下降，mI 绝对含量上升。肌萎缩侧索硬化患者初级运动皮质、半卵圆中心、皮质脊髓束、脑桥、基底节及额颞叶等非运动相关脑区，均可出现 NAA 绝对含量下降，NAA/Cho 比值、NAA/Cr 比值下降。ALS 患者运动相关脑区 mI 含量增加，Glx 含量上升。

除以上所述，MRS 也已用于中枢神经系统多种疾病诊断、疾病严重程度及治疗后疗效评价中。MRS 可以用在癫痫灶的术前识别；脱髓鞘性病变评估；线粒体脑肌病的诊断、病程进展与疗效评价；精神类疾病如抑郁症、精神分裂症、创伤性应激综合征的诊断，严重程度评价。

六、研究进展

单体素与多体素成像技术在观测中为枢神经系统疾病代谢物变化提供了大量的信息，但仍主要应用在 MRI 1.5T 及 3.0T 设备上，应用在相对有限的疾病和研究中。MRI 设备采用的 MRS 方法近 20 年并未实现有效的优化，也发现其中存在一些问题。目前已经认为 MRI 3.0T 设备中最常应用的单体素 PRESS 定位序列存在较高的定位误差。现有研究推荐 sLASER（semiadiabatic localization by adiabatic selective refocusing）序列或 SPECIAL（spin echo full intensity acquired localized）波谱序列用于高场（3.0T）和超高场（5.0T 及 7.0T）MRI 设备中，以降低定位误差的影响，获得更高质量的谱线。随着许多 MRI 相关技术的发展，更先进的 MRS 技术的研究与应用，在超高场 MRI 系统优化将提供更加准确、更加稳定、更为丰富、更有价值的代谢物信息。

除 ^{1}H-MRS 外，在 3.0T 及异常场强的 MRI 设备可行多种核的 MRS，包括 [31]P、[19]F、^{13}C 等。例如 ^{31}P-MRS 已证明在中枢神经系统肿瘤评价中能够提供细胞能量代谢、膜磷酸盐和细胞内 pH 的信息。细胞能量代谢以三磷酸腺苷、磷酸肌酸、无机磷酸盐为代表。磷酸二酯和磷单酯化合物来自膜磷脂。在高级别胶质肿瘤中，存在碱化（pH=7.12）、磷单酯增加和磷酸二酯与三磷酸腺苷比值可出现降低。与低级别胶质瘤相比，高级别胶质瘤将表达更高水平的磷脂酰胆碱。多核 MRS 为我们观察疾病提供了不同的视角。然而，^{31}P-MRS 的临床应用目前还有限，部分原因是对硬件要求较高，对所需的组织体积相对较大。

此外，MRS 应用主要是经过 MRI 设备后处理后得到的谱线，缺乏标准化格式的原始数据，也不利于数据共享和算法开发。当前最新的研究提出标准化的 NIfTI（neuroimaging informatics technology initiative）格式用于 MRS 数据，能够实现 MRS 数据传输与共享。这也为 MRS 高质量的研究提供了从 MR 设备到数据分析的简化路径，实现了分析程序的可操作性和模块化，也能够与 MRI 其他数据集共同解释。

知识要点

1. MRS 是目前唯一能够直接测定人体组织内化合物含量，观察细胞代谢变化的无创性技术，以代谢物含量或单质的化学位移分布曲线来显示检测结果，最常用的是 ^{1}H-MRS。

2. MRS 能够检测到的代谢物约 20 种，代谢物的检测与技术、参数选择有关。

3. MRS 质量控制很重要，主要影响 MRS 图像质量的是磁场均匀性和抑水效果。

4. MRS 可以用于中枢神经系统疾病的诊断与鉴别诊断，评估疾病严重程度，协助临床医生制订治疗计划，疾病治疗后监测，随访。

（麻少辉）

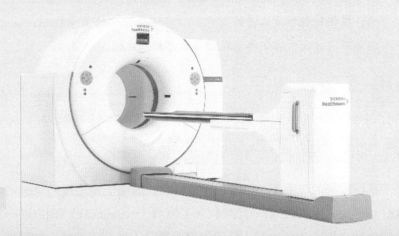

05

磁敏感
加权成像

视频二维码

> 磁敏感加权成像（susceptibility weighted imaging，SWI）是基于 T_2^* 加权梯度回波序列，根据组织间磁敏感性差异提供图像对比，同时获取幅度图（magnitude image）和相位图（phase image）的 MRI 成像方法。由于脑内血红素铁和非血红素铁具有强磁性，SWI 对血管性、出血性、退行性、炎症性等神经系统疾病可提供较高价值的补充信息。SWI 的进阶技术包括磁化率定量成像（quantitative susceptibility mapping，QSM）和磁敏感张量成像（susceptibility tensor imaging，STI）。前者去除磁性物质对周围磁场的影响，提供磁性物质本身的信息，以实现磁化率的定量检测；后者在 QSM 的基础上通过定量不同方向的磁化率实现脑白质纤维束成像。

第一节　磁敏感加权成像原理

在外磁场的作用下，经射频脉冲激励后的质子发生横向及纵向弛豫，从而切割磁力线产生 MRI 信号，这些 MRI 信号同时包含了幅度（magnitude）和相位（phase）的变化。传统的 MRI 成像技术，如 T_1、T_2 加权或质子加权成像基于氢质子的弛豫时间或密度差异提供图像对比，仅采用幅度信息，将质子相位变化所产生的信号作为噪声过滤。而 SWI 采用完全流动补偿的高分辨率梯度回波（gradient recalled echo，GRE）序列进行三维薄层数据采集，同时采集幅度及相位信息，并将相位信息处理后叠加到幅度信息上，以增加组织磁敏感性差异的图像对比。因此，SWI 图像的对比度既反映组织 T_2^* 弛豫信息，还反映组织磁敏感性差异。

一、物质的磁敏感性与磁化率

磁敏感性是物质的基本特性之一，反映物质在外磁场下发生磁化的程度，采用磁化率 χ 进行度量，磁化率越大，物质的磁敏感性越大。人体内常见的磁性物质可分为顺磁性（paramagnetism）和逆磁性（diamagnetism）两大类。顺磁性物质磁化后会产生与主磁场方向相同的磁场，具有不成对的轨道电子，其磁化率为正值（χ>0），逆磁性物质磁化后产生与主磁场方向相反的磁场，具有成对的轨道电子，其磁化率为负值（χ<0）。铁是强顺磁性物质，钙是弱逆磁性物质。物质的磁敏感性不仅取决于其所含金属的磁性，还取决于金属在化合物中的构象和不成对电子的情况。

二、常见磁敏感物质

（一）血红素铁

血红蛋白是人体内主要的携氧蛋白，由 4 个蛋白亚单位（两对珠蛋白）组成异源四聚体，每个蛋白亚单位结合一个血红素分子。血红素是一种"铁 – 卟啉复合体"，亚铁离子（Fe^{2+}）位于卟啉的大杂环化合物中心。血液的磁特性非常复杂，不仅取决于血液的氧合程度，还取决于其降解成分。表 5-1 列出了出血演变过程中的磁敏感性变化及其成因。在静脉血中，脱氧血红蛋白的浓度高于氧合血红蛋白，因此静脉血呈顺磁性；而在动脉血中，氧合血红蛋白的浓度高于脱氧血红蛋白，所以动脉血呈逆磁性。

表 5-1　出血演变过程中的磁敏感性变化及其成因

出血演变过程	磁敏感性	原因
氧合血红蛋白	逆磁性	血红蛋白与氧结合，没有不成对电子
脱氧血红蛋白	顺磁性	血红蛋白与氧解离，水分子无法接近 Fe^{2+}，故有 4 个不成对电子
细胞内正铁血红蛋白	强顺磁性	Fe^{2+} 被氧化成 Fe^{3+}，转化成正铁血红蛋白，水分子与 Fe^{3+} 相互作用，形成 5 个不成对电子
细胞外正铁血红蛋白	顺磁性	正铁血红蛋白从细胞中释放出来后，稳定性变差，易于解体，顺磁性大大减弱
含铁血黄素	强顺磁性	经巨噬细胞吞噬及溶酶体降解后的 Fe^{3+} 与蛋白质结合，形成铁蛋白微粒，进一步转变为含铁血黄素

（二）非血红素铁

人体组织中另一类能引起明显磁敏感性变化的物质是非血红素铁。铁在体内不同的代谢过程中具有不同的表现形式，以铁蛋白（ferritin）常见，为强顺磁性物质。尽管铁在正常人脑内的沉积也会随着年龄的增长而增加，但是目前研究表明：铁的异常沉积与神经变性疾病和炎性脱髓鞘疾病的病理机制相关，如帕金森病、阿尔茨海默病、多系统萎缩、进行性核上瘫、多发性硬化等。

（三）其他磁敏感物质

人体内常见的逆磁性物质除了氧合血红蛋白，还有钙化灶以及骨皮质，而顺磁性物质除了脱氧血红蛋白、正铁血红蛋白、含铁血黄素，还有氧气。MRI 增强扫描常用的钆对比剂也是顺磁性的。

三、顺磁性和逆磁性物质的 SWI 影像对比

磁敏感加权成像提供相互匹配的一组图像，包括幅度图（magnitude image）、相位图（phase image）和磁敏感加权图像（SWI），分别表示幅度信息、相位信息和两者的信息叠加。无论是顺磁性还是逆磁性物质，均可改变局部磁场的均匀性，使得周围空间相位发生改变，从而导致 T_2^* 信号的衰减（去相位）加速。因此，T_2^* 成像中去相位的效应并不取决于物质是顺磁性还是逆磁性，而取决于该磁性物质的量和磁性强度，即单一体素内的磁性物质能在多大程度上改变局部磁场。这种 T_2^* 去相位就是幅度图产生图像对比的基础。顺磁性物质和逆磁性物质在磁场中产生相反的相位改变，是相位图产生图像对比的基础。因此，相位图能够区分顺磁性物质和逆磁性物质，而幅度图则不能。将相位信息经过处理后叠加到幅度图上获得 SWI 图，它既能探测磁性物质的有无，又能在一定程度上区分物质的顺磁性和逆磁性。

第二节　磁敏感加权成像技术要点

一、设备与线圈

磁敏感加权成像具有场强依赖性。理论上，静磁场越高的 MRI 成像设备，磁敏感加权图像的信噪比和分辨率越好。SWI 在常见的 1.5T 或 3.0T 的 MRI 设备上均可以实现，但是 3.0T 及以上的 MRI 设备成像效果更好。

磁敏感加权数据采集可采用正交头线圈或多通道相控阵线圈，不同线圈对应的后处理算法不同。在采集层厚及范围相同的情况下，多通道相控阵线圈采集的数据量大于正交头线圈获得的数据量。因此，采用多通道相控阵线圈进行数据采集时，需要较长的后处理时间。

二、扫描范围及回波选择

考虑到病变的检出，在设定扫描范围时需要权衡层厚、层数以及采集时间，通常可选择 2mm 层厚，扫描范围应能充分覆盖病灶。若扫描主要观察神经核团的结构，应优先考虑图像的空间分辨率，建议选择更薄的层厚（1～1.5mm）。

磁敏感加权数据采集可采用单回波或多回波梯度回波序列，但多回波数据采集更具优势：能获得更高的信噪比，数据后处理时还可选择不同的回波进行组合重建，从而得到不同磁敏感加权程度的图像。此外，多回波采集的数据还可通过后处理计算获得定量成像。

三、空间分辨率及成像方位

磁敏感加权成像一般采用横断面三维采集，可选择矩形或正方形 FOV，相位编码方向一般选择左右方向。涉及特殊解剖部位成像时，例如针对帕金森病患者的脑深部电刺激（deep brain stimulation，DBS）治疗，术前需要对丘脑底核（subthalamic nucleus，STN）进行定位成像时，通常采用冠状位采集效果更佳。

回波时间（time of echo，TE）不变，当磁性物质占据 1/4 体素（voxel）时，设备所能采集到的 T_2* 去相位效应是最佳的。合理地设置空间分辨率能有效突出目标病变或血管，例如：针对直径为 250～500mm 的血管或脑内微出血灶，0.5mm（频率编码方向）×0.5mm（相位编码方向）× 2mm（层面选择方向）的体素能在合理的短 TE 下使 T_2* 去相位最大化。在临床应用中，设置的体素大小通常不会大于 0.5mm×1mm×2mm。

空间分辨率不变的情况下，MRI 设备静磁场场强越高，获得最大 T_2* 去相位的 TE 越短。以静脉血（血氧饱和度 70%，红细胞压积 45%，磁敏感性约 450ppb）为例，在 1.5T、3.0T 和 7.0T 的设备上，TE 分别设置为 46ms、23ms、9.8ms 左右时，静脉血的 T_2* 去相位最为明显。

四、序列参数设置

目前临床常用的 MRI 设备静磁场场强多为 1.5T 和 3.0T，磁敏感加权图像的对比度是场强依赖性的，因此 3.0T 设备上所获得的磁敏感加权图像的对比度高于 1.5T 上所获得的；与此同时，磁敏感加权图像的伪影也与 MRI 设备的静磁场相关，静磁场场强越大，图像磁化率伪影越重。在 1.5T 与 3.0T MRI 设备上，SWI 所选用的成像参数有所不同。在 1.5T MRI 成像设备上，为了突出组织间的 T_2* 对比，TE 可选择 30～50ms，而在 3.0T 设备上，其信噪比和磁敏感效应均有所提高，TE 则可选择较短的 10～20ms，这样不仅能缩短采集时间，还能提高图像的信噪比。

除了 TE，翻转角（flip angle，FA）也对成像效果有关键影响。图像的对比度、质量和信噪比均与翻转角大小相关。采用小于灰质和白质恩斯特角（ernst angle）的翻转角能使脑脊液信号增高，减少流入造成的运动伪影，但代价是信噪比降低。表 5-2 分别列举了不同场强下左手系统和右手系统 MRI 扫描设备的 SWI 采集参数。

表 5-2　不同场强下左手系统和右手系统 MRI 设备的 SWI 序列的采集参数

设备	西门子 1.5T	西门子 3.0T	GE 1.5T	GE 3.0T
层厚	2mm	1～2mm	2mm	1～2mm
TR/TE	48/40ms	28/20ms	31/40ms	33～41/20～30ms
偏转角	20°	15°	20°	15°
矩阵	256×512	384×448	384×448	384×448
带宽	78/pixel	120/pixel	70/pixel	56/pixel

第三节　磁敏感加权成像的后处理及定量技术

一、SWI 的后处理重建

磁敏感加权成像采用三维薄层采集以获得较高的空间分辨率并降低背景场 T_2* 噪声的影响；同时在采集过程中给予所有方向上完全的流动补偿以去除小动脉的影响。采集的原始数据包括幅度图和相位图两组信息。SWI 后处理重建的关键步骤之一是相位数据的高通（high-pass）滤波，中心矩阵选择 64×64 或 32×32，滤波后的图像经校正可获得相位掩膜（phase mask）。理论上，顺磁性和逆磁性物质的相位偏移方向相反，基于物质的正负相位偏移，相位掩膜既能显示顺磁性物质，也能显示逆磁性物质，可在一定程度上实现对二者的鉴别。磁敏感加权图像的最终形成，需要将相位掩膜归一化处理后进行多次加权，再与幅度图相融合，以获得理想的组织磁敏感对比度，突显组织间磁敏感性差异（图 5-1）。目前最常用的加权次数为 4 次，在保持良好信噪比的同时足以显示大多数血管。

后处理重建时选择合适的阈值很重要，原则上应该覆盖全部脑实质。如果选择的阈值范围过小，重建出的磁敏感加权图像会出现因信号缺失而呈低信号的区域，造成假阳性表现（图 5-2）。

多回波采集数据在后处理重建时，需要选择合适的回波。短回波时间的数据，其磁敏感加权偏小，以含氧血红蛋白为主的动脉血在梯度回波序列上呈高信号，采用短回波时间数据进行

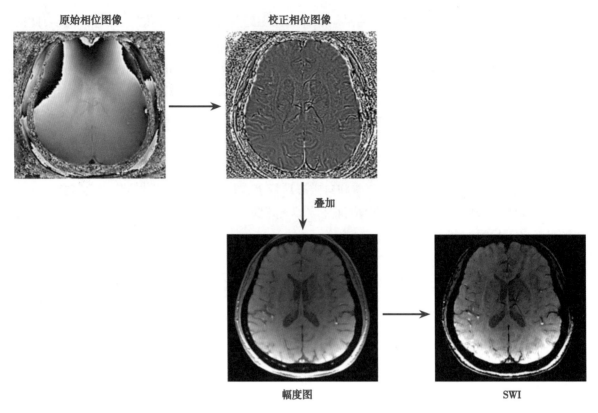

图 5-1　SWI 后处理重建步骤

原始相位图像经过高通滤波获得相位掩膜（校正相位图像），相位掩膜经过归一化处理后叠加到幅度图上，生成兼具幅度和相位信息的 SWI 图。

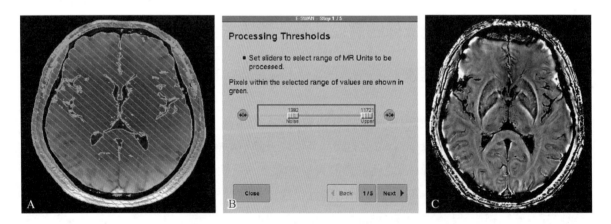

图 5-2　SWI 重建时选择阈值过小导致假阳性

重建阈值过小（A、B）导致双侧侧脑室、外侧裂、岛叶、双侧丘脑均可见多发点状低信号灶，容易被误认为多发微出血（C）。

最大密度投影（maximum intensity projection，MIP）后，可获得脑内大动脉的血管成像（图 5-3）。随回波时间延长，磁敏感加权逐渐增加，以去氧血红蛋白为主的静脉血在梯度回波序列上呈低信号，采用长回波时间的数据进行最小密度投影（minimum intensity projection，mIP）后，可获得脑内静脉血管成像（图 5-4）。尽管存在一些局限性，SWI 数据还可以进行一定程度的定量分析，在校正的相位图像上可以进行相位偏移（phase shift）值的测量。

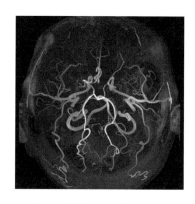

图 5-3　MIP

选择短回波时间的数据进行最大密度投影（MIP）以显示脑动脉，因为以含氧血红蛋白为主的动脉血在短回波时间的梯度回波序列上呈高信号。

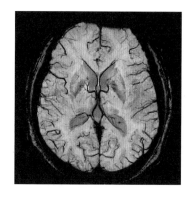

图 5-4　mIP

选择长回波时间的数据进行最小密度投影（mIP）以显示脑静脉，因为长回波时间的数据，磁敏感加权较大，以去氧血红蛋白为主的静脉血呈低信号。

二、磁敏感序列的命名与相位坐标系统

不同 MRI 成像设备厂商在磁敏感相关序列的命名上有所差异，在显示相位信息上所采用的相位坐标系统也有所不同。

右手（right-handed）坐标系统下相位正方向为逆时针方向（右手握拳，拇指朝上，俯视四指弯曲的方向），因此在右手系中，顺磁性表现为负相移，在相位图上呈低信号。例如，联影的 SWI、GE 医疗的 SWAN/ESWAN、飞利浦的 3DSWIp。

左手（left-handed）坐标系统下相位正方向为顺时针方向（左手握拳，拇指朝上，俯视四指弯曲的方向），所以在左手系中，顺磁性表现为正相移，在相位图上呈高信号。例如，佳能的 FSBB、西门子的 SWI、飞利浦的 3D GRE raw data。

由此可见，当以相位图或 SWI 图上的信号高低来判别物质的顺磁性或逆磁性时，一定要首先考虑 MRI 的相位坐标系统。一个较为简单的判别方法是将脑内磁性比较确定的内源性物质，如脑深部灰质核团、松果体钙化、脉络丛钙化等作为内参照来判断。本章节中涉及的 SWI 相关应用部分，均以右手系为例进行信号特征的描述。

三、磁化率定量成像及其后处理

尽管 SWI 已广泛运用于临床影像诊断及研究中，但它在定量测量方面存在局限性。磁性物质在外磁场中会产生一个较磁性物质本身体积增大的类似四叶草形的磁场，即 blooming 效应。磁性物质在相位图和 SWI 图上会因 blooming 效应的存在而被放大，且信号不均匀。物质的磁性越强，放大效果越强，信号越不均匀，因而相位图和 SWI 图难以区分顺磁性物质和逆磁性物质。

为了克服 SWI 的局限性，近几年在 SWI 的基础上研发了 QSM 技术。二者的数据采集方式相同，但数据后处理方式不同。QSM 通过对 SWI 采集的相位原始数据进行复杂的去卷积处理，消除磁性物质周围的 blooming 效应，实现由磁场到磁性物质本身的反演，只对磁性物质本身成像，因此，QSM 图仅反映相位信息，不受幅度信息的影响。QSM 图上的每个像素反映的是每个体素内磁化率的值，且不受磁共振扫描机型和扫描参数的影响。基于此，定量磁化率成像在病灶

磁敏感性的定量测量、体积测量、鉴别顺磁性和逆磁性物质等方面都明显优于 SWI。从相位图重建出 QSM 图的基本流程如图 5-5 所示。

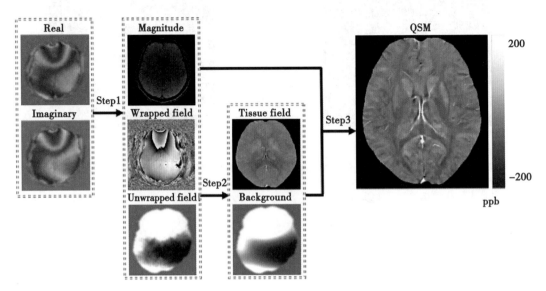

图 5-5　QSM 重建流程图

基本流程：①基于原始 MRI 相位数据估算磁场分布；②去除背景场以确定由组织产生的局部场；③从局部场反演到组织磁化率。

第四节　磁敏感加权成像的临床应用

一、鉴别脑出血与钙化灶

常规的自旋回波 T_1 或 T_2 加权图像对微出血与微钙化均不敏感，病灶显示和鉴别均较困难。较大的钙化在 T_1 或 T_2 加权图像上的信号特征随着含钙化合物成分不同而变化，往往需要加做 CT 扫描予以辅助鉴别。虽然在 SWI 上出血与钙化灶都因 T_2^* 去相位衰减而呈低信号，但钙化是逆磁性物质而出血灶是顺磁性物质，两者的相位偏移方向相反，因而在相位图上的信号是相反的。根据相位图所使用的坐标系统，结合相位图和 SWI，可帮助鉴别微出血和钙化灶（图 5-6）。值得一提的是，若是较大范围的出血和钙化，由于 blooming 效应的影响，SWI 对于两者的鉴别有一定困难。QSM 成像可以更直接且稳定地区分出血和钙化灶。顺磁性的出血在 QSM 上显示为高信号，而逆磁性的钙化则显示为低信号。

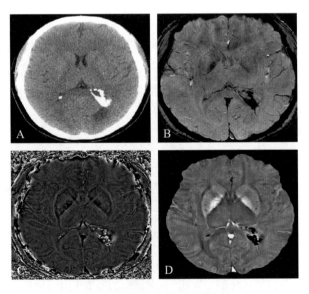

图 5-6　鉴别脑出血和钙化灶

CT 平扫（A）显示左侧侧脑室三角区团状钙化灶，在 SWI 图（B）上显示为低信号灶，极易被误认为出血。病灶在相位图（C）上呈混杂信号，无法鉴别其为顺磁性出血还是抗磁性钙化。QSM 图（D）病灶呈低信号，提示为抗磁性的钙化灶。

二、脑血管病

脑微出血灶的检出与脑血管病的诊断和治疗密切相关。首先，急性脑梗死出血转化的早期检测对治疗方案的选择及预后判断有重要意义。SWI 对脑微出血灶检出非常敏感，可用于溶栓治疗前预测出血风险。目前的共识是少于 5 个脑微出血灶进行溶栓治疗是安全的，但是尚无法量化高于该阈值的出血风险。其次，脑内多发微出血灶的分布有助于脑小血管病的病因诊断。高血压性脑内微出血灶多分布于基底节、丘脑、脑桥及小脑，与腔梗的发病部位一致，皮质下累及相对较少。脑血管淀粉样变（CAA）的微出血灶主要分布于皮质下区（灰白质交界处），往往伴随脑叶出血和脑表面含铁血黄素沉积。临床上对于血压正常的老年人出现脑叶出血时，需要通过 SWI 排除 CAA 的可能性。脑小血管病及血管炎等并发的脑内微出血灶则多见于具有水肿、炎症等其他病理改变的病灶内。最后，SWI 的图像对比度受静脉血氧饱和度的影响。缺血性脑卒中时局部血流灌注减少，去氧血红蛋白量相对增加，血管内外之间的相位位移变大，小静脉与周围组织结构之间的对比增加，呈现较对侧明显扩张的皮质静脉。有研究计算 DWI-SWI 不匹配区，即细胞毒性水肿区与皮质静脉扩张区之间的差异，发现其与 DWI-SWI 不匹配区有较好的一致性，并进一步发现 DWI-SWI 不匹配往往提示患者有良好的侧支循环并且对再灌注治疗有良好反应，预后比较良好。

磁化率和脱氧血红蛋白含量之间存在线性关系。QSM 可用于评估脑卒中患者局部静脉的血氧饱和度。有研究表明，利用 QSM 成像测得动脉与静脉磁化率的差异，结合灌注成像（如动脉自旋标记技术）计算得到的脑血流量 CBF，可计算出脑组织的氧提取分数和脑氧代谢率。这些脑内局部耗氧量的信息，对于急性缺血性脑梗死等疾病的病情评估，治疗决策有重要价值。

三、脑血管畸形

脑血管畸形（cerebrovascular malformation，CVM）为先天性脑血管发育异常。根据是否存在动静脉分流可分为高流量型 CVM 和低流量型 CVM。

高流量型 CVM 存在动静脉分流（图 5-7），静脉内混入富含氧合血红蛋白的动脉血，出现静脉动脉化，通过区分逆磁性的动脉血和顺磁性的静脉血，可以检测 CVM 内有无动静脉分流和程度。由于 SWI 无法消除磁性物质产生的 blooming 效应，对混合的动脉血和静脉血的区分能力不及 QSM 成像。

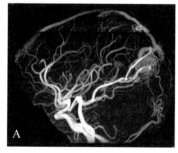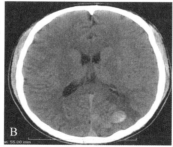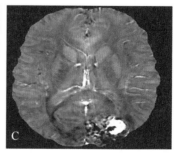

图 5-7　高流量型 CVM 伴动静脉分流

MRA（A）显示左侧枕叶动静脉畸形，CT（B）上可见部分病灶呈高密度，未见明显钙化表现，而 QSM（C）病灶呈混杂信号，CT 高密度区对应以顺磁性去氧血红蛋白为主的畸形血管成分，而 CT 稍高 / 等密度区对应以逆磁性含氧血红蛋白为主的畸形血管成分，提示动静脉分流。

低流量型 CVM 包括发育性静脉畸形（图 5-8A）、毛细血管扩张症（图 5-8B）、脑海绵状血管瘤（图 5-8C）。发育性静脉畸形在常规 MRI 序列上容易被漏诊或完全无法显示，但 SWI 可以直接显示畸形（单支或簇状扩张）的静脉，为诊断提供有效信息。毛细血管扩张症常与海绵状血管瘤和静脉畸形并存，在磁敏感图像上表现为脑实质内多发的直径＜1cm 的低信号灶，脑内任何部位均可出现，脑桥及脑干略微多见。病变分布的随机性和其伴发的血管畸形有助于与脑内多发微出血灶进行鉴别。

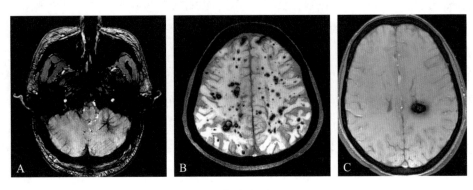

图 5-8　低流量型 CVM

在 SWI 上，发育性静脉畸形（A）呈海蛇头表现，为增粗的髓质静脉呈伞状积聚，汇聚呈单一增粗的集合静脉。毛细血管扩张症（B）呈多发点状随机分布的低信号灶，常与海绵状血管瘤（图 5-8B 中较大的出血病灶）并存。海绵状血管瘤（C）由于含有陈旧性出血，在 SWI 上呈团片状低信号。

四、脑外伤

弥漫性轴索损伤（diffuse axonal injury，DAI）是头部受到瞬间旋转暴力所致的脑内剪切伤，常引起脑灰白质交界、胼胝体、脑干背外侧、内囊等处神经轴索肿胀、断裂、点片状出血和水肿。DAI 是闭合性脑外伤中伤势最重的一型，患者多出现昏迷，但急诊 CT 表现轻微，甚至为阴性。SWI 对微出血的敏感性有助于 DAI 的诊断（图 5-9），并且有研究表明轴索损伤的程度，范围与 DAI 患者的预后密切相关，因而 SWI 也有助于判断预后。

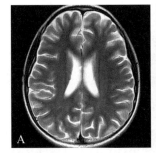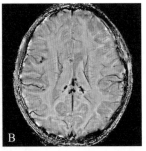

图 5-9　DAI

外伤患者在 T₂WI 像（A）上未发现明显异常，SWI（B）上显示胼胝体和右侧额叶皮质下的多发微出血灶，提示 DAI。

五、脑肿瘤

识别病灶内出血和钙化有助于肿瘤的诊断。瘤内或瘤周钙化是某些特定病理类型的脑肿瘤（如少突胶质细胞瘤、颅咽管瘤等）的特异性征象。与低级别肿瘤相比，高级别肿瘤内常伴随更多的肿瘤新生血管、瘤内出血和血脑屏障破坏。因此，通过 SWI 显示肿瘤内出血或新生血管生成，更显著的造影剂外渗，有助于肿瘤的分级诊疗和预后判断。

六、脑变性疾病、炎性脱髓鞘病变与脑内异常铁质沉积

多种神经退行性疾病在病理上都存在脑内铁的异常沉积，但不同的疾病铁沉积模式各异。SWI 对顺磁性的铁沉积敏感，有助于疾病的诊断、鉴别诊断及病因学研究。

（一）脑表面铁沉积症

脑表面铁沉积症（superficial siderosis）是铁质沉积于脑表面，呈现沿脑沟两侧分布的轨道征，可见于蛛网膜下腔出血的后遗表现、脑淀粉样变性隐匿性颅后窝和脊柱血管畸形。

（二）虎眼征

在泛酸激酶相关神经退行性变中，苍白球前内侧呈高信号，苍白球其余部位由于铁质沉积而呈现明显的低信号，环绕其周，形似"虎眼"（图 5-10），称虎眼征（eye-of-the-tiger sign）。

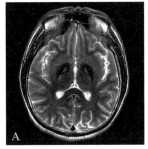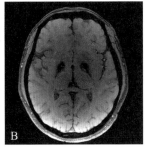

图 5-10　虎眼征

A、B. 苍白球前内侧呈高信号，其周围环以低信号，形似"虎眼"。

（三）运动皮质的铁质沉积

运动皮质的铁质沉积见于肌萎缩侧索硬化症（amyotrophic lateral sclerosis，ALS）。ALS 是一种运动神经元病，其特征是运动皮质、脑干核和脊髓前角的运动神经元丢失。SWI 对 ALS 患者运动皮质（中央前回）的铁质异常沉积敏感，有助于诊断 ALS 及病理机制研究。

（四）黑质小体 -1 的铁质沉积

黑质小体 -1（nigrosome 1，N1）的铁质沉积见于帕金森病（Parkinson's disease，PD）患者，SWI 上可观察到"燕尾征"消失。正常人的黑质在轴位 SWI 上表现为"燕尾征"（图 5-11）。PD 患者由于 N1 变性、丢失，大量顺磁性铁在 N1 沉积，出现 N1 信号降低，无法观察到"燕尾征"。研究表明，SWI 上的"燕尾征"消失不仅有助于诊断 PD，还有助于与非典型帕金森综合征患者的鉴别诊断。

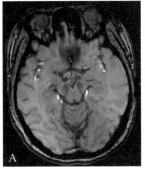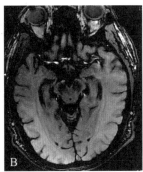

图 5-11　黑质的燕尾征（正常表现）及 PD 患者的黑质
正常人黑质在轴位 SWI 图像上呈燕尾征表现（A），PD 患者黑质区异常铁质沉积，SWI 呈显著低信号，燕尾征消失（B）。

（五）铁环征

铁环征见于多发性硬化（multiple sclerosis，MS）患者。MS 是中枢神经系统常见的炎性脱髓鞘疾病之一，主要累及中青年，复发迁延、致残率高。MS 病灶边缘由于含铁的小胶质细胞和巨噬细胞聚集，在 SWI 上形成低信号环，谓之"铁环征"。它与"中心静脉征"（病灶内见静脉穿行）是 MS 病灶的特异性征象（图 5-12）。

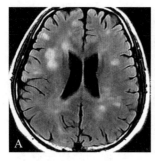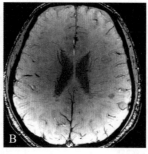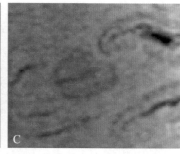

图 5-12　铁环征

MS 病灶在 T_2WI 上（A）呈高信号，SWI 上（B，病灶局部放大图为 C）周边可见低信号环，病理上对应于含铁的小胶质细胞和巨噬细胞聚集，是 MS 的特征性征象。

七、脑深部神经核团术前定位

脑深部电刺激（deep brain stimulation，DBS）是晚期帕金森病（PD）的治疗手段之一。该治疗借助立体定向手术，将刺激电极植入患者脑深部特定神经核团，通过发射电脉冲对核团进行慢性电刺激，从而达到消除或减轻临床症状的目的。研究显示，丘脑底核（subthalamic nucleus，STN）与纹状体和黑质间有密切的解剖和功能联系，在 PD 的致病机制中起重要作用，也是 DBS 最重要的手术靶点。STN 位置深，核团小，周围紧邻众多重要的解剖结构，术前术中定位是手术成败的关键。STN 是灰质核团，其内铁含量较白质高，尽管 SWI 和 QSM 图像均可显示其位置及边界，但 QSM 去除了 blooming 效应的影响，对 STN 的定位更为准确（图 5-13）。

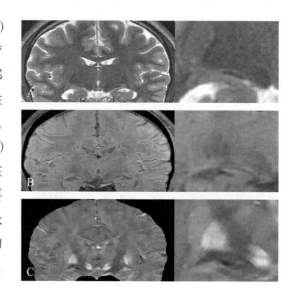

图 5-13　STN 定位

T_2WI 像（A）上 STN 和黑质难以区分，在 SWI（B）上由于有 blooming 效应，STN 与黑质之间也不太清晰，QSM（C）能清晰地区分 STN 和黑质，有助于 DBS 的准确定位。

第五节　科研应用与展望

一、钆对比剂增强磁敏感加权成像

钆（gadolium，Gd）对比剂是强顺磁性物质。Gd 增强 SWI 成像有助于提高脑转移瘤的检出率，尤其对于那些微小、复杂和异质性脑转移病灶具有巨大潜力。另外，Gd 增强 SWI 成像对于评估胶质瘤的分期、分级以及肿瘤的侵袭性方面显示出较大优势。目前使用钆对比剂进行增强磁敏感加权序列还不够成熟，但未来可能在临床应用上有所进展。

二、磁敏感张量成像

磁敏感张量成像（susceptibility tensor imaging，STI）是 QSM 技术的延伸和拓展，是新研发的一种非侵入性评估脑白质纤维完整性及走行的成像技术。它利用脑白质磁化率各向异性的特征，从梯度回波相位信息中提取白质纤维束的走向和髓鞘形成的信息。

QSM 成像的一个基本假设是成像体素中的宏观磁化率为各向同性，即磁化率不会随主磁场和大脑之间的相对方向而变化。这种假设适用于灰质或较大的血管。但研究表明，脑白质的磁化率实际上是各向异性的，髓鞘中高度有序的脂质分子被认为是这种各向异性磁化率的主要来源，纤维微结构相对于主磁场的方向发生改变则磁化率也随之变化。这一理论的提出开拓了一种新的可用于研究白质纤维完整性和绘制髓鞘分布图的方法，即磁敏感张量成像。

自 1990 年以来，基于扩散各向异性的扩散张量成像（diffusion tensor imaging，DTI）一直是非侵入性在体研究白质纤维束走行的唯一方法。尽管 DTI 和 STI 成像的基本物理学原理不同：DTI 显示的扩散各向异性主要由轴突中水分子运动受限所决定，而 STI 显示的白质磁化率各向异性主要来源于髓鞘的脂质分子。但基于动物模型的研究表明，这两种技术在描绘大脑的纤维结构方面非常吻合。因此，磁敏感张量成像的发展，可为体内非侵入性纤维束成像提供一种可行的补充方法。

目前，STI 的图像质量仍不如 DTI，且由于 STI 成像必须在磁体中旋转被试者，以进行多个方向多角度数据采集。因此，STI 目前主要应用在小动物和标本成像中，在人体应用方面仍受到一定的限制。相信将来借助更准确的重建方法，STI 有望提供具有独特化学敏感性的高分辨率张量成像。

三、磁敏感加权成像及其相关技术的总结与展望

磁敏感序列是基于 T_2^* 加权的梯度回波序列，并增加组织的磁敏感性差异提供图像对比。了解脑内常见的磁性物质，磁敏感加权成像技术的原理和后处理方法，熟悉顺、逆磁性物质的成像特点，有助于正确解读磁敏感加权图像以及相位信息，帮助疾病的诊断和鉴别诊断。随着磁敏感加权及其衍生技术的科研应用不断发展，诸如定量磁化率成像、磁敏感张量成像以及钆对比剂增强的 SWI 等技术，有望为临床疾病诊断和机制研究提供更多的线索与技术手段。

知识要点 ··

1. 磁敏感加权成像基于 T_2^* 梯度回波序列和特殊的后处理重建，同时利用幅度和相位信息，生成幅度图、相位图和 SWI 图，主要反映组织磁敏感性的差异。

2. QSM 是 SWI 的进阶技术，QSM 通过消除磁敏感物质周围的 blooming 效应，仅对磁敏感物质本身成像。

3. SWI 和 QSM 技术可对脑内的磁敏感物质进行定性、定量测量，有助于鉴别顺磁性和逆磁性物质，为血管性、出血性、退行性、炎症性等多种神经系统疾病提供有价值的补充信息，也为这些疾病的机制研究提供技术手段。

（陈唯唯）

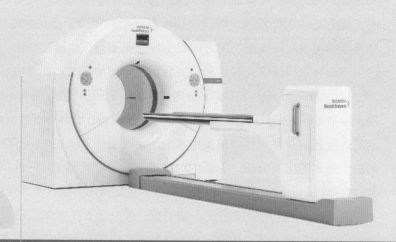

06

功能磁共振成像

视频二维码

功能磁共振成像（functional magnetic resonance imaging，fMRI），是利用任务或静息状态下脑内血氧水平的变化造成局部磁场变化的原理来显示脑内特定功能区的一项技术。fMRI 可以无创显示任务或静息状态下大脑皮质功能区的激活状态并进行定位，目前已被用于脑肿瘤术前功能区定位、认知神经科学研究及各种急慢性疼痛、神经精神心理疾病的脑调节机制研究。fMRI 有任务态和静息态两种类型。

一、成像原理

功能磁共振成像是利用脑活动区域局部血液中氧合血红蛋白与去氧血红蛋白比例的变化所引起的局部组织横向弛豫时间（T_2）的改变，从而在 T_2 加权像上显示脑组织局部活动的一种磁共振成像技术，又称为血氧水平依赖的功能磁共振成像（blood oxygen level-dependent functional magnetic resonance imaging，BOLD-fMRI）。fMRI 最早是1990 年美国贝尔实验室学者 Ogawa 等人提出的，认为在给定的任务刺激后，神经元活动增加引起局部脑区耗氧量和血流量增加，从而使氧合血红蛋白含量增加，去氧血红蛋白含量降低，去氧血红蛋白属于顺磁性物质且 T_2 时间短，其浓度降低导致 T_2 延长，T_2 加权像上信号增强；由于这种成

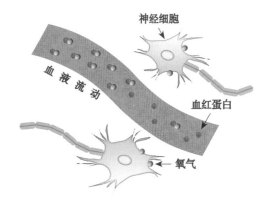

图 6-1　血氧水平依赖信号产生示意图

当血液流经神经细胞丰富的组织时，血液中的氧合血红蛋白将氧气释放，释放的氧气与神经细胞进行物质交换，使得血液中氧合血红蛋白数量减少，去氧血红蛋白数量增加，这种氧合血红蛋白数量的变化即为产生的血氧水平依赖信号。

像方法取决于局部血氧含量，故称为血氧水平依赖（BOLD）的功能磁共振成像（图 6-1）。

后来的研究发现，在清醒、安静、不执行特定任务的状态（有别于睡眠状态）下，大脑一些区域仍在自发地活动，这些脑内自发的活动被称为静息态 BOLD 信号（图 6-2）。

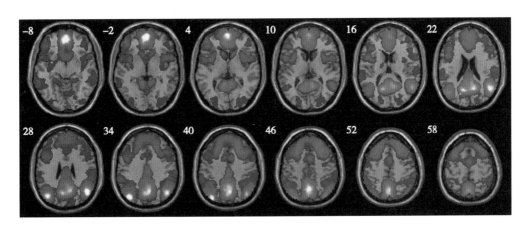

图 6-2　静息态大脑默认网络相关脑区激活图

大脑默认网络包括后扣带回皮质、楔前叶、内侧前额叶皮质、顶下小叶及双侧颞叶皮质。图中颜色越黄，表示激活越显著。每幅图左上角的数字代表该图像的横坐标（MNI 坐标系）。

fMRI 通过测量周围血管、血流代谢等次级生理反应的综合效应来间接反映神经元活动，是一种集功能、影像、解剖为一体的活体定位人脑各功能区的有效方法，具有无创性、无放射性、时间分辨率高、空间分辨率高、可多次重复操作等诸多优势。在几十年里便成为认知神经科学领域最主要的技术手段，已被应用在脑肿瘤、神经精神类疾病（如老年痴呆、癫痫、精神分裂症等）的病理生理机制研究中（图 6-3）。

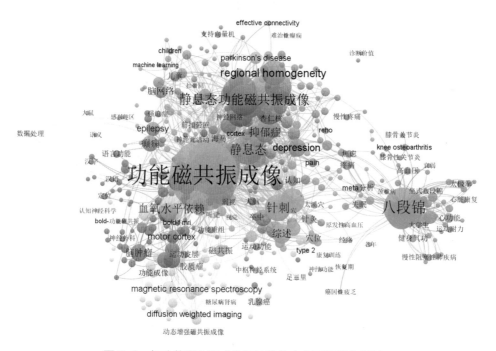

图 6-3　与功能磁共振成像相关的临床应用及研究领域

二、成像方式

fMRI 的成像方法包括静息态和任务态两种类型。

（一）静息态 fMRI

静息态 fMRI（resting state fMRI）主要检测受试者处于"静息状态"时的脑活动。在静息态 fMRI 扫描时，受试者通常不接受任何指令，他们不论是在睁眼、闭眼还是看固定"十"字形等状态下，大脑获得的激活图都是类似的。研究表明，占体重 2% 的大脑却消耗了 20% 的能量，其中大脑用于外在任务或刺激信息的处理只消耗大脑总能量的 5%，而静息态时却消耗了大脑总能量的绝大部分。Raichle 等人把这种固定存在但用处不明的能量消耗称之为"暗能量"。静息状态下的脑活动可能蕴含着大脑最重要的奥秘，因此对这种静息态的神经信息处理研究是很有必要的。另外，Biswal 等人在 1995 年的静息态 fMRI 开创性研究中发现，即使无任何任务刺激，大脑双侧运动区之间的低频（<0.1Hz）振荡信号（BOLD 信号）仍然保持着高度同步和相关。越来越多的研究证实了这种低频振荡信号不是磁共振的随机噪声，即使在睡眠和深度麻醉状态下仍然存在，且具有一定的时间、空间组织模式。图 6-4 给出了静息状态下不同脑区的低频振荡信号随时间变化的情况。虽然静息态下的神经活动与自发振荡之间的关系还没有完全阐明，但静息态脑功能的稳健性已经被证实，因此，静息态 fMRI 已被用于多种疾病神经机制的研究。

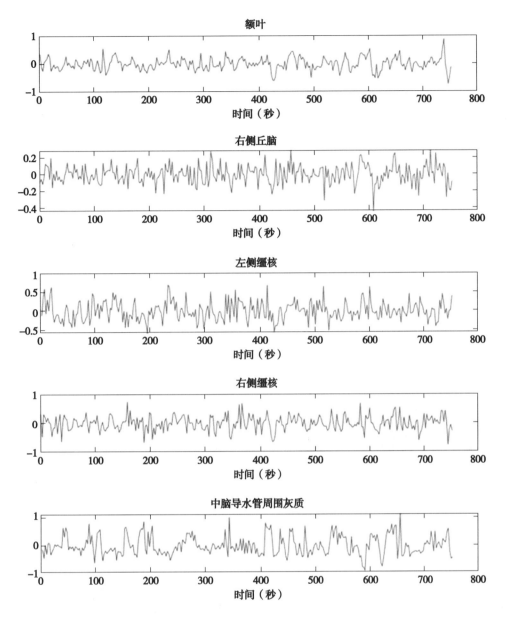

图6-4 一位40岁健康受试者（女）静息状态下不同脑区的时间序列
横坐标表示时间（秒），纵坐标表示信号强度（赫兹）。

（二）任务态 fMRI

任务态 fMRI 主要考察大脑在执行特定任务时的激活脑区。在任务态 fMRI 扫描时，需要受试者同步执行一定的任务，目的在于观察任务对大脑激活的影响。任务设计软件工具包常用的有 E-Prime、Presentation、基于 Matlab 的 Psychtoolbox 等。任务的设计要求尽可能简洁、易懂，满足需求即可。常见的任务态 fMRI 实验设计主要有组块设计（block design）和事件相关设计（event related design）。

1. 组块设计　是以组块形式呈现刺激，其刺激一般分成两类，一类是复杂任务刺激，另一类是简单任务刺激或无任务。二者的组块间隔出现；每个组块内同一类型刺激连续、重复呈现。在任务态 fMRI 研究中，激活脑区通常利用两种刺激条件下的信号差异而获得，认为这些脑区是实验条件刺激下激活的相关脑区。

这里举例说明组块设计。介绍一种注意力相关的任务，称"多源冲突任务"，采用组块设计。简单地说，受试者会看到 3 个数字，有 2 个数字相同，有 1 个数字与它们不同，要求尽可能快速、准确地找到这个"不同"的数字并按下相应的按键进行反应。任务分成简单任务和复杂任务两类。在简单任务中，相同的数字均为 0，在复杂任务中，相同的数字不再是 0，而是 1、2、3 中的任意一个数字。每个刺激持续 1.75s，简单任务和复杂任务交替出现，一个组块（1 个简单任务和 1 个复杂任务）持续 84s，一共出现 4 个组块。任务开始前和结束后各有 30s 的休息时间，休息时不做任务。任务的设计图片如图 6-5 所示，受试者通过按键盒（图 6-6）进行反应。

多源冲突任务是一种需要注意力高度集中才能完成的任务，执行该任务可以显著激活大脑注意网络（图 6-7），包括双侧额叶、前扣带回背外侧皮质、双侧顶叶（黄 – 红色）；而脑默认网络激活降低（蓝 – 浅蓝色）。

组块设计的任务态 fMRI，由于具有相同性质的任务聚合在一起，任务刺激时间较长，可引起相关脑区的重复激活，从而诱发出很强的 BOLD 信号变化，常用于脑功能定位，是早期的功能磁共振实验主要采用的方式。组块设计的优点是简单易行、BOLD 信号强，具有较高的信号探

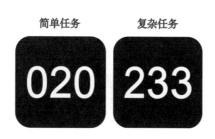

图 6-5　多源冲突任务

受试者要从 3 个数字中选择一个"不同"的数字，两幅图要选择的数字均为"2"。

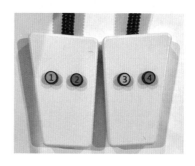

图 6-6　双手独立式响应控制按键盒

其中左侧为"1""2"号键，右侧为"3""4"号键。受试者执行多源冲突任务时只用到"1""2""3"号键，"4"号键不用。

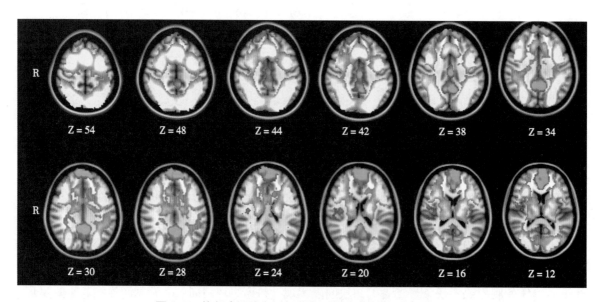

图 6-7　执行多源冲突任务时激活增强和激活降低的脑区

其中红 – 黄色表示激活增加的区域，蓝 – 浅蓝色表示激活减弱的区域。Z 表示上下方向上的位置坐标（MNI 坐标），R 表示大脑右侧。

测能力。缺点有：①刺激不能随机化，可能会引起被试者的期望效应；②由于不能区分单个刺激，所以无法定量分析单个刺激引起的脑活动，会失去一些有意义的信息。

2．**事件相关设计** 是由 Buckner 等人提出的，又称单事件设计，一次只给一个刺激，经过一段时间间隔，再进行下一次相同或不同的刺激。它的核心是基于单次刺激或行为事件所引发的血氧反应，单个事件诱发的 BOLD 信号往往较弱，实际运用中往往采用多个事件诱发的 BOLD 信号进行叠加的方法。事件相关设计的优点是：①可更好地减少心理学研究中经常遇到的期望效应和习惯化效应。②可减少头颅运动造成的信号干扰，可用于一些无法避免轻微头动的认知任务，如吞咽和大声说话等，且效果显著。③可用于一些无法采用组块化设计的实验任务中，能够对 BOLD 信号进行更加准确的描述。

事件相关设计也有一些不足：①某些实验不适用，如针灸；②由于刺激间隔时间较长，受试者注意力会降低；③对事件相关设计的后处理方法还不成熟。总体来说，组块设计可以看成是事件相关设计的一个特例，事件相关设计更具有普遍性。

三、技术要点

大多数 fMRI 成像需要 1.5～2.0T（T：特斯拉，单位是高斯）以上场强的 MR 设备，场强在 1.5T 以下的系统不适合进行脑功能成像研究。不同场强的 MR 设备得到的 BOLD 信号略有不同，场强越大，理论上得到的图像信噪比越高，但是场强越高，磁体的制作成本就越高。另外，7.0T 以上的磁场对人体组织是否存在潜在安全隐患尚未得到验证，所以磁场强度不是越大越好。目前应用最多的是 1.5T 和 3.0T。fMRI 成像序列一般使用 T_2^* 效应敏感的快速成像序列，如梯度回波（gradient recalled echo，GRE）、梯度回波 – 平面回波成像（gradient echo-echo planar imaging，GRE-EPI）、自旋回波 -EPI（spin echo-echo planar imaging，SE-EPI）序列等。

EPI 是由 MansField 在 1997 年首次阐述的，该技术把经典成像中的多次扫描简化为一次扫描，使成像速度得到巨大提高，大多数高场强 MR 机都采用 GRE 与 EPI 相结合的序列。单纯 GRE 序列的缺点是图像采集时间较长，成像层数有限，容易受运动影响而产生伪影。而 GRE-EPI 序列梯度场切换速度快，单次或少于一次激发便可完成整个 k 空间的数据采集，成像时间可缩短至 30～100ms，可大大降低运动伪影的影响。

fMRI 使用长重复时间（repetition time，TR），可提高图像信噪比。需要设定的扫描参数有 TR、体素大小和扫描范围。TR 是采集单个全脑范围的时间，一般采用小体素，如 2～3mm。EPI 技术要求在每个受试者扫描之前进行匀场，还应常规使用脂肪抑制技术。在进行 BOLD-fMRI 研究时，还需要扫描 3D T_1 结构像，以用于数据处理中的配准。常见的 fMRI 及 3D T_1 结构像扫描参数如表 6–1 所示。

表 6–1　BOLD-fMRI 及 3D T_1 结构像扫描参数（以 GE 3.0T MR 为例）

项目	BOLD-fMRI	3D T_1 结构像
序列	GRE-EPI 序列	3D T_1 FSPGR
重复时间（TR）	2 500ms	10.8ms
回波时间（TE）	30ms	4.9ms

续表

项目	BOLD-fMRI	3D T$_1$ 结构像
翻转角（FA）	90°	15°
层厚	3mm	1mm
层间距	0mm	0mm
扫描范围（FOV）	256mm × 256mm	256mm × 256mm
扫描矩阵	64 × 64	256 × 256
扫描层数	50～60 层，覆盖全脑	140～160 层，覆盖全脑
采集时间	6～7min	5～6min

GRE-EPI：梯度回波 – 平面回波成像；FSPGR：快速扰相梯度回波。

那么，静息态 fMRI 扫描需要多长时间？Van Dijk 及其同事于 2010 年通过研究发现，5min 的静息态足够可靠地显示静息态网络。然而，人脑连接组的数据表明，增加数据采集时间（如长达 1h，4 800 帧）可以减少足够多的噪声而无需对数据进行空间平滑，从而使静息态网络图具有更好的空间特异性，能很好地对应灰质皮质结构。当然在大多数研究中，考虑到受试者的耐受性，不太可能进行长达 1h 的扫描，但是为了保证足够高的数据质量，将扫描时间延长到 10～15min 还是可以考虑的。当采集时间较长时，可考虑进行多次采集，避免受试者入睡的可能。

四、质量控制——常见伪影及处理

fMRI 所获得的 BOLD 信号是一种混杂信号，主要由神经元的活动组成，还会受到很多其他因素的影响，如呼吸、心搏、磁共振成像有关的伪影等。

伪影（artifact）是指在磁共振扫描或图像处理过程中出现的一些人体本身不存在的影像。MRI 图像中每个像素点的信息，都由频率编码和相位编码决定，当频率编码和相位编码受到外界干扰时，影像不能正确反映组织结构的位置、形状和组织特征，即产生伪影，从而使图像质量下降。fMRI 扫描时可伴随各种伪影，主要包括硬件相关伪影、运动伪影及生理噪声。

1. **硬件相关伪影**　包括卷褶伪影、射频干扰噪声和 Ghost 伪影。当物体大小超出扫描范围时，在相位编码方向及频率编码方向上都可能出现卷褶伪影。射频干扰噪声是由外界无线电信号干扰产生的噪声，在图像重建时引入的伪影。一般通过查看原始的 k 空间数据或图像就能发现。这种伪影表现非常典型，又称拉链状伪影（zipper artefact）。Ghost 伪影又称鬼影 / 重影，一般是由硬件系统不稳定导致的，如射频系统不稳定、梯度系统不稳定、磁场欠均匀等。

2. **运动伪影**　引起运动伪影的最主要原因是受试者头动。虽然可以通过适当填充固定物来减少头动，但是不能完全避免。不同的人头动量不同，如患者通常比健康受试者头动多。后面的很多数据预处理方法会考虑到头动并尽量减少头动引起的伪影。

3. **生理噪声**　主要源于受试者的心跳和呼吸，还包括颅内大动脉及脑脊液搏动。呼吸会引起胸、腹部的小幅度运动。心跳和呼吸的循环相对稳定（心率约 1 次 /s，呼吸约 1 次 /3s），由于 fMRI 采样的重复时间（TR）太长，无法对这些生理周期进行采样，从而导致信号混叠（即心跳和呼吸的影响最终会扩散至所有频率）。

五、BOLD-fMRI 数据后处理

原始的 BOLD-fMRI 数据是无法观察脑区活动情况的（图 6-8）；fMRI 数据采集完成后，需要查看一下图像的大体情况，然后进行数据预处理、数据处理才能得到不同脑区的活动情况。以下将对 fMRI 常用后处理软件及数据处理流程进行叙述。

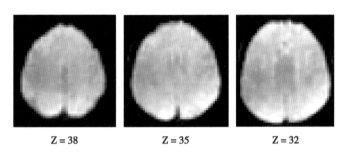

图 6-8　原始 BOLD-fMRI 数据

（一）常用软件

目前常用的 fMRI 数据分析软件有"统计参数图"（statistical parametric mapping，SPM）、FMRIB 软件库（FMRIB Software Library，FSL）、功能连接工具包（functional connectivity toolbox）CONN、脑功能成像分析软件（analysis of functional neuroimages，AFNI）等（表 6-2）。

表 6-2　BOLD-fMRI 后处理需要用到的软件

软件名称	功能
SPM	处理多模态 MRI 数据
FSL	处理多模态 MRI 数据
CONN	功能连接分析
AFNI	处理多模态 MRI 数据
MRICroN	数据格式转换
Matlab	工具软件
XjView	fMRI 看图软件
BrainNet Viewer	脑连接可视化软件
GRETNA	脑连接组分析软件

SPM 是专门为脑功能成像数据分析而设计的一个通用软件包。其理论和思想最初是由英国的 Karl Friston 在 1991 年提出的，主要目的是对被试间或被试内的不同成像结果做比较，得出一个具有统计意义的结果。SPM 的主要贡献是解决了不同图像数据间的比较问题，给出了具有统计学意义的结果。

FSL 软件是英国牛津大学脑功能磁共振成像中心开发的一个软件库，该软件由 Stephen Smith 教授开发，于 2000 年发布，适用于 Windows、Linux、MacOS 操作系统，也可以进行手动安装以及源代码编译。FSL 可用于磁共振脑结构成像、fMRI（静息、任务）、扩散张量成像的数据分析。

AFNI 是由美国 Wisconsin 医学院生物物理研究所 Cox 博士开发研制的，是一个交互式的脑功能成像数据分析软件。AFNI 可以将低分辨率的脑功能成像实验结果叠加在具有高分辨率的脑结构图像上进行三维显示；通过选择一些特征点，将实验数据转换到立体定位坐标上；它可以同时在屏幕上显示 3 个正交的平面图像，显示的图像可以在各种功能和解剖数据之间互相转换，其附加的程序可以对三维图像数据进行操作和融合。AFNI 是一个全开放的软件系统，允许用户在其基础上进行二次开发，并提供了插入程序接口。

CONN 是一款基于 MATLAB 的功能磁共振数据处理软件，它可以实现静息态和任务态 fMRI 数据预处理、后处理、统计分析和结果呈现等一系列处理分析，尤其擅长功能连接的分析。CONN 是由美国 Gabrieli 实验室研究人员开发的，最早开发于 2011 年，随着新技术的产生，CONN 不断更新，功能也越来越丰富。

（二）fMRI 数据预处理

预处理的主要目的是减少干扰性伪影和其他结构噪声，为后续的数据处理做准备。从磁共振机器下载的原始 fMRI 数据为 DICOM 格式，不能直接进行处理，需要先转换成 NIFTI 格式。对 fMRI 数据处理开始之前，需要进行预处理，预处理的大体顺序为：移除前 5～10 个时间点的图像，时间层校正，头动校正，空间标准化，平滑，滤波和去线性漂移等（图 6-9），下面将分别阐述。

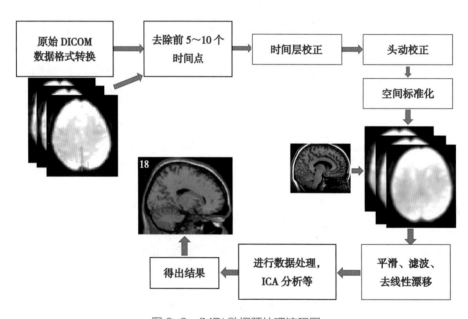

图 6-9　fMRI 数据预处理流程图

1. **去除前 5～10 个时间点的图像**　当进行 MR 扫描时，被试者对磁场内的环境可能存在一些不适应、磁场的不均匀性也会带来一些噪声，进而影响 MR 数据的质量，采取的方法是去除前 5～10 个（如 5 个）时间点的数据以消除这些影响，一般认为 5 个时间点以后磁场趋于均匀，数据比较稳定。

2. **时间层校正**　每层图像获取时间存在偏差，即一些层面在 TR 开始时采集，另一些层面稍晚采集。该校正选取其中一层为参考数据层，将其他数据层与参考数据层配准，解决层与层之间扫描时间不匹配的问题。

3．**头动校正** 图像采集时间较长，被试者在扫描过程中不可避免出现轻微头动。头动校正是将每帧图像分别在空间上配准到指定的参考图像上，参考图像通常是所获取的图像之一（第一帧或中间图像，取决于所使用的软件包）。校正过程最终会输出一组头动参数，作为对头动情况的估算，包括 6 个参数，其中 3 个参数描述 3 个方向的平移（左右、上下、前后），另外 3 个参数描述旋转运动（俯仰、转动和翻滚）。

4．**空间标准化** 先将 fMRI 数据配准到 T_1 结构像，再将结构像配准到标准空间。被试者头颅大小、形状存在个体差异，难以进行组间分析。将所有被试者配准到一个共同的"标准"空间，以便于进行组间比较。标准空间是描述脑区位置的通用坐标系，常用的有 Talairach 空间和 MNI 空间（montreal neurological institute）。

5．**平滑** 由于客观因素的影响，数据不可避免地存在各种噪声污染。通过计算多个相邻体素的加权平均值来实现平滑，具有模糊图像的效果。平滑的程度取决于高斯核的半峰全宽（full width at half maximum，FWHM），FWHM 通常设置为原始数据体素大小的 2～3 倍，如 8mm。

6．**滤波** 目的是删除不需要的信号成分，而又保留感兴趣的信号。由于神经活动信号集中在 0.01～0.08Hz 范围内，在扫描过程中，采集到的 BOLD 信号夹杂低频的呼吸信号、高频的机器噪声及头动信号等，滤波可以去除低、高频噪声的干扰。常用的滤波为带通滤（0.01～0.1Hz）。

7．**去线性漂移** 在实际扫描中会出现基线漂移。为了提高图像质量，用 128s 的低通滤波去线性漂移，采用自回归预测法（auto-regression，AR）进行校正。

（三）fMRI 数据处理

在成像技术发展的同时，fMRI 的数据后处理方法也在不断进步。fMRI 可以探索任务态和静息态下的脑活动规律。常见的分析指标有：低频振幅（amplitude of low frequency fluctuation，ALFF）、分数低频振幅（fractional ALFF，fALFF）、局部一致性（regional homogeneity，Reho）、基于种子点的功能连接、小世界网络、全脑网络连接等。下面介绍几种常用的分析方法。

1．**独立成分分析**（independent component analysis，ICA） 是将全脑静息态 fMRI 数据分解为一组空间结构化成分的方法。ICA 可以识别噪声并去除它们以达到降噪的目的。组水平的 ICA 可以识别大的静息态脑网络。

2．**脑功能连接分析** 功能连接是指空间上距离较远的脑区之间活动的相关性，一般指这些脑区 BOLD 信号在时间上的相关性。功能连接反映了不同脑区之间相互沟通的方式，以及信息从一个脑区传到另一个脑区的方式。功能分离和功能整合是大脑进行信息处理的两种基本过程。功能分离主要研究与特定任务相关的脑区，强调解剖学上分离的脑区具有不同的功能，是脑区功能定位的理论基础，如视觉皮质、感觉运动皮质、语言区等。功能整合主要探究不同脑区之间的协同作用，强调空间上分离的脑区共同协调完成一个特定的任务，是脑连接、脑网络的理论基础。功能连接是反映功能整合最主要的策略及手段。特别是静息态功能连接考察了远距离脑区间的时间相关性，反映了自发的低频振荡信号之间活动的同步一致性。该方法的生理假设是：功能上协调运作的脑区活动是与时间相关的，显著高出与其他脑区的时间相关性。基于种子点的功能连接分析是最常用的方法。具体做法是：首先选取一个特定脑区作为种子点，计算种子点的时间序列与全脑其他所有体素的时间序列之间的相关性。根据相关程度找到与种子点有功能连接的各个脑区，通过统计显著性确定种子点的功能连接图，组成一个脑功能网络。

到目前为止，通过选取已知脑功能区的种子点，采用相关计算确定了多个大脑的功能连接网络。1995年，Biswal 首先采用这种方法发现了体感运动系统的功能连接范式。随后，默认网络、中央执行网络、突显网络、运动网络、听觉网络、视觉网络等脑功能网络也被确定。有意思的是，静息态下的这些功能网络的空间结构模式与相应任务激活脑区组成的空间模式非常一致。虽然对这种单纯的时间相关性分析结果的内在机制迄今也没有完全搞清楚，但越来越多的研究证实了这些功能网络的稳健性。基于种子点的功能连接分析简单、敏感，能够提供一个与种子点相关的功能连接网络。种子点的选取依赖于先验信息，基于明确的假设。需要注意的是，信号内的混杂信息和处理方法上的不同会对结果产生影响。因此，在时间相关性功能连接分析的研究中，有必要在扫描的同时记录心率、呼吸等生理信号，并采用准确的处理方法，增加研究结果的可靠性。

功能连接虽然可以反映不同脑区之间神经元活动的时间相关性，但是不能提供信息流动的方向。

3. 有效连接分析　有效连接可建立神经元之间交互作用的因果关系，具有方向性。举例来说，A 神经元 / 脑区与 B 神经元 / 脑区之间存在解剖学连接，但是只能由 A 向 B 发送指令，这种连接就具有方向性，属于有效连接。有效连接的计算方法有格兰杰因果关系分析（granger causality）、动态因果建模（dynamic causal modelling，DCM，图 6-10）等。

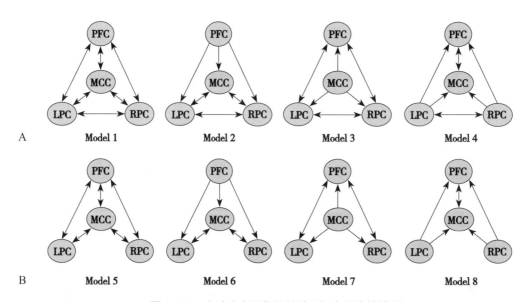

图 6-10　大脑注意网络相关脑区间有效连接模型

A. 左、右侧上顶叶皮质交互模型；B. 左、右侧顶叶无交互模型。双向箭头表示双向连接，单向箭头表示单向连接（PFC，前额叶；MCC，中扣带回皮质；LPC，左侧顶叶；RPC，右侧顶叶）。

fMRI 的后处理方法还有很多，任务态 fMRI 和静息态 fMRI 具有相对不同的后处理方式。随着计算机科学的发展及人工智能的进步，fMRI 的后处理将变得越来越简单、易操作。

六、临床应用

fMRI 对于神经系统疾病的研究、诊断、进展评估及实验性干预治疗效果，能提供敏感、客观精确的信息评价。fMRI 的一大优势是可以实时显示活体的脑功能区，这对于临床脑功能区定位具有很高的价值。fMRI 在脑神经病变中的应用涉及癫痫、帕金森综合征、阿尔茨海默病、多发性硬化及脑梗死等多种疾病。由于其时间分辨率、空间分辨率高，所以对疾病的早期诊断、鉴别、治疗和预后的跟踪具有重要的意义。

1. **脑肿瘤**　fMRI 最早在临床的应用是对脑肿瘤患者进行术前功能区的定位。fMRI 在定位脑功能区方面具有较高的敏感性。在神经外科手术中最大限度地切除病灶，同时使主要的脑功能区（如视觉、语言及感知运动皮质）得以保留是神经外科手术的目标。对脑肿瘤患者来说，外科手术通常是最理想的治疗方式，尤其是恶性肿瘤。多数情况下外科医生想要尽可能多地切除肿瘤及邻近受累脑区以减少复发。然而，如果肿瘤位置与重要功能区如控制运动、感觉、视觉及语言等重要脑区的关系密切，为了尽可能保留这些功能，则需要最大限度地避开这些脑区以提高患者术后生活质量。在实际手术中，手术野暴露有限，加上病变容易造成正常解剖结构的移位或变形，有时正确辨认中央沟、中央前回、中央后回非常困难；对脑皮质直接进行电刺激确定功能区，会对患者造成痛苦和伤害，且不能用于术前制订手术计划和评估手术风险。fMRI 的出现，使得术前无创评估脑内病变与邻近重要功能区的关系成为可能。目前，许多医院已开展了利用 fMRI 进行神经外科术前功能定位的工作。最新的进展是 fMRI 与经颅磁刺激（transcranial magnetic stimulation，TMS）联合使用，使得可以更准确地进行个体化脑功能定位，显示肿瘤与关键脑区的关系。

对脑肿瘤邻近功能区进行定位常用的是任务态 fMRI，如手指运动、文字阅读、视觉任务或听觉任务（表 6-3），让患者执行这些任务的同时进行磁共振扫描，以观察哪些脑区出现了激活，最终定位到相应的解剖结构上。图 6-11 为一例脑肿瘤患者，执行握拳任务后的大脑激活情况。

表6-3　脑肿瘤术前定位常用任务

任务类型	具体操作
运动任务	握拳、手指运动、足趾运动
视觉任务	看闪烁的棋盘格
听觉任务	听音乐。音乐有欢快的或悲伤的，恐怖的或平静的
语言任务	图片命名、词汇联想、词义判断、阅读一段文字

随着技术的发展，fMRI 的作用不局限于术前定位，而是发展到了术中的实时导航，参与手术计划的制订及肿瘤切除的全过程。总之，fMRI 对肿瘤病变的手术及放疗计划的制订、术中导航、预后估计、减少手术损伤和并发症，提高术后生活质量具有重要意义。

2. **癫痫**　在难治性癫痫患者中，约 20% 患者适合手术治疗，特别是有致痫灶的患者。Loring 等人认为对难治性癫痫患者来说，颞叶切除术比药物治疗效果好，可以更好地控制癫痫发作，降低死亡率。但颞叶切除术的成功与否和海马的切除范围以及由此引起的功能缺失密切相关。所以，术前对患者的语言优势半球的确认以及记忆功能的定位就显得非常重要。fMRI 可用于神经外科的癫痫定位、手术方案制订。近年来，fMRI 和脑电图（EEG）配合使用，可以精确定位异常放电脑区的局部代谢改变，提供脑内单灶/多灶性异常放电的相关解剖和病理生理信息。

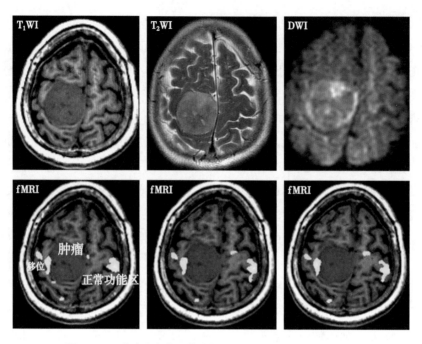

图 6-11 脑肿瘤患者，执行握拳任务后的大脑激活情况

女，65 岁，头晕 3 年余，左下肢进行性无力 1 年余，加重 4 个月。磁共振平扫提示右侧额 – 顶部交界区脑膜瘤，握拳任务 fMRI 显示右侧中央前回（运动中枢）向后、外侧移位（黄色区域）。

七、研究进展

fMRI 具有较好的空间分辨率、时间分辨率及可重复性，逐渐应用于神经科学的基础研究领域。fMRI 的一大优势是可以先于结构改变而发现疾病亚临床阶段的功能改变。该技术可用于早期筛选脑功能疾病患者，从而及时干预治疗。如预测哪些年轻人会发展成抑郁症、精神分裂症患者，哪些抑郁症、神经精神类疾病患者对药物治疗效果较好。

（一）健康人脑功能的研究

fMRI 最早应用于健康人神经生理活动的研究，主要是视觉皮质功能的研究。后来随着刺激方案的精确性提高、实验技术的进步，fMRI 的研究逐渐扩展至听觉、语言、认知、情感、记忆等活动的研究。

1. 运动和感觉的 fMRI 研究　手指运动任务是最早成为 fMRI 研究的刺激模式，由于操作简单、便于控制，成为任务态 fMRI 研究中最常用的实验方法。组块设计和事件相关设计均被用于研究手指运动任务。事件相关设计可以探讨简单运动、随意运动及假想动作的脑功能区的活动机制。

2. 视听觉的 fMRI 研究　fMRI 在视觉领域的应用广泛，在视觉生理以及与视觉相关的心理认知研究领域已取得重要进展，主要是视觉刺激条件易于控制，视觉皮质激活时信号强度相对较大。如 Burton 等人对先天性失明和后天性失明者进行 fMRI 研究，发现两组的反应幅度与范围不一样。虽然完全失明，但视觉皮质仍有反应，包括枕叶外围皮质、楔叶、纺锤体皮质区、上枕叶和高级视觉皮质区。

fMRI 也常用于听觉领域的研究。既往许多研究表明，在听觉刺激后会引起颞叶后上部的激活。fMRI 曾被用于感音神经性耳聋患者的听觉功能研究。

3．认知功能相关的 fMRI 研究 认知科学是以认知过程及其规律为研究对象的科学，涉及学习、记忆、思维、理解等行为。fMRI 用于认知功能的研究，主要包括注意、执行功能和记忆。注意是一种特殊的认知过程，它将个体的心理焦点集中于所处情景中的一个或几个方面，包括某个具体时间、物体或活动等，同时忽略来自其他方面的信息，从而更加有效地处理注意焦点相关问题。fMRI 与 EEG 结合有助于研究认知过程的动态变化，适合分解脑的高级认知功能，包括注意、执行功能、记忆、决策、情绪等。fMRI 技术的发展、计算机及脑科学的发展为认知科学的进步提供了新的研究思路。

4．语言的 fMRI 研究 大脑的语言加工机制比较复杂，涉及运动、感觉、认知多个领域。fMRI 在探索语言发生的机制及双语、多语与脑内神经网络之间的关系方面提供了重要依据；并应用于人脑语言功能区的定位、语言偏侧化、失语者、双语者、多语者脑功能的研究。有些人在生活、工作中需使用两种或两种以上语言，称为双语者或多语者。人脑对语言的加工处理，尤其是多种语言系统如何共存并协调工作，是很多科学家关注的焦点。研究语言的脑加工机制，通常采用任务态 fMRI 扫描方式，让受试者执行语言任务时进行 fMRI 扫描，如阅读一段话（图6-12）。有研究认为，左侧额下回处理语义加工，左侧额中回、左侧顶后回、左侧颞上回负责语音加工，也有人认为小脑及基底神经节区域参与汉语语言任务处理。对大脑偏侧化的研究认为，不论左利手还是右利手，大脑语言均产生于左侧半球。然而，当左侧大脑半球受损后，右侧大脑半球的功能会增强，从而使得语言功能尽快恢复，针对右侧大脑半球的语言机制研究相对较少。总体而言，既往研究普遍支持左侧大脑半球在语言处理中占主导地位，但人脑语言的研究仍于探索阶段，进一步的研究可以结合其他功能成像技术以加深对大脑语言加工机制的理解。

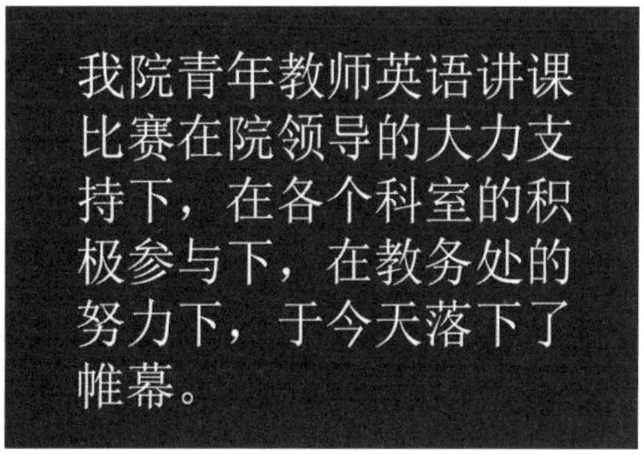

图6-12 语言任务
要求受试者在进行 fMRI 扫描时同时阅读上述文字，观察大脑语言区的激活情况。

（二）疾病状态下脑功能的研究

1．创伤性脑损伤（traumatic brain injury，TBI） 指头部受到外力因素（撞击、打击、开放性头部损伤）导致暂时性或永久性的神经功能障碍。TBI 后脑组织会发生一系列复杂的病理生理反应，其造成的神经功能障碍严重威胁到人类健康。fMRI 可以检测 TBI 后患者的脑血管反应性（cerebrovascular reactivity，CVR）的变化，Churchill 等人认为脑震荡的严重程度与 CVR 减少相关，症状越严重，CVR 减少得就越多。另外，Amyo 等人认为 TBI 患者的整体 CVR 显著降低。fMRI 可用于检测 CVR 功能和微血管的完整性，为临床 TBI 诊断和治疗提供有价值的信息。

2．精神分裂症 多起病于青壮年，发展缓慢，以思维、情感、行为等方面障碍及精神活动不协调为主要特点，具有高致残率。采用 fMRI 对精神分裂症的多项研究发现，患者多个脑区具有异常激活，并且不同脑区之间的连接性与健康被试者有显著差异，认为精神分裂症患者脑区间信息传递效率降低。fMRI 可动态观察精神分裂症患者药物治疗前后脑功能的变化，从而了解治疗效果。

3．慢性腰背痛 是指疼痛持续发作超过 1 个月或反复发作超过 3 个月的疼痛。越来越多的研究开始探索大脑在疼痛调节、疼痛防御及情绪认知调节过程中的作用。慢性疼痛可引起患者认知功能损害，具体表现在：注意力、记忆力、执行能力下降等。持续性的慢性疼痛作为一种显著的刺激，可不断引起大脑注意网络及其他重要网络的重组，从而影响人的认知功能。fMRI 被用于研究慢性腰背痛执行注意力任务的能力及大脑激活情况，结果发现慢性腰背痛执行"多源冲突任务"时，其反应正确率下降，反应时间延长，大脑注意网络相关脑区"扣带回 – 额叶 – 顶叶"激活明显低于健康被试者。fMRI 已被用于多种慢性疼痛的研究，除了腰背痛，还有偏头痛、三叉神经痛、功能性腹痛综合征、颈肩痛、肠易激综合征等。

4. **注意缺陷与多动障碍**（attention deficit and hyperactivity disorder，ADHD） 是一种神经发育型精神障碍性疾病，特点是注意力不集中、过度活动或难以控制的行为。既往多项研究表明 ADHD 患者大脑多个脑区激活存在异常，包括腹内侧前额叶、前扣带回、丘脑、顶叶等。

5. **轻度认知障碍和阿尔茨海默病** fMRI 可用于研究轻度认知障碍和阿尔茨海默病的因果关系，通过测定患者计算能力或视觉空间认知功能来定位损害的脑功能区，为早期诊断阿尔茨海默病提供参考数据。

（三）局限性与不足之处

虽然 fMRI 的发展为脑科学研究提供了重要手段，但这一技术仍存在一些局限性。首先，fMRI 测量的是一种混杂信号，主要由神经元的活动组成，但还会受到邻近组织的影响；此外 BOLD 信号还受到一些干扰因素的影响，如微小头动、物理噪声、生理噪声等。BOLD 需要比较高的空间分辨率，扫描时间越长越好，但是太长的扫描时间被试者往往难以忍受，如何克服这些困难力求用尽可能短的扫描时间实现尽可能高的空间分辨率，是未来研究的方向。最后，fMRI 已经应用于许多领域的脑功能研究，然而许多指标的实际生理意义尚不太清楚，将 fMRI 的结果应用于临床，指导疾病治疗或用于监测疗效，是临床及科研工作者共同努力的方向。

八、总结与展望

fMRI 是一种可靠性较高的衡量脑功能活动的技术，是目前无创活体研究脑功能活动的方法。随着该技术的不断进步、发展成熟，其不仅应用在疾病方面，还应用在认知心理学、文化与社会认知神经科学领域。尽管我们还远未达到可以直接观察神经元活动的状态，但从信号变化的时间和空间特征中已经能提取越来越精细和有用的信息。随着 BOLD 信号的标准化和稳定，加上后处理方面的一些创新，以及逐渐涉及机器学习、网络科学及大数据处理领域，fMRI 在科研、临床中的应用越来越广泛，展现出更加广阔的前景。

知识要点

1. fMRI：利用脑内血氧水平变化造成局部磁场变化的原理来显示脑内特定功能区的技术。
2. fMRI 的扫描有静息态、任务态两种。
3. fMRI 后处理分析软件主要有 SPM、FSL、CONN、AFNI 等。
4. fMRI 目前在临床上的应用有：脑肿瘤术前功能区定位、癫痫致病灶定位等。

（毛翠平）

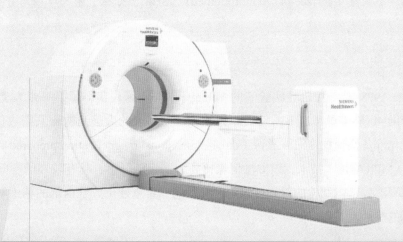

07

第七章

结构
磁共振成像

结构磁共振成像能够在较短的时间内获得高空间分辨率、信噪比以及灰白质对比度的全脑影像，已经被广泛应用于阿尔茨海默病、三叉神经痛等精神或神经障碍的临床诊断和科学研究中。其分析方法主要包括六种：基于感兴趣区（region of interest，ROI）的分析、影像组学分析、基于体素的形态测量（voxel-based morphometry，VBM）分析、基于形变的形态测量（deformation-based morphometry，DBM）分析、基于脑表面的形态测量（surface-based morphometry，SBM）分析、形态学网络分析等。

1978 年，由 EMI 实验室的 Young 和 Clow 等人获得了第一张人类大脑的磁共振图像。在随后的 40 余年里经过不断发展和完善，目前高清的人脑结构磁共振成像（sMRI）主要采用了 3D 磁化准备快速梯度回波成像（three-dimensional magnetization prepared-rapid gradient echo imaging，3D-MPRAGE）技术，该方法信噪比高，图像伪影小，具有较高的空间分辨率，对灰质、白质和脑脊液等脑内结构的对比度显示良好，能三维重建出人脑内部的精细解剖结构，并能够显示出微小的病灶及其细节。

一、成像原理

MPRAGE 是一种快速的磁共振成像技术，利用 180° 预备反转脉冲和小翻转角度的梯度回波序列，快速采集三维傅立叶数据。毫秒级别的 TR 和小翻转角使磁共振能够在几秒内完成一幅图像的扫描，比常规的 SE 技术要快百余倍。该技术通过控制翻转角度和恢复时间，能够获得高空间分辨率和高组织对比度的图像，尤其适用于显示白质、灰质和脑脊液。由于其能进行薄层连续扫描，减少了部分容积效应，特别使颅后窝伪影的干扰减少，同时能对原始数据进行任意角度的重建，有利于显示患者微小的病灶及其细节（图 7-1）。MPRAGE 对神经或精神疾病的诊治具有重要临床和科研价值，同时也是获取正常人脑三维可视化图谱的重要方法，因此，对临床、科研和教学都具有重要的意义。

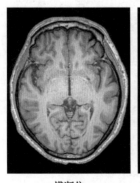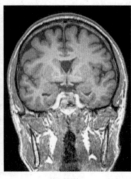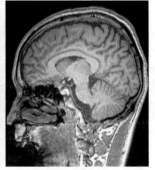

横断位　　　　　　　冠状位　　　　　　　矢状位

图 7-1　3D-MPRAGE 成像

二、成像参数

磁共振高空间分辨率结构影像的主要参数包括 TR、TE、FA、采集矩阵、扫描层数等。因为不同厂商在设计序列的实现方式上有所不同，对 TR 和 TE 的定义也差异较大，所以在设置扫描序列时需要针对不同磁共振成像仪器进行参数的调整。针对市面上各大主要品牌磁共振高空间分辨率结构像的扫描序列，本书给出了成像协议的参数表（表 7-1）。表中的参数来源于各大厂商工程师的建议和文献报道。然而，磁共振的成像质量也容易受到产品型号、场地效应等因素的影响，具体参数的调节应以磁共振的实际成像质量为准。

表 7-1　各大厂商 3D T_1 参数表

序列名	生产厂商	TR（ms）	TE（ms）	FA	反转时间（ms）
MPRAGE	西门子	2 300	2.2	8°	1 000
FSPGR	通用	8.1	3.1	8°	450
T_1W-TFE	飞利浦	8.8	4.1	8°	450
T_1W-FSP	联影	8.1	3.4	8°	1 060

三、质量控制

为了获得有价值、高空间分辨率的人脑磁共振结构图像，在扫描前后均需要采取一定的成像质量保障措施。扫描前的质量控制包括空间分辨率、加速方式、金属筛查等。扫描后的质量控制包括信噪比、对比度、图像伪影等。

（一）扫描前的质量控制

磁共振成像的空间分辨率是指图像空间上可识别的最小距离，反映了对人脑解剖细节的显示能力。高空间分辨能力对检查患者的微小病灶具有重要意义，理论上分辨率越高越好，但在实际操作中，因为各个参数在设置时存在制约关系，所以需要在各个指标中进行平衡。对于人脑形态学的研究，在 3.0T 场强下一般推荐 0.8～1.0mm 的等体素扫描。此外，对于某些机型而言，为了得到真实的脑图，在进行高分辨率结构像扫描之前需要关闭图像的插值功能。

扫描前可以根据磁共振的机型和线圈选择适宜的加速方式，但加速因子的选择要格外慎重。例如，对于 MPRAGE 的并行加速成像，一般认为加速因子不应超过 2，因为过高的加速因子会在某些大脑结构的分割结果中引入系统性偏差。而针对 T_1W-TFE 的 CS-SENSE 技术，也有研究表明，适当的加速因子通常为 3 倍，这样可以在缩短 65% 的采集时间的同时，保留图像的细节。此外，身体内一些不方便拆卸的小金属如金属假牙等可能会影响到图像质量，扫描前要尽可能排除金属可能造成的伪影干扰。被试者应平躺在检查床上，尽可能维持一个舒适的位置不要移动，其头部应使用海绵垫固定在头线圈中，以减少头动造成的伪影。

（二）扫描后的质量控制

信噪比（signal-to-noise ratio，SNR）是磁共振成像最基本的质量参数，是指磁共振图像信号强度与背景随机噪声强度的比值。图像信噪比的测量可以对磁共振图像取中心区域的平均信号作为有效信号强度，标准差作为噪声得到。由于大脑磁共振图像远不如水模图像均匀，所以计算中心区域平均信号的时候所覆盖区域较小，通常以脑区中心整个大脑 50% 以上的面积区域来计算。

在保证一定信噪比的前提下，磁共振图像的成像质量还与它的对比度有关。这里的对比度指的是两种不同组织信号的相对强度差别，差别越大，图像的质量越好。对在头部的实际扫描而言，对比度直接决定了人脑灰白质的差异和图像分割的质量。

图像伪影是指原本被扫描物体并不存在，而在图像上却显示出的各种形态的影像，常见的伪影包括金属伪影、运动伪影和磁化率伪影等。传统上，图像伪影都由一名或多名专家目视检查，而那些显示质量水平不足的图像被排除在外（图 7-2）。但是视觉评估很耗时，而且容易因测量者之间的差异而产生变化，即便同一位测量者，也可能因练习或疲劳等因素而造成信度的降低。另一个问题是，有些伪影可以完全逃避人类的检测，例如那些由于采集参数选择不当造成的伪影。磁共振成像的自动化质量控制长期以来一直是一个悬而未决的问题。最近提出的图像质量指标（image quality metrics，IQMs）可能是一个有潜力的解决方案。表 7-2 列出了由 MRIQC 所计算的部分 IQMs。

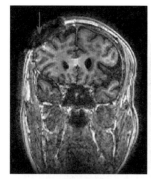 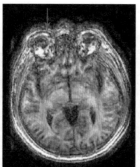 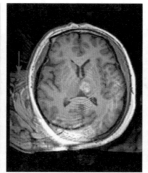 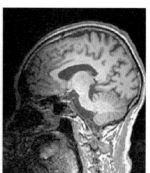

金属伪影　　　　　　运动伪影　　　　　　卷褶伪影　　　　　磁敏感伪影

图 7-2　3D-MPRAGE 常见伪影

表 7-2　MRIQC 计算的部分 IQMs

IQMs 指标名称		IQMs 指标解释
基于噪声测量	CJV	较高的 CJV（联合变异系数）值与头部运动和较大的信号不均匀伪影的存在有关
	SNR	SNR（信噪比）是磁共振图像信号强度与背景随机噪声强度的比值
	Dietrich SNR	Dietrich 提出，使用空气作为参考背景计算的信噪比
	CNR	CNR（对比噪声比）是 SNR 计算的扩展，用于评估灰质和白质的组织对比程度。值越高表示质量越好
	QI2	QI2 计算空气掩膜上的 χ^2 分布的拟合度
基于信息论测量	EFC	EFC（熵聚焦准则）使用体素强度的信息熵作为头部运动引起的重影或模糊的指标。值越低越好
	FBER	FBER（前景—背景能量比）计算为头部图像平均能量相对于空气掩膜中图像的平均能量的比值。值越高越好

IQMs 指标名称		IQMs 指标解释
针对特定伪影的测量	INU	测量由 INU（信号不均匀）校正所估计的偏置场的位置和分布情况。位于 1.0 附近的较小散度更好
	QI1	QI1 衡量的是鼻 – 小脑轴上方的头部周围空气中的伪影强度。QI1 越小越好
	WM2MAX	WM2MAX（白质最大强度比率）是 WM 掩膜内超过整体强度分布 95% 百分位强度的中值
基于其他工具测量	FWHM	半高全宽是使用 AFNI 的 3dFWHMx 对图像模糊程度的估计，值越低表示图像越清晰，值越高表示图像越模糊
	ICVs	根据 FSL FAST 的分割计算的每个组织的 ICV 估计。脑脊液、白质和灰质的标准值分别为 20%、45% 和 35% 左右
	rPVE	根据 FSL FAST 的分割计算的每个组织的 rPVE 估计。较小的 rPVE 更好
	SSTATs	在背景、脑脊液、白质和灰质的掩膜区域内计算了几个统计指标（平均值、标准差、峰度、5% 和 95% 的百分位数等）
	TPMs	从图像估计的组织概率图与来自 ICBM 非线性非对称 2009c 模板相应图重叠的估计。值越高越好

四、数据预处理

磁共振数据预处理是指在磁共振成像数据分析中，对原始图像进行一系列处理和修正，以减少数据噪声、伪影、运动伪影等干扰因素的影响，从而提高数据的质量、准确性和可靠性。扫描得到的 3D 结构磁共振影像，由于梯度非线性失真、信号不均匀、颅脑外组织等因素的混杂，需要进行预处理分析，去除干扰。常见的预处理步骤包括校正信号不均匀性（intensity non-uniformity，INU）、制作被试内的平均脑模板、去头皮、对齐前后连合、分割与标准化等。

1．校正信号不均匀性　在成像过程中，由于射频场（B1）的不均匀激发和接收线圈的灵敏度不同，最终图像的低频信号强度存在不均匀性。这种信号不均匀性会严重影响后续分析步骤，如皮质分割等，并在统计分析和最终结果中引入误差。因此，校正信号不均匀性已成为 sMRI 预处理的一个重要步骤。磁共振图像的信号不均匀校正可采用开源软件 Advanced Normalization Tools（ANTs）中提供的 N4Bias Field Correction 工具来校正。

2．制作被试内的平均脑模板　当被试者有多个 T_1W 图像的情况下，T_1W 图像可以通过 Freesurfer 的 Mri_Robust_Template 工具创建一个无偏的稳健模板，并且使用迭代方法将所有输入图像刚性配准到模板中去。

3．去头皮　为了去除脑外颅骨和头皮等组织对之后配准的影响，通常选择剥头皮的方法对人脑组织进行提取（图 7-3）。经验丰富的神经影像学专家的手动分割一般作为脑组织提取的金标准，此外，Freesurfer、FSL 的 Bet、SPM 生成组织概率模板等方法也可以对脑组织进行自动提取。

4．对齐前后连合　为了避免在后续的分析中出现配准错误，一般需要保持前后连合间线处于水平位置，并将图像原点置于前连合处。建议通过 SPM 软件包中的 Display 选项进行手动定位。

5．分割与标准化　根据后续分析需求，可选择是否进一步进行灰质、白质和脑脊液的组织分割，并利用仿射变换和非线性变换将个体图像映射到 MNI 空间。可选择 SPM 软件包中的 segment 选项或者 Freesurfer 和 FSL 来进行分割和标准化。

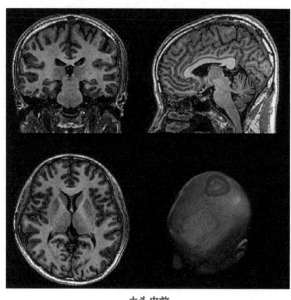 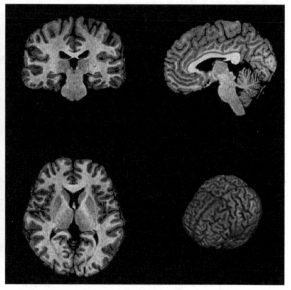

去头皮前　　　　　　　　　　　　　　　　去头皮后

图 7-3　去头皮效果图

五、临床应用

3D-MPRAGE 具有较高的空间分辨率，采用多平面重建影像，能够精确显示出颅内病灶的位置、大小、形态、内部结构及其与周围脑实质的关系，对颅内病灶的显示率明显高于其他成像技术，对定性诊断、术前定位，以及术后疗效判断均具有重要价值。

阿尔茨海默病（AD），俗称老年痴呆，是一类发病相对隐匿且以进行性发展为特点的中枢神经系统变性疾病，是痴呆最常见的一种类型。海马的影像学评估是 AD 诊断和鉴别诊断的重要方法，以 MRI 为主要技术手段。研究表明，AD 的主要征象为内侧颞叶萎缩（medial temporal lobe atrophy，MTA），尤其是海马、内嗅皮质及杏仁核的萎缩。在中华医学会放射学分会磁共振学组联合北京认知神经科学学会共同制订的阿尔茨海默病 MR 检查规范中国专家共识中，建议对于场强≥3.0T 的 MR 扫描仪，采用 3D 全脑矢状面采集高分辨率结构图像，通过重建获得海马的斜横断面（即平行海马平面）和斜冠状面（即垂直海马平面）来进行辅助诊断（图 7-4）。

三叉神经痛（trigeminal neuralgia，TN）是一类独特的外周神经痛，严重影响患者的生活和工作。3D 高分辨率 MRI 序列结合多平面重建可以很好地显示 TN 患者神经血管压迫的情况，特别

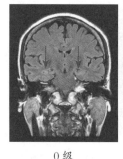 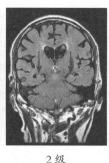 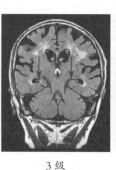 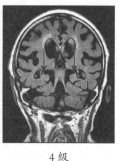

　0 级　　　　　　　1 级　　　　　　　2 级　　　　　　　3 级　　　　　　　4 级

图 7-4　AD 患者的内侧颞叶萎缩分级

是三维空间完美采样技术（three-dimensional sampling perfection with application optimized contrasts using different flip angle evolution，3D-SPACE）、快速成像稳态采集技术（fast imaging employing steady-state acquisition，FIESTA）、三维建构干涉稳态技术（three-dimensional constructive interference in steady

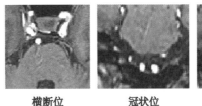

| 横断位 | 冠状位 | 矢状位 |

图 7-5　TN 患者 NVC 情况

state，3D-CISS）可以在脑脊液与神经血管结构之间产生高空间分辨率和高对比度，在 TN 的术前评估中显示出巨大的潜力（图 7-5）。

六、科研应用

（一）基于感兴趣区的分析方法

基于 ROI 的分析法是最早出现的用于脑影像的分析方法，是对大脑内手动描绘的、解剖定义的感兴趣区域的测量，通常用于比较特定脑结构的体积。首先应该由有专业解剖知识的人员根据图像上组织间的边界逐层勾画出目标组织。然后由估计区域体积的软件分析 ROI。获得的体积通常要基于颅内脑体积进行校正，并通过自动算法分为白质和灰质成分。该方法的关键步骤在于 ROI 的分割，一般以高年资的神经影像学专家的手工分割为金标准，常用软件包括 ITK-Snap、3D slicer 等。手工分割存在耗时、重复性较差等固有缺陷。但在分割一些具有较大变异性结构上，手工分割方法具有不可替代的应用价值，并且可以通过组内相关系数（interclass correlation coefficient，ICC）或交并比等指标对勾画进行一致性的检验和估计。最近几年，随着人工智能技术的发展，尤其在深度学习出现后涌现出一批基于卷积神经网络分割算法，U-Net、V-Net、U^2-Net 等深度学习模型对感兴趣区进行自动分割的方法在诸多器官与组织分割的应用中都取得了良好的效果。新的方法可以较准确地分割一些较复杂的脑结构，如海马等（图 7-6）。但这些方法在应用前需要大量已知的分割结果对其深度网络中的巨量参数进行训练。这些训练数据的制

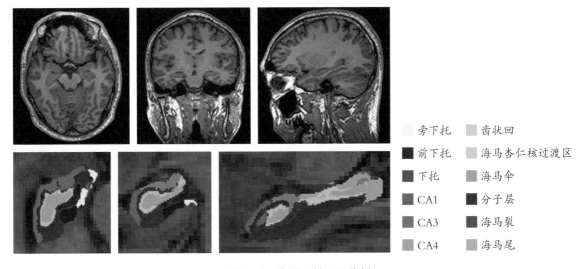

旁下托	齿状回
前下托	海马杏仁核过渡区
下托	海马伞
CA1	分子层
CA3	海马裂
CA4	海马尾

图 7-6　海马及其亚区分割

作一般也是由有丰富经验的专业人员手工分割得到的，模型的效果依赖于手工分割的质量。另一种自动分割的方法是先把个体的影像配准到一个标准空间的模板，然后再在模板上勾画出 ROI，接着再利用配准的信息反向变换得到个体空间的 ROI，但这种方法受到模板本身的影响较大，且对形态变异较大的个体往往分割效果较差。

ROI 分析法广泛应用于精神分裂症和阿尔茨海默病等精神和神经疾病的研究。关于精神分裂症，与健康对照组相比，基于 ROI 技术的横断面研究已经可以确定患者大脑的白质和灰质变化。在长期病史的受试者中，重复最多的发现是脑室扩大、脑萎缩、边缘和旁边缘区域异常（包括杏仁核、海马、海马旁回、前扣带回）、颞上回的体积异常、额叶异常，特别是在前额和眶额区域（代表执行功能的解剖基底）。有人比较了阿尔茨海默病患者和语义性痴呆患者与对照组之间的 VBM 和基于 ROI 的分析的 t 值；他们发现 VBM 分析在检测这两种情况下的海马萎缩方面表现得更好，而在其他结构，如杏仁核和颞回，基于 ROI 的分析则更优。

（二）影像组学分析

影像组学（radiomics）是一种通过对定量影像特征如灰阶特征、纹理特征的挖掘分析来进行计算机辅助诊断的方法，可以看作是 ROI 分析法的进一步发展，是与纹理分析和机器学习技术交叉融合的产物。简而言之，影像组学使用了一些自动化的特征提取算法，将感兴趣区内的数字影像转换为高通量的一阶或者高阶的数据，使图像数据中的深层信息得到充分挖掘和分析，以提高临床诊断的效率和预后预测的价值。影像组学最初主要用于肿瘤的诊断和辅助检测，在肿瘤放疗化疗、免疫治疗、生存预测以及肿瘤分型等方面具有较强的应用价值。后来研究者们发现该技术可以应用于其他能够对病理过程进行影像采集的医学研究。影像组学的分析过程通常包括影像数据的采集和预处理感兴趣靶区的勾画、影像特征提取、特征选择、模型构建等几个步骤（图 7-7）。

感兴趣靶区的勾画与 ROI 分析法的要求相同。目前神经影像专家的手工分割仍然是 ROI 勾画的金标准，但随着人工智能技术的发展，基础深度学习的自动分割已经在诸多脑区分割任务中

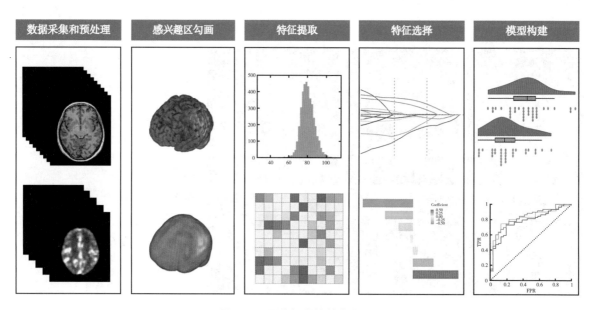

图 7-7　影像组学的基本流程

显示出巨大的优势。

分割得到感兴趣靶区后，需要对每例被试者的感兴趣靶区图像提取影像组学特征，通常包括形态学特征、直方图特征、纹理特征和滤波器特征等。需要注意的是，提取的组学特征应尽可能符合影像生物学标志物的标准化倡议（image biomarker standardisation initiative，IBSI）。其中纹理特征的种类繁多，计算复杂，现列举几种常用的纹理特征。①灰度共生矩阵（gray-level co-occurrence matrix，GLCM），描述了图像中存在某种特定的灰阶空间分布的成对体素的呈现情况；②灰度游程矩阵（gray-level run-length matrix，GLRLM），描述了图像中存在某种相同的灰阶且呈线性排列并特定长度的体素呈现的情况；③灰度尺寸区域矩阵（gray-level size zone matrix，GLSZM），反映了图像中存在某种相同灰阶且具有片状分布的体素呈现的情况；④邻域灰度差矩阵（neighborhood gray tone difference matrix，NGTDM），表现了图像中每个体素同周围邻域体素差界的情况；⑤相邻灰度依赖矩阵（neighboring gray-level dependence matrix，NGLDM），反映了图像中的灰度级差异。特征提取后，需要通过机器学习的方法，对高通量的组学特征进行筛选和建模。机器学习的内容详见第十一章第二节。

目前，影像组学已经与磁共振脑结构成像技术相结合，广泛应用于阿尔茨海默病、自闭症和注意力缺陷与多动障碍等神经或精神疾病的研究。先前有研究表明，海马磁共振结构影像的纹理特征可以对 AD 的诊断提供较好的分类效果。2012 年的一项研究表明，纹理特征可以检测 AD 患者与正常老年人海马组织之间的细微纹理差异，海马结构图像的纹理特征可能与 AD 患者认知受损的严重程度有关。最近，有人把影像组学也应用于功能磁共振成像，并发现与传统的结构纹理特征相比，功能影像指标的纹理特征可能在 AD 的早期诊断方面提供更多的信息。

然而，影像组学在实际应用中也面临着巨大的挑战。首先，影像组学中纹理特征的基本生物学含义尚不明确。其次，影像组学研究目前缺乏规范化的质控体系。最后，影像组学模型的泛化能力较差。

（三）基于体素的形态测量（VBM）

传统的 ROI 分析法有很大的局限性。除了费时费力、重复性差和需要专业的神经影像学和解剖学知识外，使用 ROI 分析还需要对疾病涉及的脑区进行预先假设，这样就会忽略其他脑区可能出现的异常。影像组学可以提取 ROI 内高通量的影像信息进行自动化分析，但仍旧无法避免 ROI 分析方法的固有缺陷。为了克服上述 ROI 分析的缺点，有研究者提出了 VBM 的方法，这是一种以体素为基本单位的形态学分析技术，用于检测大脑结构的细微变化。具体来说，它可以对脑组织各部分的密度和体积进行量化，并在不同的受试者群体之间进行比较，从而能够检测出局部脑区的特征和脑组织成分的差异。与 ROI 分析不同，VBM 可以检测整个大脑的差异，而不是预先定义的大脑区域。VBM 不需要先验假设，是高度自动化的方法，而且不受研究者的主观影响。

VBM 主要分析步骤包括偏置场校正、脑组织分割和标准化、估计颅内总体积、调制、平滑、统计和可视化（图 7-8）。首先，将受试者的大脑结构像数据进行偏置场校正重采样，依据标准空间的灰质、白质和脑脊液的概率模板对三种组织进行分割生成 3 个独立的图像，并配准到同一个三维空间，消除不同个体间脑部容积差异，以使所有图像具有可比性。其次，为了进一步纠正不同被试者的大脑体积对结果的影响，基于组织分割的结果对颅内总体积的进行估计。之后根据配准到标准空间过程中产生的非线性形变信息对分割图像进行调制，调制后体素的值代表该体素所在位置的组织体积。再对调制后的图像通过各向同性高斯核进行平滑处理以减少噪声和配准引入误差，并提高统计分析的效力。最后，以颅内总体积等因素为协变量，利用参数统计检验的方法对分割的脑组织成分逐个进行体素在组间的比较分析，并以定量检测出脑灰质和白质的体积，从而量化分析脑形态学上的异常。很多软件都可以进行 VBM 的分析，例如 SPM 、CAT12、BrainVoyager、MEDx 和 FSL 等。

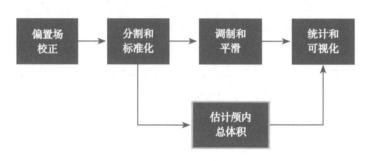

图 7-8　VBM 的基本流程

　　VBM 的分析方法也存在一定局限性。首先，最终的统计结果受配准精度的影响较大，此外，分割模型只考虑大脑内的灰质、白质和脑脊液，不能对病理中发现的非典型组织类型进行建模，例如卒中、肿瘤和动静脉畸形。因此，某些局部区域的匹配不准确会导致统计结果中出现系统性的脑区形态差异。其次，高斯平滑核尺寸的选择目前尚无定论，平滑核的尺寸会显著影响最终差异脑区的范围。最后，VBM 中通常使用的标准参数程序（如 t 检验和 F 检验）是有效的，但前提是残差在拟合模型后呈正态分布。这就产生了一种可能，即在一些 VBM 研究中，误差项的非正态性可能会使统计推断失效。

　　在过去 10 年中，VBM 对阿尔茨海默病、精神分裂症、抑郁症等神经或精神疾病的研究产生了强烈的推动作用。VBM 允许研究疾病的几个重要方面，例如灰质和白质的密度或体积、抗精神病药物的解剖效应和脑部不对称性等。此外，它还是一种有效的测量工具，可以通过高危人群、首发疾病和慢性病评估进行性的大脑变化。在日本，基于体素的阿尔茨海默病特定脑区分析系统（voxel-based specific regional analysis system for Alzheimer's disease，VSRAD）在常规临床实践中被普遍用于评估海马和全脑萎缩。VSRAD 是作为检测 AD 早期阶段的敏感诊断工具而开发的。它使用基于体素的形态测量法来自动和客观地评估内侧颞叶的体积损失程度。

（四）基于形变的形态测量（DBM）

　　DBM 是一种基于非线性配准过程的应用，在空间上将大脑归一化到标准空间的模板。与 VBM 相比，DBM 不需要整个大脑的灰质或白质分布的先验知识，它使用图像对比度作为这些分布的表征。非线性图像配准算法（根据对比度和强度的相似性对图像进行局部匹配）可以更好地检测出细微的灰质差异。除了校正大脑的方向和大小以外，非线性配准可以最大限度地减少由于局部形变造成的其余脑区的变异，并且提供了关于大脑之间结构差异的信息。这种局部体积变化的信息可以通过这些形变的数学性质——雅可比行列式来量化。雅可比行列式通常用于表示局部体积变化，允许直接估计每个体素体积变化的百分比，并可以进一步统计分析。雅可比行列式描述了相邻元素相对位置的张量，故这种方法有时也被称为基于张量的形态学分析。DBM 通常被认为比 VBM 更加敏感，然而 DBM 是通过比较非线性配准计算的变形场来寻找个体间"位置变化"的差异，这使得 DBM 结果的可靠性取决于非线性配准算法的性能。

DBM 已经广泛应用于帕金森等疾病的研究。与对照组 DBM 相比，帕金森病患者左侧小脑有明显的萎缩。在患者组中，帕金森病评分与额叶和颞叶皮质接壤的沟或附近的局部体积高度相关。DBM 纵向分析产生了更广泛和更明显的群体差异，帕金森病患者的枕叶、颞叶、下顶叶以及脑岛、基底核的体积显著降低。临床评分的恶化尤其与皮质区、杏仁核和基底前脑核的体积缩小有关，但与基底神经节无关。

（五）基于脑表面的形态测量（SBM）

VBM 和 DBM 的方法通常只能对大脑皮质体积进行测量，无法直接测量皮质复杂的拓扑结构。而 SBM 可以对大脑皮质的几何形状参数进行提取和分析。与 VBM 分析不同，SBM 可以重建出大脑皮质三维模型，进而反映大脑皮质的表面积、皮质厚度、曲率以及皮质褶皱度等参数指标，对一些肉眼不易观察出的脑组织细微改变也具有很高的敏感度，从而帮助研究人员分析皮质形态学特性。

SBM 的数据处理步骤包括数据预处理、表面重建、皮质对齐、平滑和统计分析。表面重建一般采用基于图谱映射的全自动脑区分割算法，目前最常用的是开源软件 Freesurfer 中的 recon-all 流程。在执行该流程时加入之前采集的高分辨 T_2 加权像可以显著提高脑表面重建的准确率。在模型各个顶点利用两个表面计算出皮质厚度、局部曲率、深度等几何参数，最后在各个顶点上进行统计比较以得到有差异的脑区。最后再对这些指标进行相应的统计学分析。除了 Freesurfer 以外，新版本的 CAT12 也添加了 SBM 的分析方法。

目前，SBM 已经广泛应用于癫痫、阿尔茨海默病、抑郁症等神经或精神疾病的研究中。一项关于特发性全面性癫痫的研究表明，SBM 能够检测出常规 MRI 无法检测到的中枢神经系统的细微变化。对于 AD 患者来说，皮质体积和厚度的测量都是很有价值的定量指标，但皮质体积和厚度的敏感性是不一样的。有研究表明，与厚度测量相比，皮质体积测量对 AD 患者萎缩的测量更为敏感。因此，SBM 和 VBM 的体积测量都非常重要，但 SBM 除了能够量化 AD 患者的脑组织萎缩程度和萎缩速度外，还能反映出病理和生化方面的变化。随着相关技术的发展，利用 SBM 全面反映大脑表面皮质的结构特性已成为可能。但是 SBM 还需要更多有关细胞学领域的基础研究（比如皮质厚度、表面积等参数的改变与细胞数量、细胞体积、细胞外基质、细胞周围间隙、神经轴突张力等的关系）来解释其结果。

VBM、DBM 和 SBM 都是基于 sMRI 图像的脑形态分析方法，但它们的分析对象、处理流程和分析结果都有所不同。VBM 关注于灰质和白质的体素密度、体积，DBM 关注于灰质和白质的变形场和体素的形态变化，而 SBM 关注于皮质表面的面积、厚度和形态变化。此外，VBM 的处理流程相对简单，但可能受到脑结构变异的影响，DBM 需要额外计算变形场，而 SBM 的处理流程较为复杂，并且受限于皮质表面重建算法的精度和稳定性，分辨率较低，计算结果也可能会出现一定程度的误差。

（六）形态学网络

人脑网络可以应用不同模态的神经成像技术来建构。目前，fMRI 和 DTI 是最常见的两种成像模态，分别通过估计脑区间的 BOLD 信号的统计相似性和白质纤维连接来建构人脑网络。除此之外，sMRI 吸引了研究者的持续注意，可以在组水平上刻画跨区域的形态学关系（例如灰质、体积、表面积、皮质厚度等）来构建全脑的形态学网络。相比功能网络和结构网络，形态学网络由于本身是基于结构像得到，因此继承了结构磁共振成像易获取、高信噪比、高空间分辨率的优点，有着广阔的研究与应用前景。Andrews 等人最早研究了人脑视觉系统的形态学特征分布，发现其体积特征在人群上具有显著相关性，即形态学共变现象。

根据轴突扩展理论，皮质区域的突触连接对其形态学有明显的影响。有研究者提出了一种直观、可靠地构建个体形态学网络的方法，具体来讲就是把整个大脑的灰质体积划分为相等大小的立方体（如 3×3×3 体素），进而提取所有立方体内的形态学信息并两两计算皮尔森相关系数。由于不同立方体的形态学信息并不存在一一对应关系，因此该方法需要对立方体进行多次旋转，从而寻找最大的相关系数作为最终的形态学连接。尽管该方法被证明具有较高的重测信度，但仍有不少缺陷，因为该方法是在被试者个体空间操作，不同被试者具有不同数量的立方体（即脑节点），这使得后续的定量分析在不同条件下难以具备可比性；此外，该方法也忽视了不同脑区间的解剖几何学变异和褶皱特点。

为了克服上述方法的局限性，近些年来，研究人员进行了大量探索性的工作。有研究者提出基于各个脑区的形态分布信息来构建个体水平的形态学脑网络。在该网络中，节点定义为某大脑模板中的区域，连接边定义为脑区间形态分布的相似性，可以用于估计不同形状和大小的一对脑区之间的关系。也有研究者基于 Kullback-Leibler 散度的相似性构建个体水平的形态学脑网络，并系统地分析了该网络的拓扑组织，他们发现该网络稳定可靠，并且具有小世界特性，这说明基于 Kullback-Leibler 散度的个体形态学脑网络可以作为表征大脑组织的一种有意义且可靠的方法。

（七）其他科研应用

高分辨率 MRI 已经广泛应用于功能成像配准以及经颅磁定位的研究。功能像的空间分辨率和组织对比度较低，直接配准误差较大，可以通过高分辨率 MRI 为中介，配准到标准空间。而经颅磁刺激仪器的导航定位系统可以根据大脑的结构，定位刺激的目标区域，之后通过结构像还原 3D 头模，将目标区域映射至头皮，形成目标靶点，进而实现相比于定位帽更加精准的靶点刺激。

七、总结与展望

高清的结构磁共振成像能够在较短的时间内获得高空间分辨率、信噪比以及灰白质对比度的全脑影像。了解其技术原理、参数设置、质控分析，将确保该序列能更适当地用于临床。熟悉预处理的基本流程和后处理的各种分析方法，有助于广泛深入地应用在科研中。最近，MP2RAGE（magnetization-prepared two rapid acquisition gradient echoes）技术迅速发展，有研究表明，与传统的 MPRAGE 相比，MP2RAGE 具有更高的稳定性和更好的组织对比度，显示出巨大的临床与科研潜力，可能是未来结构磁共振成像研究的重要方向。

知识要点 ··

1. sMRI 能够在较短的时间内获得高空间分辨率、信噪比以及灰白质对比度的全脑影像。

2. 为了得到有价值、高分辨率的磁共振脑结构影像，在扫描前后均需采取一定的成像质量保障措施。扫描前的质量控制包括：空间分辨率、加速方式、金属筛查等。扫描后的质量控制包括：信噪比、对比度、图像伪影等。

3. sMRI 预处理的基本流程包括校正信号不均匀性、去头皮、对齐前后连合、分割与标准化等步骤。

4. sMRI 分析方法主要包括六种：基于感兴趣区（region of interest，ROI）分析、影像组学分析、基于体素的形态测量（voxel-based morphometry，VBM）分析、基于形变的形态测量（deformation-based morphometry，DBM）分析、基于脑表面的形态测量（surface-based morphometry，SBM）分析、形态学网络分析。

（丁忠祥）

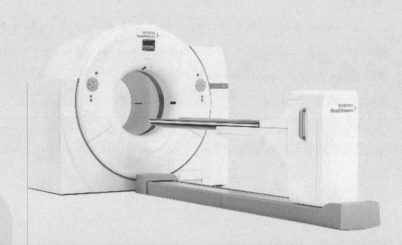

08

第八章

磁化
传递技术

磁化传递成像（magnetization transfer imaging，MTI）使用偏振脉冲选择性饱和大分子质子，将能量传递到自由水质子，基于产生的磁化传递效应成像。MTI 的成像对象是组织中运动受限、弛豫时间极短的类固体大分子质子，区别于传统磁共振成像中大多数技术依赖于自由水质子进行成像，它可通过磁化传递效应选择性抑制某种组织信号以增加不同组织间的图像对比度。MTI 最重要的应用是通过量化结合水池质子与自由水池质子的磁化传递率（magnetization transfer ratio，MTR）评估组织中大分子的特征，尤其对评估大脑内的髓鞘磷脂具有高度敏感性和特异性。

由 MTI 衍生的进阶技术包括不均匀磁化传递（inhomogeneous magnetization transfer，ihMT）、化学交换饱和转移成像（chemical exchange saturation transfer，CEST）以及酰胺质子转移成像（amide proton transfer，APT）。IhMT 通过单频和双频脉冲选择性成像具有长偶极弛豫时间 T_1D 成分的组织，信号差异可特异性表征髓鞘磷脂。CEST 是利用特定偏振饱和脉冲对内源性或外源性大分子中的质子进行饱和处理，通过采集进行化学交换后部分饱和自由水的信号间接反映该物质的生物特性及化学交换的组织环境。APT 则是一种基于 CEST 原理特异性检测细胞质中内源性游离多肽及蛋白质的成像技术（图 8-1）。

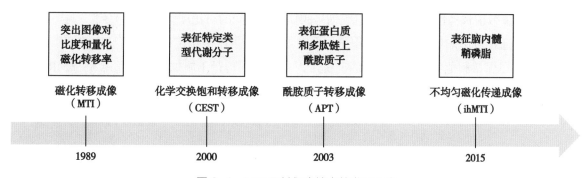

图 8-1　MTI 及其衍生技术的发展历史

由 MTI 衍生出包括 ihMT、CEST 以及 APT 等进阶技术，它们在表征不同组织或分子具有独特性。

第一节　磁化传递成像

磁化传递成像（MTI）由 Wolf 等在 19 世纪初首次提出，它是利用选择性饱和结合水质子通过磁化传递效应影响周围自由水质子，采集自由水信号间接反映组织中大分子的周围环境及本身特征。MTI 不仅可用于抑制某种组织信号突出图像对比，也可测量磁化传递率定量分析组织特征。由于对于髓鞘磷脂的高敏感性及特异性，MTI 不仅在监测大脑演化发育扮演了重要角色，也是揭示脱髓鞘疾病和神经退行性疾病等疾病谱的隐性微观病理变化的有力工具。最近引入的 ihMT 成像技术有可能提高该技术的特异性来扩展这些应用。

一、成像原理

对于大多数组织来说，MR 成像的对象本质上是水分子中的质子。水分子有自由水和结合水之分：自由水是指不依附于蛋白质等大分子，不受限制自由运动，T_1 和 T_2 弛豫时间都非常长，只有非常窄的频率范围（0～100Hz）可以激发自由水池形成共振；结合水是指依附于蛋白质水化层的水分子，分子运动受到限制，蛋白质分子及结合水中的质子进动频率范围很宽，且 T_2 弛豫时间很短，对 MR 图像的信号几乎没有直接贡献（图8-2）。此时，若预先给组织施加一个偏离中心频率的预脉冲（1 000～1 200Hz），因脉冲频率不符合自由水的进动频率，自由水则不会被激发，而蛋白质分子和结合水中的质子进动频率宽将被激发获得能量。因为原本结合水的 T_2 弛豫时间就非

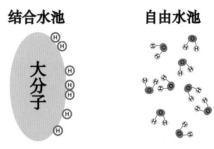

结合水池

1. 分子运动受限
2. 短 T_2 弛豫时间（微秒级）
3. 进动频率范围宽
4. 对 MR 信号产生无贡献

自由水池

1. 分子运动自由
2. 长 T_2 弛豫时间（毫秒级）
3. 进动频率范围窄
4. 产生 MR 信号的主要成分

图 8-2　结合水池和自由水池质子在核磁共振成像的差异

自由水运动不受限制，T_2 弛豫时间长，进动频率窄，是 MR 图像信号的主要贡献者；结合水运动受到限制，T_2 弛豫时间短，进动频率范围宽，对信号强度几乎没有直接贡献。

常短，来不及采集信号就已衰减，故结合水饱和对信号强度改变无明显意义。然而，由于存在预饱和的结合水质子能够将从射频脉冲得到能量传递交换给自由水质子产生的磁化传递效应，这会导致自由水质子被部分饱和引发信号衰减。这种信号降低幅度取决于组织内结合水的含量，可以利用磁化传递效应选择性地抑制某种组织信号，增加组织间的对比度。

磁化传递率可用来量化结合水池质子与自由水池质子发生磁化传递效应而导致的信号强度衰减百分比。在保持其他成像参数一致的前提下，可以分别进行不施加和施加预脉冲的 MR 扫描，对感兴趣区进行信号测量，进而计算出磁化传递率。

MTR 定义如下：

$$MTR = \left\{ (M_0 - M_1) / M_0 \right\} \times 100\%$$

其中 M_0 和 M_1 分别表示无 MT 预脉冲以及施加预脉冲后采集的图像信号（图 8-3）。

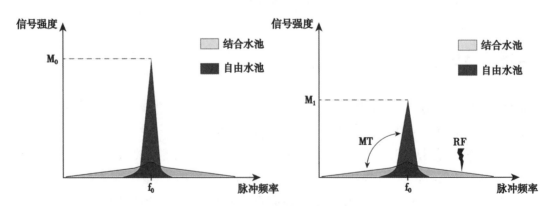

图 8-3　磁化传递成像的物理原理

利用偏振饱和射频脉冲使结合水池质子饱和。由于磁化传递效应，结合水池和自由水池质子发生能量交换，导致磁化信号强度降低。

二、技术要点

MTR 不仅取决于检测组织的特性，还取决于 MT 饱和脉冲的特性。关于饱和脉冲，可以使用共振和偏共振技术。共振技术只能是脉冲波，但偏共振技术可以是脉冲波或连续波。需要注意的是，大多数商用磁共振设备无连续波偏共振技术，因为它们需要两个脉冲通道，而脉冲共振和偏共振技术只需要一个射频通道。此外，在测量 MTR 表征组织特征时，M_0–M_1 的值并不仅仅是 MT 效应造成的磁化损失 M_{mt}。实际上这其中还包括预脉冲导致部分自由水饱和所引起的直接磁化损失 M_{direct}，即 M_0–M_1=M_{mt}+M_{direct}。尽管在定性成像中，一般使用 M_{mt} 和 M_{direct} 两种效应共同产生的对比度信号图像。但对 MT 进行定量分析时，需要考虑自由水弛豫率的贡献，解决的方法即是通过增加 MT 频率或减小脉宽来尽量降低对自由水的直接饱和效应，这也说明了 MTR 的绝对量不单纯是组织基本属性的贡献，其部分也取决于 MT 预脉冲及脉冲序列的实现细节。

三、临床应用

1. 增加时间飞跃法（time of flight，TOF）血管成像对比度　应用 MT 饱和脉冲可用来增加具有不同 MT 效应的组织之间对比度，因为具有高 MT 效应的器官信号强度比具有低 MT 效应的器官的信号更易受抑制。MT 常与 TOF 联合使用以增加内源性对比，从而提高小血管的显示。MR 血管成像 TOF 通过流动相关增强效应区分运动的和静止的氢质子，使用短的重复时间可以实现静止组织的饱和。由于进入饱和平面的血液没有经历饱和脉冲，它是未饱和状态而能够被激发产生信号，相比于黑暗背景显得更亮。然而，利用常规 TOF 血管成像技术，背景组织信号往往抑制不充分，直径小的血管因与静止组织间对比度较差而不能显示。结合 MT 技术后，静止组织的信号被更好地抑制，而血液信号衰减程度很小，增加了静止组织与血液的对比，使得远端小血管得以清晰显示。但结合 MT 技术也存在不足，MT 预脉冲需要占据 TR 间期的一段时间，将导致 TR 需要延长 10～20ms，扫描时间相应延长（图 8-4）。

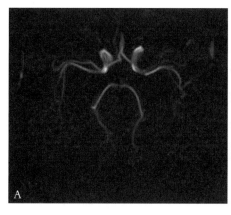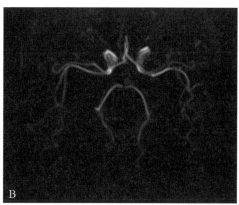

图 8-4　增加时间飞跃法（TOF）血管成像对比度

A. 未使用 MT 的颅脑 TOF 血管成像；B. 联合 MT 的颅脑 TOF 血管成像，MT 改善了远端弯曲的小血管的显像。

2. **增加增强扫描对比度** 外源性对比剂钆引起的 T_1 加权图像上的信号强度增加不取决于大分子相互作用，而是直接的水 – 钆离子相互作用。同时，血脑屏障可阻碍钆进入大多数正常脑区以避免正常脑实质强化，在脑实质组织具有高 MT 率的背景下，颅内是钆结合 MT 应用的理想选择。MT 脉冲对高浓度钆组织的信号强度几乎没有任何影响，与钆结合使用的 MT 脉冲优先抑制背景的信号强度，一方面使高钆浓度组织的强化更加明显，另一方面也有利于轻微强化组织的对比显像。

3. **磁化传递率的应用** MTR 在临床扫描中的应用基于人体各种组织中蛋白质和结合水的含量不同，MT 效应造成的信号强度衰减程度存在差别（表 8-1）。人体大部分实性组织器官在 1.5T 磁共振仪器扫描测量的 MTR 均有不同程度的降低，而对于缺乏蛋白质和结合水的液性成分以及富含脂肪的组织未能有效测量信号衰减幅度（以 MTR≤5% 为量化标准）。不同组织对 MT 的敏感性不同，有助于突出组织之间对比度，将正常和病理组织的特征与潜在的基本生物物理和生化特性联系起来，进而通过与组织表征有关的 MTR 提高诊断特异性。

表 8-1 常见组织 / 器官的 MTR

组织、器官	MTR
皮肤	80%
骨骼肌	60%～80%
透明软骨	70%～75%
心肌	50%～70%
脑白质	42%～69%
灰质	39%～52%
肌腱、半月板、韧带	50%
肝	35%～40%
乳腺纤维腺体组织	30%～40%
脾	25%～35%
胰腺	25%～35%
肾	25%～35%
血液（体外）	15%～25%
关节积液	20%
脂肪组织、骨髓、体液、脑脊液、水肿、血液（快速流动）、血液（心室）、胆汁、关节液、尿液	≤5%

（1）正常大脑发育：MTR 作为研究大脑发育成熟过程中组织微观结构变化的工具已得到广泛认可。使用 MTR 监测儿童早期（1～30 个月）的大脑发育，白质纤维束的 MTR 呈现年龄依赖性增加的趋势，只是这种增加并不一定反映脑容量的变化。在儿童后期和青春期，MTR 与年龄相关的变化不太明显，并通过 MTR 的监测结果反映白质的后期成熟并没有在整个大脑中遵循同步模式。测量早产儿（孕 26～34 周）不同白质结构的 MTR，胼胝体的膝部和压部 MTR 值的增加早于脑室周围白质和内囊后肢 MTR 值，这一时期胼胝体并没有形成有效的髓鞘。相比于

7个月大的健康儿童较高的MTR值，发育迟缓儿童看似正常的基底神经节和白质结构的髓鞘可能显著减少。这种差异可能是由于大脑纤维束髓鞘形成障碍造成的，常规临床扫描无法检测到这种发生在大脑早期发育阶段的缺陷，此时定量MTR便发挥出其独特的优势。胎儿和婴儿的MTI也面临其在临床实践中的限制，胎儿应用最大的困难是宫内运动，健康婴儿也受限于扫描的运动伪影。显然，未来的研究工作必须致力于实施不影响图像准确性的快速采集以及校正运动相关的伪影。

（2）多发性硬化（multiple sclerosis，MS）：MS是利用MTR诊断和表征组织损伤方面发挥优势的典型疾病之一。MS作为一种弥漫性进行性疾病，它在整个中枢神经系统的白质（white matter，WM）中均可能存在脱髓鞘斑块。尽管使用增强扫描有助于将活动性斑块与非活动性斑块分开，但缺乏特异性来进一步表征MS病灶病理基质特征的演变（如脱髓鞘、水肿、轴索损伤、髓鞘再生等）。在这种情况下，应用MTR评估和测量大脑和脊髓WM中隐匿性结构变化。病变区MTR同髓鞘丢失的程度呈正相关，脱髓鞘导致较低的MTR。因此，MTR量化可以将MS病变细分为脱髓鞘改变与水肿病变，这在常规MRI中是无法进行有效鉴别的。MTR和钆增强图像提示病变中心的MTR值最低，这可能与髓鞘缺失最严重的区域相对应。轴突丢失可能是MS中MTR降低的重要原因，一方面，源于尸检研究病变和正常白质的MTR减少，与残余轴突的比例及脱髓鞘程度的相关性；另一方面，MTR降低与MS病变中N-乙酰天冬氨酸与肌酸（神经轴突完整性和活力的公认标志物）的比率密切相关。此外，在尸检的相关研究也揭示髓鞘再生的MTR显著高于脱髓鞘病变，这表明MTR也可用于监测疾病进展和治疗期间WM病变的髓鞘再生情况。人们长期以来对MS的普遍认知是病灶发生在WM，但随着研究的深入，该疾病也累及灰质（grey matter，GM）。鉴于病灶范围小，与周围GM的对比度差以及相邻WM的部分容积效应，通过常规T$_2$加权图像无法有效识别灰质病灶。针对MS患者GM MTR的感兴趣区域和直方图分析，证实MS患者的GM中MTR降低。

此外，MS的病程通常漫长，其病情发展复杂多样，依据病程有无复发及严重程度分为五种类型：复发-缓解型、原发进展型、继发进展型、进展复发型及良性型。MTR与疾病的病程长短及严重程度有关，病程越长，MTR降幅越大。不同的类型其对应的MTR也不尽相同，例如复发-缓解型和继发进展型MS患者的病变MTR显著低于良性型患者，并且残疾与病变平均MTR呈负相关。MTR揭示疾病进展的不同时期：①活动性病变前；②炎症活动时；③急性期消退后。评估病灶增强之前的组织MTR变化显示其值下降，这可能与早期炎性脱髓鞘有关。在急性疾病活动时，MTR进一步下降，其下降程度与康复的可能性相关。随着时间的推移，MTR增加或保持不变，这取决于受损组织修复的能力。总而言之，定量MTR在揭示多发性硬化在时间和空间上的异质性变化提供了独特且较新颖的视角，在MS疾病诊断及疗效评估上有巨大的潜力（图8-5）。

（3）阿尔茨海默病（Alzheimer's disease，AD）：AD的病理性特征改变是淀粉样蛋白沉积、神经纤维缠结以及神经元数量减少，宏观上表现为脑萎缩的渐进性加重，从嗅皮质开始蔓延至海马、杏仁核、海马旁回，后期逐步累及大脑其他区域。对AD患者海马、颞叶、皮质灰质、全脑白质分析均发现MTR有不同程度的减少。在研究AD患者的MTR与认知水平的关联中，较差的认知表现与整个大脑、额叶和颞叶中MTR直方图峰值高度降低相关。值得注意的是，这种关联只与GM MTR有关而不是WM。尽管皮质和AD特征区域的MTR减少对整体认知、语言

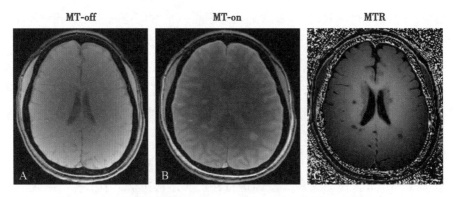

图 8-5　MTR 在 MS 临床诊断中的应用

MS 病灶在后处理的 MTR 图像中表现为明显低信号。

功能和结构应用的影响较轻，但它们是区别于脑萎缩和 WM 损伤的独立影响因素。此外，在轻度和中度 AD 患者中 GM MTR 之间存在明显差异，这可能提示 GM 微观结构变化是疾病早期的现象。然而，AD 的病理生理机制如何影响 GM 中的 MTR 变化尚未完全确定，现阶段一种观点是认为树突分支可能是灰质 MTR 值的主要贡献者。因为树突及其棘突的细胞膜表面积大，对细胞外水的接触面积是髓鞘的 34 倍，这有利于自由水和结合水池之间的磁化传递。结合相关的病理生理机制一定程度也可以佐证此猜想的合理性，树突棘缺失直接导致突触功能丧失，后者进而又造成 AD 认知能力的障碍。另一种可能的解释是轴突蛋白过度磷酸化对质子迁移率的改变所导致。众所周知，AD 存在 tau 蛋白和其他病理性蛋白质大量沉积，这些蛋白即是轴突蛋白非正常翻译后修饰的过度磷酸化产物。

四、研究进展

ihMT 是衍生于常规 MTI 的一种新兴磁共振成像技术。相比于 MT，ihMT 显示出对髓磷脂成像的显著特异性，这很大程度依赖于其独特的结构。髓鞘磷脂是由脂质双层和特定分子组成的鞘多层有序包绕构成，其具有高脂质和相对较低的蛋白质含量特征。与游离脂质相比，脂质双层内的分子运动受到限制，这就导致髓鞘内结合水与周围大部分自由水的交换以及自旋扩散相对较慢。这些表现有力佐证了髓鞘磷脂作为强运动受限和弱扩散的分子产生显著的 ihMT 效应的生物物理基础。

常规 MT 通过选择性饱和结合水池质子，随后饱和传递至自由水池质子，通过采集自由水的信号而表征组织中大分子的含量。IhMT 则是利用单频和双频脉冲选择具有长偶极弛豫时间 T_1D（氢原子弛豫的主要因素，可影响相邻连接的氢原子或者直接连接的碳原子）成分的组织（如髓磷脂）进行成像，并对这种差异定量测量，获取多个不同 MT 加权图像：首先施加单个偏振频率 $+\Delta f$，获取饱和图像 MT^+；然后施加对称且总能量相同的双偏振频率（$+\Delta f$ 和 $-\Delta f$ 依次施加），获取饱和图像 MT^{+-}。为了补偿潜在的 MT 不对称效应需重复上述步骤（另外采集单偏振频率 $-\Delta f$ 的图像 MT^- 以及双偏振频率（$-\Delta f$ 和 $+\Delta f$ 依次施加）的图像 MT^{-+}），并取两次结果的平均值。需要注意的是，两个双频饱和度加权图像 MT^{+-} 和 MT^{-+}，本质上是相似的，为了简化这里用 MT_{dual} 表示。当然，采集无饱和脉冲时的图像 MT_0 也是必不可少的（图 8-6）。

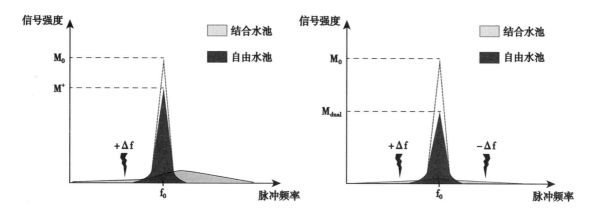

图 8-6　IhMT

IhMT 是通过施加单频和双频脉冲获取信号间的差异提高对脂质分子（如髓磷脂）的检测敏感性。首先施加单个偏振频率 $+\Delta f$，获取饱和图像 MT^+；然后施加对称且总能量相同的双频偏振频率（$+\Delta f$ 和 $-\Delta f$ 依次施加），获取饱和图像 MT^{+-}。

此时，ihMT 比率定义为：

$$ihMTR = \frac{MT^+ + MT^- - 2MT_{dual}}{2MT_0}$$

髓鞘密度是 GM 结构的重要衡量指标，并存在明显的区域差异。初级皮质中的髓鞘化程度较高，这与在初级运动、听觉和视觉皮质中较高的 ihMTR 相符合。与 MT_{dual} 相比，ihMTR 在初级皮质中显示出更高的相对值。IhMTR 的空间差异与皮质深度有关，随着与白质表面距离的增加，ihMTR 的下降速度快于 MT_{dual}。因此，较高的 ihMTR/MT_{dual} 主要位于脑沟，这得到了脑沟中皮质较厚但髓鞘化程度低的神经解剖学支持。虽然脑沟和脑回的物理和解剖学基础与 ihMT 皮质深度依赖性关系暂未得到完全解读，但 ihMT 确实展现了应用于微观结构分析和皮质区域分化信息的独特优势。IhMT 拓展了 GM 正常髓鞘结构的研究，也将为研究影响 GM 的疾病（如 MS 和 AD 等）的病理学提供新的影像手段。

五、总结与展望

MTI 不仅具有常规 MR 扫描的无创、安全等优势，而且能够表征中枢神经系统的微观结构改变以及识别常规 MR 图像阴性的隐匿性病灶。可预想的是，当联合 MTI 与高级扩散成像、静息态功能磁共振成像等技术综合评估病灶，将从形态和功能水平为疾病的病理生理机制提供更多的生物信息。此外，神经放射学已成为 MTI 最为主要的应用领域，需继续深入探索，而现阶段乃至未来也需逐步拓展到其他组织器官的疾病评估。

知识要点

1. MTI 是选择性饱和结合水质子，通过磁化传递效应影响周围自由水质子，采集自由水信号间接反映组织中大分子的周围环境及本身特征。

2. MTI 能够通过抑制背景组织信号增加内源性和外源性对比度，可用于改善 TOF 血管成像中小血管的显示及突出钆增强的组织强化对比度。

3. MTI 对髓鞘磷脂显像的具有高敏感性及特异性，量化组织 MTR 在揭示大脑发育过程以及脱髓鞘和退行性疾病的微观结构改变具有显著优势。

4. IhMT 是衍生于 MTI 的新兴技术，它通过施加单频和双频脉冲产生的信号差异，对具有长偶极弛豫时间成分的组织（髓鞘磷脂的脂质双层结构）选择性成像，可特异性表征髓鞘磷脂，评估灰质结构。

（初建平）

第二节 化学交换饱和转移和酰胺质子转移成像

2000 年，Balaban 等人巧妙地采用具有频率选择性的磁化转移成像序列，在试管实验中实现了对氨基酸、糖类及巴比妥酸等分子的灵敏探测，并命名为化学交换饱和转移成像（chemical exchange saturation transfer，CEST）技术。2003 年，周进元等人通过检测游离蛋白和多肽链上酰胺质子与水中氢离子的交换，实现了对局灶性脑缺血大鼠的活体 pH 成像，并命名为酰胺质子转移加权（amide proton transfer-weighted，APTw）成像。自此，CEST 作为一种无创无辐射的活体分子影像技术，吸引了众多的临床前和临床研究。其中，APT 成像是发展最快的 CEST 技术，已获批在临床 3T 场强下用于脑胶质瘤患者的分级诊疗和疗效评估。本节将介绍 CEST 和 APTw 成像的基本原理、参数设定和分析方法，并展示其临床应用实例、发展方向及潜在价值。

一、成像原理

1. CEST 基本原理　CEST 是一种通过水信号改变"间接探测"特定类型代谢分子的新型磁共振成像技术（图 8-7）。CEST 采集序列的结构和传统磁化转移类似，由饱和准备过程和水信号读取两部分组成。不同的是，CEST 的饱和脉冲具有频率选择性，可用来特异性地"标记"待测的溶质分子（图 8-7A）。当饱和脉冲频率与溶质的可交换质子共振频率相同时，这类质子被饱和脉冲"标记"，并通过化学交换转移到周围水中。尽管溶质质子浓度很低（μM 到 mM 级别），但由于周围水中的大量质子可以交换回溶质分子并被继续被饱和"标记"。这种"饱和"-"交换"的过程随着饱和时间（t_{sat}）的增加而反复累积，使得低浓度溶质信号传递给水且放大。因此，通过读取水信号就可以间接地探测溶质分子含量，成为一种比传统磁共振波谱技术（MRS）更为灵敏的分子代谢成像技术。

2. 对比剂类型　扫描一系列饱和频率下的图像后，就可对每个体素绘制出水信号随饱和频率变化的曲线即 Z 谱（图 8-8）。Z 谱的最低点在水频率处，由直接水饱和（direct saturation，DS）效应引起的信号降低对称地分布在水频率两侧。而在可交换质子的特征频率处，由于 CEST 效应形成小的"凹坑"或"波谷"。在 CEST 成像中，将水频率设为参考点即 0ppm（在核磁谱中，水的频率为 4.75ppm），而用溶质质子的特征频率用其距水的频率偏差（$\Delta\omega$）来描述

（图 8-8）。按照可交换质子的特征频偏，CEST 可探测的组织内源性代谢成分主要包括：游离蛋白和多肽上的酰胺质子（—CONH—，$\Delta\omega$ 比水大 3.5ppm），肌酸、磷酸肌酸以及谷氨酸盐等代谢小分子上的胺基、胍胺基质子（—NH$_2$，$\Delta\omega$ 比水大 2 ～ 3 ppm），糖类上的羟基质子（—OH，$\Delta\omega$ 比水大 1ppm 左右）。而在 Z 谱另一侧的"波谷"，则是来自于脂类以及大分子蛋白上 C—H 键的核奥氏效应（NOE）。因此，相对于传统成像仅能够对水质子进行探测，CEST 可将 MRI 拓宽到检测多种代谢成分的"彩色"成像。

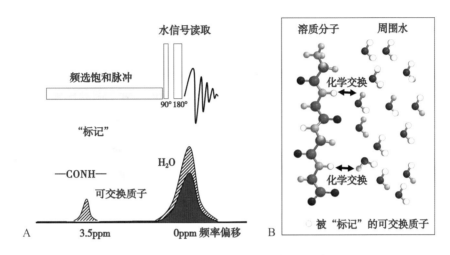

图 8-7　CEST 基本序列及探测原理示意图

A. 为 CEST MRI 使用频选饱和脉冲"标记"感兴趣可交换质子示意，以—CONH—为例。B. 为被饱和"标记"的可交换质子中的 H（黄色圆形）通过化学交换逐渐交换到周围水中的示意。

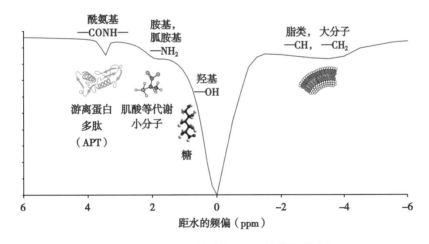

图 8-8　CEST 可检测的不同频偏的代谢成分

游离蛋白和多肽中的酰胺基质子、肌酸等代谢小分子中的胺基和胍胺基质子、糖中的羟基质子、脂质和大分子中的—CH 或—CH$_2$ 等，其中酰胺基质子可用临床常用的 amide proton transfer（APT）CEST MRI 技术检测。

3．测量条件　通过两池的布洛赫方程描述溶质池和水池的交换，可得到稳态下 CEST 信号的简化解析表达式：

$$CEST = \alpha X_S \cdot k_{sw} \cdot T_{1W}(1 - e^{-t_{sat}/T_{1W}})$$

其中

$$X_s = \frac{[\text{exchangeable proton}]}{[\text{water proton}]}$$

$$\alpha \approx \frac{(\gamma B_1)^2}{(\gamma B_1)^2 + (k_{sw})^2}$$

可以看出，CEST 效应随着溶质质子的浓度分数 X_s、交换率 k_{sw} 和水纵向弛豫时间 T_1WI 的增加而增加。当 MRI 主磁场的场强越高时，T_1WI 增加，CEST 效应增强。此外，场强越高，水与溶质质子间以及不同溶质间的频率距离越远，从而产生更易识别和探测的 CEST 谱峰。而由饱和效率 α 的公式可知，对于 k_{sw} 较大的快速交换质子，施加更大的 B_1 才能实现有效的饱和。

在所有的内源性 CEST 交换质子中，酰胺质子距离水的化学位移（$\Delta\omega$）最远且交换速率适中，因此可以在临床常用的 B_0 主磁场和 B_1 射频场条件下被检测到。因此探测蛋白和多肽链上酰胺质子的 APTw 成像是目前临床应用最为成功的 CEST 技术，用于评价肿瘤和缺血等疾病中蛋白表达以及酸碱度的变化。下文中的技术要点主要针对 3T 场强下的 APTw 技术展开。

二、技术要点

APTw 图像的可靠性和精准度，与硬件设备、采集流程、参数设定以及后处理分析等多个环节相关。目前仅有飞利浦的 APTw 成像技术获得美国食品药品监督管理局批准用于临床胶质瘤诊断。

1. **设备与线圈**　在临床 MRI 成像系统上，为了获取质量良好的 CEST 和 APTw 图像，需要连续射频脉冲对组织进行饱和"标记"，且对设备的 B_0 场和 B_1 场的均匀性要求较高。对于脑部成像一般使用多通道并行发射接收（TxRx）的头线圈，并配以足够先进的射频放大器。飞利浦磁共振设备具有自适应射频匀场功能，采用了双射频发射系统交替切换保证射频脉冲保持稳定达 2s 以上。

2. **序列参数**　CEST 及 APTw 的序列由饱和准备脉冲和水信号读取两个模块组成。饱和准备过程可分为连续波（continuous wave，CW）、脉冲串（pulse train）以及稳态脉冲三种类型。其中稳态脉冲 CEST/APT 采用短脉冲和读取序列多次重复以使磁化矢量演化达到动态平衡，由于较为复杂目前应用较少。而连续波或者由 100% 占空比的脉冲串饱和则是时间效率最高的方式。此外，饱和标记脉冲也能分为 3D 不选层与选层饱和（图 8-9）。

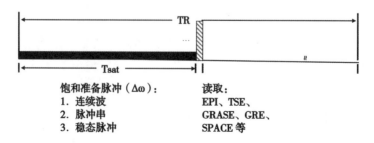

图 8-9　CEST 序列示意图

CEST 序列主要包括饱和准备脉冲和读取两部分，饱和准备脉冲可使用连续波、脉冲串和稳态脉冲三种方式实现，读取则可使用 EPI、TSE、GRASE 等读出序列。

由于 APT 是通过饱和射频脉冲实现特定类型质子标记和信号放大的 MRI 对比机制，因此须根据酰胺质子交换特性来选择合适的饱和脉冲时间、强度、波形及占空比。目前认为酰胺属于较慢交换（30~150Hz）的质子类型，使用临床 MRI 可接受、满足人体和仪器 SAR 值要求的 B_1 强度即可得到满意的饱和效率。

在 2022 年，20 余位科学家和医生发表的《3T 临床 APT 加权成像方法的回顾和共识建议：在脑肿瘤中的应用》中，推荐参数可参考表 8-2。

表 8-2 3T APTw 脑成像推荐参数

饱和脉冲及参数 （任选其一）	CW 饱和	T_{sat}=2s，B_1=2μT（最理想，推荐）
	脉冲饱和	T_{sat}=2s，B_{1rms}=2μT，DC_{sat}=90%~100%（推荐） T_{sat}=800~1 000ms，B_{1rms}=2μT，DC_{sat}=90%~100% T_{sat}=2s，B_{1rms}=2μT，DC_{sat}=50%
饱和频偏方案 （至少 6~7 个频偏）	S0，±3ppm，±3.5ppm，±4ppm S0，±3.1ppm，±3.5ppm，±3.9ppm	
B_0 矫正	推荐二阶 B_0 匀场（必要）	
抑制脂肪信号	采用例如 SPIR 等压脂技术	
读取参数	3D 快速采集序列（层内分辨率：1.8~2.2mm，层间分辨率：3~6mm），T_{rec}≈2T_{1W} （3T 场强下，肿瘤的 T_{1W}≈1.5~1.6s）	

3．频偏方案 图 8-9 为单个饱和频偏的 CEST 序列。但活体成像中，考虑到空间不均匀的 B_0 主磁场，以及定量分析需要。往往需要采集多个饱和频偏（Δω），以产生可靠的 APTw 图像。

考虑到磁共振扫描时 B_0 不均匀性的存在以及扫描时间的限制，常采用 6 频偏方案并采集 B_0 场偏移图进行 APTw 图像校正（图 8-10）。一般在 ±3.5ppm 各自的两侧都各采集一个频偏，如 ±3ppm、±3.5ppm、±4ppm 共 6 个频偏，或 ±3.1ppm、±3.5ppm、±3.9ppm 等。频偏抽样间隔可以根据 B_0 偏移的范围确定，间隔太小容易无法覆盖酰胺质子的频偏，间隔太大容易降低精度。在飞利浦磁共振设备上采集 APTw 图像时，其序列内置了 mDIXON XD TSE 方法来快速、准确地采集计算 B_0 图。

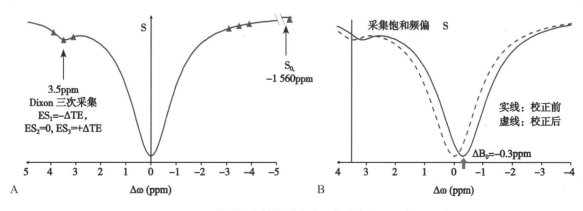

图 8-10 APT 的"六频偏"或七点采集方案与 B_0 校正示意

图中横轴为距水的频偏，纵轴为归一化的 CEST 信号。其中 Dixon 三次采集为获取 B_0 不均匀性偏移（即 ΔB_0）分布的方法，即分别在 ES_1 到 ES_3 进行三次采集。

4. 定量分析 活体成像中，由于施加饱和脉冲后水信号降低除了 CEST 信号还包含着直接水饱和（DS）与传统磁化转移（MT）。考虑到 DS 和 MT 基本相对水频率是堆成分布的，往往最为简便直观的不对称磁化率（MTR_{asym}）分析来提取 CEST 信号。如 APTw 信号即为 3.5ppm 频偏处的 MTRasym，理论上只需距离水 3.5ppm 和 −3.5ppm 两个频偏的图像，以及一个饱和频偏很远的图像（S_0）来计算，即 APTw = [S(−3.5ppm) − S(3.5ppm)] / S_0。

此外，可靠的 APTw 还需根据 B_0 场图进行校正。只需对于每个体素将 Z 谱反向移回到其真实频偏即可完成 B_0 校正。如图 8-10 所示，某像素处 B_0 从本来的 0ppm 偏移为 −0.3ppm，则此处施加 3.5ppm 饱和脉冲的真实频偏是 3.6ppm。此时只需将插值后的（部分）Z 谱移动 0.3ppm 回到零点，然后取 3.5ppm 即为真实值。

值得注意的是，由于 Z 谱上 −3.5ppm 处包含着一种来自脂类和大蛋白分子 C—H 质子的核奥氏效应（Nuclear Overhauser effect，NOE），因此 APTw 包含着酰胺质子和 NOE 两种类型信号。为了分离 NOE 信号的干扰，研究者提出了其他更为复杂的定量方法，此处不再赘述。

三、临床前及临床应用

1. 脑肿瘤 目前临床上 APT 技术应用最多、最受认可的疾病是脑肿瘤，但使用的常规序列如 FLAIR，DWI，T_2W 和钆对比增强（Gd-T_1W）等，对于脑肿瘤特别是胶质瘤的分级诊疗、复发识别还存在着挑战，而 APT 序列则可在此基础上提供独特的分子影像对比。一般认为，APTw 信号升高与肿瘤快速生长时游离蛋白和多肽浓度增加，以及较高细胞密度相关。

（1）肿瘤分级：全球各地的多个临床研究表明，APTw 信号与脑胶质瘤的病理级别存在着正相关。如图 8-11 所示，高级别胶质瘤处（WHO Ⅲ级和Ⅳ级）的 APTw 比低级别胶质瘤和正常组织信号更高。通常，APTw 上的高信号区域会大于 Gd-T_1W 的增强区域，而小于 T_2WI、T_1WI 和 FLAIR 的异常区域。对于没有钆增强的高级别胶质瘤病例，APTw 仍然在肿瘤区域呈现高信号。对于不同厂家的 3T 临床 MRI 扫描仪，当 B_1 为 2μT，饱和时间为 2s 时，APTw 强度略有差异。如 WHO Ⅳ / Ⅲ / Ⅱ级胶质瘤 APTw 信号在 GE 平台上为 4.0%/2.2%/1.0%，而在飞利浦平台为 4.1%/3.2%/2.1%。

（2）复发识别和疗效评估：常规 MRI 通常基于钆增强图像来识别侵犯性肿瘤，但由于钆增强对比反应的是血脑屏障破坏，在治疗相关的炎症反应、术后改变、急性放射性效应和放射性坏死情况下也有强化。因此，经常不能区分是肿瘤复发还是放射性坏死等治疗反应引起的改变。Zhou 等人在大鼠放射诱导坏死模型实验中发现，与对侧正常组织相比，放射坏死区域表现为低信号强度或等信号强度。这可能是由于细胞质和细胞器的丢失而缺乏可移动的胞质蛋白。当评估胶质瘤模型的放射治疗时，治疗后几天内肿瘤在 T_2WI 图像上有高信号，但在 APTw 上信号逐渐减弱。临床患者数据也初步表明，APTw 高信号与肿瘤复发和进展有关，假性进展并不会产生 APTw 高信号。

（3）基因分型：研究者们尝试了基于 APTw 信号对肿瘤相关的基因标志物进行预测，包括 IDH、MGMT 启动子甲基化状态、1p/19q 缺失状态和 H3K27M。胶质瘤数据显示，IDH 野生型的 APT 信号高于突变型；在胶质母细胞瘤数据中，MGMT 启动子未甲基化的肿瘤 APTw 信号高于那些 MGMT 甲基化的；在脑干胶质瘤数据中，H3K27M 突变型的 APTw 信号高于野生型。但

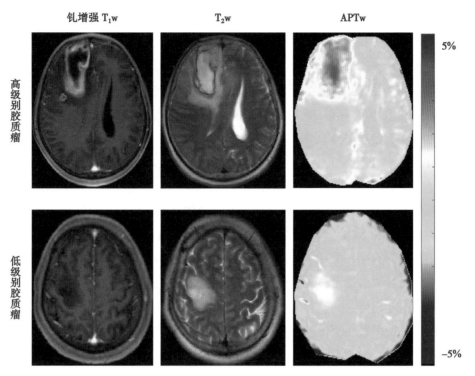

图 8-11　APTw 信号与胶质瘤的病理级别相关

右侧彩色色标对应 APTw 图像的信号显示范围，可见高级别胶质瘤（第一行）肿瘤处的 APTw 信号高于低级别胶质瘤（第二行）。

未发现胶质瘤的 APTw 与 1p/19q 显著相关。

2.脑卒中诊断与 pH 加权成像　早在 2003 年，周进元等人首次在大鼠脑缺血模型中证实，APT MRI 可用于活体探测脑缺血后由无氧酵解、乳酸堆积引起的 pH 降低。而出血性卒中会导致血液渗透至组织中，血红蛋白浓度升高而显示为 APTw 高信号。孙哲等人则致力于采用先进的基于 APT 的 pH 成像方法，精准定义脑缺血中可挽救的半暗带。以往的半暗带往往使用 PWI 和 DWI 的不匹配区域定义，常包含着良性灌注区。而 APT pH 图像与 DWI（或更精准的扩散图像）的中间不匹配区域则更小，显示酸中毒所致的可挽救组织，从而指导个性化的治疗，允许超出指南治疗时间窗的干预和避免不必要的治疗。图 8-12 显示在 7T 小动物磁共振扫描仪上采集的局灶性脑缺血大鼠图像。在大脑中动脉暂时结扎再灌注 2h 后，T_2WI 和 DWI 并未显示大面积明显

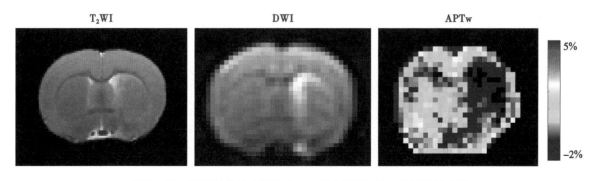

图 8-12　CEST 在缺血性脑卒中大鼠上进行 pH 加权成像的应用

右侧彩色色标对应 APTw 的信号显示范围。

病灶，而在 APTw 图像上则呈现损伤半球的大范围明显低信号区域。这是因为在 pH 降低时酰胺质子交换减慢引起 APTw 信号降低。然而，由于 APT 序列和分析技术尚未成熟，目前用于急性缺血性脑卒中患者的案例较少。

3. **神经退行性疾病的代谢评估** 除了脑肿瘤和脑卒中外，临床研究也开始探索包括 APT 在内的 CEST 技术在其他类型神经疾病中的代谢变化，如阿尔茨海默病、帕金森病、多发性硬化等。在阿尔茨海默病和其他早期认知障碍患者的研究中，3T 场强下的 APTw 信号在海马、杏仁核、枕叶和颞叶等多个区域有升高，并且与 MMSE 神经量表存在负相关。初步认为阿尔茨海默病患者 APTw 信号升高与 Aβ 及 Tau 等蛋白沉积相关，但在 Tau 蛋白最先侵犯的内嗅皮质并未观察到与正常对照组有显著差异。这可能是因为 3T 下活体 APTw 信号不够特异，是组织总体游离蛋白表达、脂类大分子的 NOE 效应等多种来源信号的叠加造成的。近期在超高场（≥7T）阿尔茨海默病动物模型的研究中，采用了更精细的 CEST 采集和分析方法研究了蛋白、脂类及 pH 等多种代谢变化，并通过磷谱检测验证了疾病动物脑部由神经炎症引起的 pH 降低。

帕金森病患者的苍白球、壳核和尾状核 APTw 信号较正常对照组高（图 8-13），在黑质处则比正常对照组低。对于多发性硬化患者的初步研究显示，APTw 信号在大脑白质病变处呈现增强，而在脊髓的 APTw 降低。这两种不同的趋势目前还不好解释，结果可能受到所用采集和分析方法的影响，也与多发性硬化复杂的病理病程有关。外伤性脑损伤则会导致原发性（如挫伤、出血等）和继发性（如脑缺血、氧化应激、炎症和水肿等）损伤，APTw 可以为外伤性脑损伤的病理生理特征提供图像的视觉解释，显示出外伤后的炎症区域和炎症反应的变化。

总之，APTw 等无须造影剂的新型 CEST 代谢成像技术，在神经退行性疾病的长期监测中存在着极大潜力。但由于已有的初步研究尚未形成成熟结论，亟待更大患者队列，以及更先进的采集和分析技术来推动此领域的临床应用。

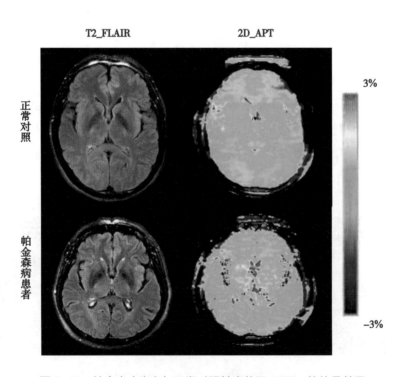

图 8-13 帕金森病患者与正常对照基底节区 APTw 的信号差异

4．外源性对比剂 使用外源性 CEST 对比剂的优势在于可以通过对注射对比剂前后的图像求差来去除背景干扰效应。目前相关临床研究主要采用葡萄糖或者已批准 CT 对比剂实现磁共振代谢成像。

（1）葡萄糖 CEST（GlucoCEST）：葡萄糖中有五个羟基，由此在 0.8～2.2ppm 之间有谱峰较宽的 CEST 信号。当通过静脉注射 0.5～1.7mmol/kg 体重的葡萄糖，动态 GlucoCEST 可追踪监测组织对外源性葡萄糖摄取和代谢过程。葡萄糖和水的共振频率非常接近，其分析需要仔细校正 B_0 不均匀性。GlucoCEST 可显示出与钆对比剂动态增强（DCE）MRI 相当的信号强度。在头颈部肿瘤患者的初步研究中，GlucoCEST 也显示出肿瘤处信号增强，且与 18 氟 - 脱氧葡萄糖（^{18}FDG）PET 信号存在着相关关系。在细胞内外葡萄糖及其代谢产物上的羟基均可产生 GlucoCEST 信号。但在肿瘤组织中，由于细胞内葡萄糖会快速代谢，因此认为 GlucoCEST 信号主要来自细胞外的葡萄糖，且存在着代谢和灌注的综合效应。

（2）CT 对比剂：临床上已批准的可静脉注射的含碘 CT 对比剂如碘帕醇等，其局部浓度可达 972mM。由于 CT 对比剂的亲水特性，且其化学结构包含邻近芳香环的酰胺基团（称为芳基酰胺），因此可产生与内源性酰胺基频率重叠的 CEST 信号。其中某些对比剂如碘帕醇包含两种芳基酰胺，分别产生 4.2ppm 和 5.6ppm 的 CEST 信号。由于这两种酰胺质子的 CEST 信号对 pH 有不同的依赖性，且二者比值可以去除浓度影响，因此可通过此类 CT 对比剂的两个 CEST 信号比值测量肿瘤或病变微环境 pH。

四、总结与展望

CEST 将磁共振从对单一水频率成像拓展到了多代谢物的"彩色成像"，且灵敏度比 MRS 高百倍以上。尽管 CEST 是一种很有潜力的、无需对比剂或直接对体内代谢分子进行活体评估的新技术，但其在技术方面还面临着特异性差、可重复性差和可解释性待提高等挑战。随着超高场 7T MR 发展，包括 MR 指纹识别、深度学习等先进技术在采集序列、图像重建和定量分析中的广泛应用，未来 CEST 在更多的临床应用中将发挥作用，提供与分子代谢相关的信息。

知识要点

1．CEST 磁共振成像是一种通过频选磁化转移序列探测游离蛋白、糖、脂质和磷酸肌酸等代谢分子的新技术，其灵敏度比 MRS 高百倍以上。

2．CEST 将磁共振从对单一水频率成像拓展到了多代谢物的"彩色成像"，可以探测非顺磁性的新型 MRI 对比剂和人体组织本身富含的代谢成分，在临床前研究和临床应用中潜力巨大。

3．APT 成像是目前临床 3.0T 场强下应用最为成功的 CEST 技术，用于评价肿瘤和缺血等疾病中蛋白表达以及酸碱度的变化。

（宋小磊）

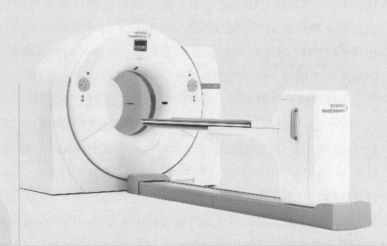

第九章

超高场
磁共振成像

超高场（ultra-high field，UHF）磁共振，是指具有 3.0T 以上磁场强度的磁共振扫描设备，包括可用于临床的 5.0T 和 7.0T 磁共振扫描设备，以及目前仅用于科研的 7.0T 以上的磁共振扫描设备。与常规（1.5T）和高场（3.0T）磁共振相比，超高场磁共振提供了更高的信噪比、更好的对比噪声比、更高的空间分辨率、谱分辨率和磁化率敏感性。超高场磁共振能够提供超高分辨率的结构图像，同时增加功能成像的对比度和分辨率。目前在中枢神经系统主要用于神经退行性疾病、血管源性病变和脑肿瘤等的早期诊断、精确定位、预后分析和疗效评价等方面。尽管超高场强带来了无与伦比的信噪比和图像分辨率，但超高场磁共振设备对于磁场均匀性的高要求、磁场强度增加所伴随的射频沉积和驻波效应等都成为了其在临床广泛应用的巨大挑战。

　　磁共振设备的磁场强度是决定其信噪比的主要因素，不同的磁场强度奠定了不同的平台高度。自 20 世纪 80 年代中期开始，科学家们致力于开发具有更高磁场强度的磁共振扫描设备，以提高信噪比（signal-to-noise ratio，SNR）、对比噪声比（contrast-to-noise ratio，CNR）和空间分辨率。从初代的 0.3~0.6T 磁共振扫描设备到目前临床应用较为广泛的常规（1.5T）和高场（3.0T）磁共振扫描设备，成像质量、扫描速度和诊断准确性均得到了阶次的提高。

　　随着人类对脑科学研究的深入，需要更高分辨率的磁共振扫描设备，以满足超高分辨率、代谢水平的功能成像及多核成像的需求。根据磁共振物理学原理，图像信噪比和频谱分辨率随着磁场强度的增加而提高，因此，更高磁场强度的磁共振设备应运而生。国际学者的研究多集中于 7.0T 及以上的磁场强度，因此国际上通常以 7.0T 或 7.0T 以上磁场强度的磁共振定义为超高场磁共振，但由于技术限制，目前的 7.0T 仅用于头颅和关节扫描。国内的高场磁共振设备发展较晚，但在国家科技计划的支持下，我国的超高场磁共振设备开发已取得巨大的进步。可用于全身的世界首台 5.0T 磁共振扫描设备，已于 2022 年 8 月顺利批准应用于临床，填补了 3.0T 以上全身磁共振设备的国际空白。因此，本教材以具有 3.0T 以上磁场强度的磁共振定义为超高场磁共振，包括了可用于临床的 5.0T 和 7.0T 磁共振扫描设备，以及目前仅用于科研的 7.0T 以上的磁共振扫描设备。

　　第 1 幅超高场磁共振图像是在 1998 年由俄亥俄州立大学采用 8.0T 磁共振扫描设备得到的，并且这一突破促进了科研型超高场磁共振的进一步发展和向临床应用的转化。自 2014 年美国食品药品监督管理局（FDA）声明 8.0T 的磁场强度没有显著的风险以来，超高场磁共振得到了进一步发展（图 9-1）。迄今为止，全球已安装了超过 80 台的人体超高场磁共振扫描设备。与常规和高场磁共振设备相比，超高场磁共振设备具有更快的扫描速度、更高的信噪比、空间分辨率和磁化率差别等优势，这些优势在解剖结构和微小病变的显示、疾病的早期诊断和研究中均具有明显的应用优势。需要指出的是，随着磁场强度的增加，磁共振设备对磁场的均匀性提出了更高的要求，同时超高场强所带来的射频沉积和驻波效应等也对其在临床的广泛应用方面带来挑战。

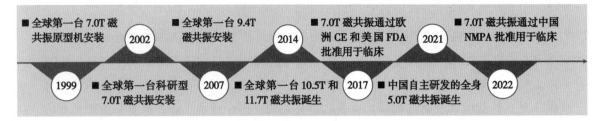

图 9-1　超高场磁共振设备主要发展历程

一、超高场磁共振设备的组成、主要技术及应用

（一）超高场磁共振设备的主要硬件组成及技术难点

磁共振设备的主要硬件组成包括磁体、射频、梯度和线圈四大部件，其中磁体设备和射频系统是超高场磁共振硬件发展的主要技术难点。

1．**磁体设备**　磁体是磁共振设备中最关键的硬件，一方面磁体场强决定了磁共振主磁场强度，另一方面磁体设计决定了制造成本和安装使用成本等经济因素。理论上如果不考虑成本，似乎完全可以开发出更高场强的磁共振设备，但主磁场强度的增加会导致制造成本的大幅增加。尽管通过使用全新的超导材料、短磁体设计、增加磁体内张力或减少裸磁体口径等方法可以降低磁体重量，但仍然存在超导材料导致的生产成本增加、短磁体带来的磁场均匀性降低、增加磁体内张力引起"失超"、减少裸磁体限制梯度和射频应用等诸多问题。这些问题制约了超高场磁振设备的发展，也是导致超高场强磁共振早在 1999 年就被开发出来，但至今仍只有少量应用的原因之一。

2．**射频系统**　磁共振硬件面临的另一个难点是射频发射问题。随着磁场强度的增加，射频功率需要按照平方关系增加才能充分激发质子进行成像，但射频功率的增加会导致特殊吸收率（specific absorption rate，SAR）值的增加，从而引发人体安全问题。因此，若无法合理解决射频发射问题，将限制超高场磁共振的应用。解决射频发射问题通常采用两种方法：一是调整激发视野，虽然激发范围减小，可降低需要的射频功率以保证安全成像，但是这样的方式将限制扫描和应用的范围。二是利用多通道发射，增加射频发射源以减少每个通道需要的射频功率来达到安全射频发射的目的，这就需要在射频发射上进行相关的技术设计和序列优化来保证成像效果和减少 SAR 值。

（二）超高场磁共振主要技术及临床应用

超高场磁共振图像质量的显著提升，主要依赖于磁场强度的增加。主磁场强度即静磁场（B_0）的增加使得置于其中的组织产生更强的信号。质子自然运动频率的增加是超高场磁共振获得优越信噪比的主要因素。增加的信噪比提高了图像分辨率或缩短了采集时间，即与常规或高场磁共振设备相比，超高场磁共振设备所获得的图像在体素大小相同时具有更高的信噪比，或在信噪比相同时具有更小的体素，或在图像信噪比相同时具有更短的扫描时间。同时，B_0 的增加使磁敏感作用显著增加，降低了 T_2^* 的弛豫时间，增加了磁敏感序列的对比度，可使磁敏感加权成像（susceptibility weighted imaging，SWI）和梯度回波（gradient recalled echo，GRE）获得更优质的图像质量，进一步增加了血氧水平依赖（blood oxygen level dependent，BOLD）成像的对比度（表 9-1）。

表9-1　与常规（1.5T）或高场（3.0T）相比，超高场磁共振主要信号及图像变化特征

磁共振特征		超高场所带来的变化
信号	T_1 弛豫时间	增加
	磁敏感作用	增加
	T_2/T_2^* 弛豫时间	缩短
图像采集	信噪比	增加
	空间分辨率	增加（亚毫米级）

超高场磁共振最显著的应用优势在于可以带来更加细节的解剖图像，以及更高信噪比的功能图像（如扩散加权成像、波谱成像、BOLD 功能磁共振成像等），而更重要的意义在于，一些原来由于信噪比限制无法应用的序列将在超高场磁共振设备上成为临床常规应用。超高场磁共振的主要技术和临床应用如下：

1. **高清结构成像**　磁共振成像在中枢神经系统疾病的诊断中具有不可替代的作用。对于微小病变的检出主要依赖于图像的分辨率，超高场磁共振可采集到超高分辨率的图像，其对微小病变的检出能力远高于 1.5T 和 3.0T 磁共振。目前超高场磁共振在中枢神经系统方面，主要应用于脑血管疾病、癫痫、神经退行性疾病、炎性及脱髓鞘病变和脑肿瘤等领域，其主要作用在于通过超高场成像的特性识别早期病变或新的生物学标记，以改善这些疾病的早期诊断效能和临床管理策略。

超高场磁共振可获得优越的图像质量，相对于 3.0T 磁共振，可进行毫米级的成像，超高场磁共振可以轻松地进行神经系统亚毫米级解剖图像和小核团成像。更高的图像分辨率使得细微结构得以显示，并通过后处理可获得更为精确的组织分割和微小结构的测量，从而显著提高病变的检出率，为许多疾病的早期、准确诊断提供可靠的技术方法（图 9-2）。

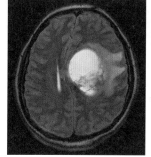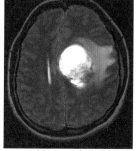

A. 5.0T 轴位 T_2WI　　　　B. 3.0T 轴位 T_2WI

图 9-2　超高场 MRI 具有更高的图像分辨率
与 3.0T MRI 图像相比，5.0T MRI 图像能够更清晰显示肿瘤内部结构。

多发性硬化是临床最常见的免疫介导的炎性脱髓鞘病变，是年轻人致残的主要原因之一，但多发性硬化的临床诊断仍具有挑战性。尽管超高场磁共振尚不能做出明确的早期诊断，但相比 3.0T 磁共振，多发性硬化病灶在超高场图像中的检出率提高了两倍左右，特别是对于皮质下及软脑膜下病灶的检出有了极大的改善。采用超高场磁共振的磁化准备超快速梯度回波序列（magnetization prepared-rapid gradient echo，MP-RAGE）可甄别出更多的外观正常的白质病灶并提高灰质病灶检出的灵敏度。除此之外，超高场磁共振提高了对病变特征进一步描述的能力，包括显示多发性硬化特征性的中心引流静脉及其他与预后相关的病灶特征。

同样，在特发性癫痫的病变识别和准确定位中，超高场磁共振也具有重要的作用。在特发性癫痫患者中，30%～40% 的患者具有耐药性，对于这类患者，手术切除、激光消融、断离致痫灶或脑网络连接是目前最主要的治疗方法。高分辨率结构成像能够检测在常规或高场磁共振图像上难以发现的"阴性"癫痫病灶并精确识别病灶边缘。研究表明，7.0T 磁共振可检测到 16%～32%

的常规磁共振图像上"阴性"的皮质发育畸形，或检测术后癫痫病灶的残留。2021年，癫痫特别工作组的专家共识推荐在某些情况下使用超高场磁共振进行检查，特别是对于3.0T检查"阴性"的特发性癫痫患者。超高场磁共振获取的高分辨率图像还可对常规磁共振发现的常见癫痫原因进行进一步的甄别，如颞叶硬化中的海马头部发育不良、正常海马白质结构丢失、胶质细胞增生/微空泡化和水肿，以及皮质发育不良中灰质异位的准确定位、灰白质交界处局灶性病变的鉴别等。相对于高场磁共振，超高场磁共振能够发现约30%的新病灶，而且约50%的疑似病灶在超高分辨率图像上得以证实（图9-3）。

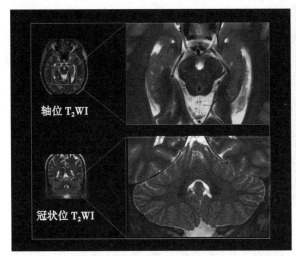
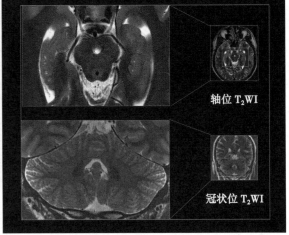

A. 5.0T 海马及小脑成像　　　　　　　　　　　B. 3.0T 海马及小脑成像

图9-3　超高场 MRI 对于解剖结构细节的显示优于高场磁共振

同一受试者 5.0T（A）与 3.0T（B）MRI 图像比较，海马及小脑的组织微结构显示更加清晰，组织边界更加锐利。

随着社会老龄化程度的进展，神经系统退行性疾病的研究逐步成为近10年来的重点，这也是近年来超高场磁共振在中枢神经系统临床应用和研究的重点方向之一。尽管科学家做出了非常多的努力，但对于阿尔茨海默病的病理生理学机制仍不清晰。超高场磁共振的超高清结构成像为其机制的探索提供了新的途径。超高场成像有助于识别皮质或皮质下结构细微的体积缩小，以便更好地探索体积缩小的原因及其与认知损害的关系，为早期干预提供证据。

除此之外，超高场磁共振的高清解剖成像在脑肿瘤方面也具有较高的应用价值，包括显示常规磁共振不能显示的病变、提高病灶内微出血和灰白质结构的显示率、为放疗提供精确的定位靶点等。同时，结合功能成像，还可进行肿瘤分级、揭示肿瘤内部结构及预测疗效等方面的研究。

2. **基于磁化率对比机制的成像**　磁化率，是表征磁介质属性的物理量，用以描述某种物质被磁化程度的属性。基于磁化率对比机制的成像，如磁敏感加权成像、磁敏感定量成像、依赖于流量的成像［如时间飞跃法（time of flight，TOF）血管成像和 BOLD 功能成像］等，都受益于超高场所带来的磁化率增加。

超高场磁共振对于小血管和顺磁性物质沉积的显示能力显著提高，超高场提高了血管周围的磁敏感作用，使得回波时间缩短且信噪比提高（图9-4）。利用磁敏感加权成像，研究发现多发性硬化患者病理上特异性的中心静脉征（central vein sign，CVS）和斑块边缘的顺磁性物质沉积，对于鉴别多发性硬化和其他脑白质病变具有非常重要的意义，相对于3.0T磁共振，超高场磁共振显著提高了这些征象显示的敏感性。此外，超高场磁共振可显示更多的微血管结构，通过这种无创的评价微血管化的方法可以预测胶质瘤分级，促进了胶质瘤患者的早期分层和风险评估。

3D-TOF 磁共振血管成像是一种成熟的颅内动脉无创性成像技术，它依赖于运动的血管内质子和静止质子之间的高信号对比度。超高场磁共振场强的增加可导致组织 T_1 弛豫时间增加，由于超高场磁共振具备更长的组织 T_1 弛豫时间，有助于获得更为丰富、精细的血管结构。同时，超高场 T_1 时间的增加，也使 TOF 成像的对比噪声比提高了近 1 倍。采用 TOF 技术，7.0T 磁共振可获得高精度的脑血管图像，图像分辨率可达到 0.3mm × 0.2mm，能够显示包括豆纹动脉在内的更多级的血管分支（图 9-5）。与 3.0T 磁共振相比，超高场磁共振血管成像技术为临床非侵袭性评估脑血管疾病，包括颅内动脉瘤、血管狭窄和微血管病变，提供了更为可靠的依据，也能够显示肿瘤内的血管结构以监测抗血管生成药物的作用。在血管壁成像方面，超高场磁共振具有更高的信噪比、空间分辨率和更高的脑脊液抑制率，可用于显示动脉粥样硬化特征并进行风险分层，而通过钆对比剂增强的血管壁成像可用于显示动脉瘤内血栓形成并预测动脉瘤破裂风险。此外，脑小血管病是导致脑卒中和血管性认知损害及痴呆的主要疾病，其影像学上主要特征包括脑萎缩、腔隙性脑梗死、血管周围间隙扩大、白质异常信号和微出血等，超高场磁共振成像可更好地显示这些病变。

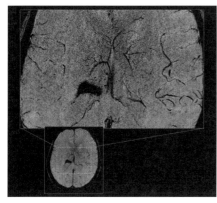 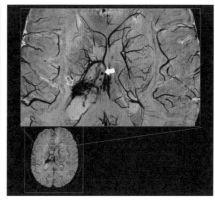

A. 3.0T SWI　　　　　　　　　　　　　　B. 5.0T SWI

图 9-4　超高场 SWI 成像具有更高的信噪比

5.0T 超高分辨率 SWI 成像（B）较 3.0T SWI 成像（A）更清晰地显示丘脑出血病灶边界（空心箭头所示）及微小出血点（实心箭头所示）。

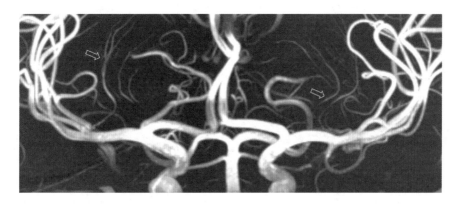

图 9-5　超高场磁共振的 MRA 图像

7.0T MRA 能够获得更多级的血管分支，清晰显示穿支动脉，这对于明确基底节区缺血性脑梗死以及区分大小血管病变具有重要意义。

3. **扩散加权及扩散张量成像** 尽管扩散加权和扩散张量成像主要依赖于梯度方向的数量，基于扩散原理的序列同样得益于超高场所带来的高信噪比。信噪比的提高可获得更好的图像分辨率，有助于提高概率性纤维追踪的准确性，并有利于解决纤维交叉问题，有益于深入探索大脑结构连接特征（图9-6）。相对于3.0T，超高场磁共振除了能够提供更高的图像对比度、分辨率和信噪比之外，更突出的优势在于扫描时间明显缩短。这不仅可减少因扫描时间过长患者不适引起的运动伪影，还可提高检查的通过率。更高的信噪比和准确的纤维追踪技术，在诸如3.0T磁共振检查无法显示异常的神经变性等疾病的机制探索、功能区定位等方面都具有较高的应用价值，如在帕金森病的治疗中，丘脑底核的深部刺激是

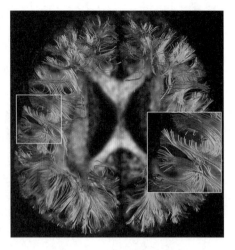

图9-6 超高场DTI成像

5.0T高分辨DTI成像可显示3.0T上无法显示的皮质下U形纤维。

晚期患者的重要治疗手段之一，但其疗效的主要决定因素之一是定位的准确性，采用超高场磁共振扫描和纤维追踪技术有助于识别丘脑底核的运动区，从而进行准确定位、优化手术方案，提高治疗效果。

4. **磁共振波谱成像**（magnetic resonance spectroscopy，MRS） 是利用磁共振化学位移现象来测定组成物质分子成像的一种检测方法。超高场磁共振带来的高信噪比同样也改善了波谱成像的敏感性和特异性。高信噪比可大大提高波谱成像的空间分辨率、准确性和可重复性，并可以检测体内更多的物质变化，对于代谢研究具有非常大的意义（图9-7）。磁共振波谱成像和化学交换饱和转移技术得益于超高场带来的信噪比增加和化学位移分离，使得代谢物检测和定量的特异性及敏感性都得到了显著提高。同时，超高场磁共振有望探测常规磁共振无法显示的低浓度代谢物，如伽马氨基丁酸（GABA）、谷氨酸（Glu）和谷胱甘肽（GSH）等，并提高对重叠峰的鉴别能力，

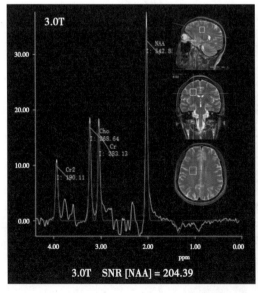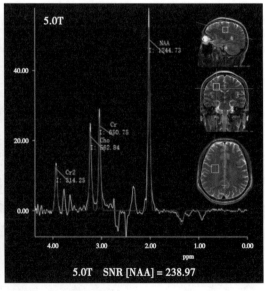

图9-7 超高场MRS成像

以NAA为例，相同扫描时间下，5.0T MRS的信噪比（238.97）显著高于3.0T（204.39）。

为神经或精神疾病的诊断提供新的生物学标记，也可对肿瘤的鉴别和预后预测等提供帮助。如采用超高场的波谱成像技术，研究发现多发性硬化患者脑灰质的谷胱甘肽值显著低于正常人，表明谷胱甘肽有可能成为多发性硬化诊断的生物学标记。而采用特异的波谱技术，如波谱编辑和 2D 波谱技术，能够准确地检测在 IDH1/IDH2 中高度特异的异柠檬酸脱氢酶突变标记物——2- 羟基戊二酸，在胶质细胞源性肿瘤的药物选择、肿瘤进展及疗效监测方面具有巨大的潜力。除此之外，对于侵袭性胶质瘤的术后复发、假性进展或治疗后坏死的鉴别也具有较高的价值。

（三）超高场磁共振的主要科研应用

1. **超高分辨率组织成像**　相对于 3.0T 磁共振毫米级的解剖成像，超高场磁共振可获得神经系统亚毫米级的解剖图像。随着人脑计划的实施，需要更完整和细致地解析大脑的结构和功能，超高场磁共振的开发和应用，是人脑计划的一个重要组成部分。超高场磁共振可以获得最大限度地接近人体标本切片的高分辨率解剖图像，有助于对人脑微结构进行深度研究（图 9-8）。

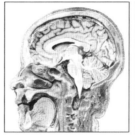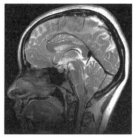

图 9-8　超高分辨率脑组织成像
可以媲美大体解剖的 7.0T 头颅矢状位 T_2WI 成像。

2. **超高精度 BOLD 功能磁共振成像**　BOLD 功能磁共振成像是脑功能研究的重要手段之一。BOLD 成像的基础为磁化率对比机制，超高场强带来了磁化率对比的显著增加，也就使得 BOLD 功能磁共振具有更高的信噪比和敏感性。与 3.0T 相比，7.0T 磁共振可增加约 300% 的信噪比和静息态功能连接系数。信噪比的增加带来了两个方面的显著改善，首先是采集时间显著缩短，这对于临床研究是至关重要的，有助于采集更多、更为精确的数据。其次是空间分辨率显著增加，BOLD 功能磁共振信号随磁场强度呈线性增加，7.0T 的信号强度可达到 3.0T 的两倍。在 7.0T 磁共振 BOLD 成像中，更高的信噪比和对比度提高了 BOLD 信号的空间分辨率，3.0T 磁共振 BOLD 成像的空间分辨率为 2～3mm，而 7.0T 磁共振 BOLD 成像空间分辨率可达 1mm 以下。超高场 BOLD 成像增加的空间分辨率和显著提升的信噪比，使得脑科学研究能够探及以前无法达到的更小的单元，且能区分不同皮质的功能反应并绘制亚毫米级的神经元活动功能图（图 9-9）。

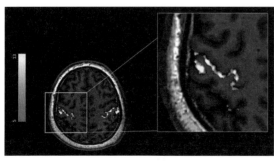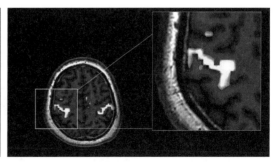

A. 3.0T 任务 fMRI 激活图　　　　　　　　B. 5.0T 任务 fMRI 激活图

图 9-9　超高精度 BOLD 功能磁共振成像
同一受试者在任务态功能磁共振扫描过程中进行动手指任务。与 3.0T（A）相比，5.0T（B）能清晰显示手指对应的运动皮质的灰质区域，定位更为精确。

尽管目前 BOLD 功能磁共振成像在临床中的应用仍然有限，但对于揭示非器质性疾病的神经机制、功能区的准确定位等具有较高的应用价值。采用超高场 BOLD 功能磁共振进行癫痫患者脑网络连接变化特征的评估，如通过分析颞叶癫痫患者海马亚区的微结构、海马或海马亚区功能网络的不对称性等，能够提高癫痫病灶术前定位的准确性。在脑肿瘤患者中，通过超高场 BOLD 功能磁共振能够准确地定位功能区、评估肿瘤与功能区的关系，从而为脑肿瘤提供更为精准的术前风险评估。此外，在听觉和视觉网络成像、物质使用障碍和精神疾病等功能性疾病的应用中也发挥了重要作用，可显著改善其诊断效能。

3. **超高场扩散谱（diffusion spectrum imaging，DSI）成像** 扩散张量成像（diffusion tensor imaging，DTI）作为目前脑结构连接研究的重要技术，能够提供不同组织结构扩散过程中的方向信息，在各向异性扩散的基础上，这种方向性信息带来了一个全新的研究领域——白质纤维束追踪技术。但由于图像分辨率和后处理技术等原因，采用高场强的 DTI 技术进行白质纤维追踪时，纤维轨迹重建的准确性不足，尤其是存在纤维交叉、分支或合并等复杂纤维结构的情况下。多张量模型尽管能够检测到单个体素内是否存在多个纤维走向，但此模型仍然是基于高斯扩散，同时也存在如何为每个体素都选择合适模型的问题。为了能够准确估计具有任意纤维配置的纤维方向，科学家提出了不依赖于先验模型的磁共振扩散谱成像（DSI），该方法利用概率密度函数来描述扩散运动完整的空间分布。为了获得足够精确的空间信息，DSI 必须依赖于更高场强的成像设备和相对较长的扫描时间。超高场磁共振的发展使得采用 DSI 技术探索人类大脑微结构更进了一步。

超高场结合 DSI 成像有望成为现阶段对脑连接及白质通路进行成像的最精确方法，对于脑部神经交叉纤维的精确显像，能从结构学上支撑脑神经网络研究。DSI 可用于揭示更加微观的组织结构，如采用 DSI 纤维追踪可显示小脑皮质、小脑深部和脑干核团、丘脑间的神经纤维环路模式，揭示小脑复杂的网络连接，为深入理解小脑的结构和功能提供有力证据。此外，DSI 还可用于神经系统疾病的研究，特别是功能性脑病的机制研究，如采用 DSI 对海马的白质纤维结构进行纵向观察，可对癫痫患者的疾病进展进行评估监测，为阐明颞叶癫痫的病理生理机制、精确定位癫痫病灶提供新的依据。尽管 DSI 技术由于扫描时间较长等限制，还没有广泛应用于疾病诊断，但随着磁共振场强的提高和技术的进步，DSI 将在人类脑研究和疾病诊断中发挥重要作用。

4. **超高场多核磁共振成像** 波谱成像是无创研究体内代谢物变化的一个常用技术手段。理论上，依据磁共振原理，除了传统的 ^1H 核以外，大量的自旋原子核也可以进行磁共振成像，而其中一些是生命新陈代谢过程中至关重要的元素或其同位素，如 ^7Li、^{13}C、^{17}O、^{19}F、^{23}Na、^{31}P、^{129}Xe 等，这些核素能够提供传统解剖像无法获得的组织 pH、离子平衡以及脑氧含量等信息，为疾病诊断提供更多帮助。但是与 ^1H 相比，上述元素在体内的丰度非常有限，只有在超高磁场强度下才能够被激发并参与成像。此前，受限于 1.5T 及 3.0T 磁共振波谱成像的信噪比，存在敏感性差和测定物质少等问题，对于很多疾病无法提供更多的诊断信息，且很多时候不具有可重复性。

超高场磁共振所带来的高信噪比的优势在波谱成像上发挥了极为重要的作用，为波谱成像在临床的应用提供了更多可能。由于信噪比的增加，极大拓展了可测量的物质种类，不仅为许多代谢相关疾病的诊断和治疗监测提供了可能，而且为一些少见疾病和药物治疗的反应提供了活体监测的方法。目前 ^{23}Na 和 ^{31}P 等成像已经获得了 FDA 批准，可用于临床。研究证实，由于 60% 的脑能量用于细胞膜的钠钾转运，对维持细胞内环境的稳定性亦具有重要意义，针对 ^{23}Na 的磁共振波谱成像可实现对脑的细胞密度和细胞膜代谢的高灵敏度分析。

二、超高场磁共振的安全性问题及管理方案

T 代表的是 tesla，也就是磁场的强度。增加的磁场强度与更高的图像分辨率、更强的成像能力和成像时间的缩短有关。因此，研究者试图开发能够用于人体成像的更高磁场强度。自 2017 年 FDA 批准首台 7.0T 磁共振以来，已有研究报道 9.4T 磁共振已成功应用于人体，超过 10.0T 的磁共振也不断被研发，10.5T 的全身磁共振和仅用于头颅的 11.7T 磁共振也处于测试阶段，目前研究报道的最高场强已超过了 20.0T。根据临床人体研究，按照国际电工委员会标准和 2014 年 FDA 的声明，静磁场强度高达 8.0T 的磁共振对成人、儿童和 1 个月以上的婴儿不构成显著的风险。尽管如此，用于人体的超高场磁共振的安全性与生物副作用，应该是此领域持续关注与研究的关键问题之一。

生物副作用是超高场磁共振面临的主要问题。随着磁场强度的增加，氢核会以更高的频率共振，所以超高场磁共振必须使用更短的波长、更高能量的无线电脉冲来使质子摆动。人体组织也将会从这些波中吸收更多的能量。有研究报道，进入超高场磁共振扫描仪会出现眩晕的感觉，在扫描过程中有人尝到了金属味道，看到了白色闪烁或经历称为眼球震颤的非自主眼动，或出现身体发热等情况，但基于目前的研究数据，7.0T 的磁场强度对人体无明显影响。动物研究也表明，3.5～23.0T 的磁场强度对健康小鼠是相对安全的，尽管小鼠的研究尚不能推广于人体研究，但这些发现也为超高场磁共振的发展提供了重要参考。

目前，超高场参考与其他场磁共振扫描相同的 SAR 值安全标准、外周神经刺激限制标准及听力保护方案。但大部分的体内植入物仍缺乏超高场磁共振的安全性评估，未经过证实在超高场中安全的体内植入物应列为禁忌证。由于 SAR 值的限制，目前尚无监管机构批准体重<30kg 的儿童应用超高场磁共振进行扫描，且应尽量避免对体温调节障碍、肢体感觉障碍或无法表达的患者进行超高场磁共振检查。超高场对于妊娠的影响仍不清楚，应尽量避免对妊娠患者进行超高场磁共振检查。

综上所述，尽管超高场磁共振给临床和科研都带来了新的希望，但超高场所带来的设备安全问题、人员安全及生物副作用问题、环境安全和人文安全问题等均对超高场磁共振设备的广泛应用提出了更高的要求。因此，在执行超高场磁共振扫描时，需要建立更为完善的安全管理体系，对患者或受试者进行风险/收益分析、建立包括磁体突发事件的应急预案等，可减少超高场磁共振应用中不良事件的发生。安全管理体系应包括：①建立包括放射医生和物理师在内的多学科超高场安全管理团队，明确管理方案及工作制度。②执行更为严格的工作人员培训及管理制度，对工作人员进行体内植入物文身筛查，并进行岗前安全培训及定期考核。③加强并细化安全管理方案，如设立磁场安全警告标识，采用多步骤安全筛查措施，加强噪声和生物热效应管理等。④明确环境安全管理预案，包括对供电系统、消防系统等在内的安全问题的处置预案等。

三、超高场磁共振目前所面临的挑战

超高场磁共振带来了更高的信噪比和磁化率差别，为人脑的深入研究、疾病的早期和精准诊断等提供了其他场强设备无可比拟的优势。但是，随着场强的不断增加，也同时带来了技术和应用上的更多挑战。主磁场（B_0）和施加的射频脉冲场（B_1）的不均匀性、增加的 SAR 值和增加

的运动伪影敏感性等都对超高场的进一步应用带来了限制。

1. **主磁场（B₀）均匀性** 超导磁体系统的磁场均匀性是设备的核心指标之一。主磁场的不均匀性与颅骨空腔和脑组织磁化率不同有关。这种效应与磁场强度呈线性关系，越高的磁场强度和快速采集技术，如平面回波成像，可能导致图像信号失真和不均匀。在 MRS 成像中代谢物峰值可能受到波谱偏移和体素内潜在峰值重叠等因素影响，此外，由于水和脂肪谱峰值的扩大，将使水和脂肪的抑制更具挑战。目前的超高场磁共振多采用高阶匀场技术，能够显著改善主磁场的不均匀性。

2. **射频脉冲场（B₁）均匀性** 射频脉冲场的不均匀性来自人脑的不对称性和不均匀性、射频线圈和激发源之间的相互作用。这种效应导致了对比噪声比和翻转角的改变，以及从大脑中心部位向外周、从头部向足部逐渐降低的信噪比。射频脉冲场的不均匀性不但影响脑组织的成像，对于脊髓的成像也具有挑战，椎体的存在加剧了射频脉冲场的不均匀性。采用多通道射频线圈等方式能够改善射频脉冲场的不均匀性。

3. **驻波效应与射频沉积** 随着场强的升高，根据拉莫尔方程进入到该设备中的人体内氢质子的拉莫尔频率也随之升高。7.0T 成像设备的拉莫尔频率在 298 兆赫，这就意味着为了实现磁共振，需要施加的射频脉冲的频率也要满足这个频率。电磁波的频率越高就意味着它的波长越短。人体内如此短的电磁波会带来驻波效应等诸多问题，同时更高频率的电磁波其穿透深度也会更短，这些都会导致超高场强设备在体部成像中的限制（图 9-10）。更重要的

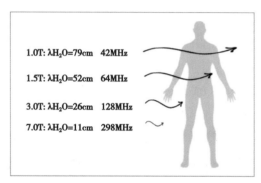

图 9-10　不同磁场强度射频脉冲的频率示意图

是，在射频发射过程中 SAR 值随着主磁场的增加则呈倍数增加，且与射频脉冲的数量和频率有关，这就使超高场射频沉积成为一个巨大的挑战。

4. **运动伪影和体内植入物限制** 虽然超高场成像速度更快，但对运动的敏感性也进一步增加，呼吸、心搏等自主生理运动都可导致运动伪影。另一个影响超高场研究和临床应用的因素是体内植入物，目前经过超高场测试的体内植入物仍然较少，限制了部分受试者或患者使用超高场磁共振检查。

综上所述，超高场磁共振的挑战主要来源于设备本身的物理属性，对于超高场设备的研发和临床广泛应用仍然面临着众多的挑战。

四、总结与展望

尽管目前由于技术的限制和费用等问题，超高场磁共振仍不具备大规模临床应用的能力，但随着第 1 代超高场磁共振设备正式进入临床使用，超高场磁共振所带来的优越的图像分辨率、更高的信噪比和更可靠的定量分析能力促进了超高场磁共振的开发和应用。而作为一种强有力的成像技术，在保证安全的前提下超高场磁共振将向更高的磁场强度发展，期望为科学研究提供一种活体观察细胞尺度生命活动的显微成像方法。虽然超高场磁共振的发展仍然存在诸多的技术挑战，但与常规和高场磁共振相比，超高场磁共振已经能够用于描绘出更细微的解剖结构、探测到

高场磁共振无法显示的生理和代谢异常，这些灵敏度和特异性的增加，极大地推动了神经系统疾病的早期发现、精确诊断和疾病的评估与监测。总之，超高场磁共振的发展不是一个简单的设备开发，不仅在硬件上需要创新，在开发新的成像、后处理和分析技术方面也需要提高，这样才能使超高场磁共振发挥更大的临床和科研价值。此外，高端医疗装备产业是关系国民健康和国家安全的新兴产业，由我国自主研发的 5.0T 全身磁共振设备已经批准用于临床，同时也加快了更高场强磁共振的研发速度，这标志着我国医疗装备产业已在快速发展，也是国家实力的重要体现。

知识要点

1. 超高场磁共振是指磁场强度大于 3.0T 的磁共振扫描设备。

2. 尽管超高场磁共振设备已通过 FDA 及国家药品监督管理局批准用于人体，但目前仍不具备大规模临床应用的能力。

3. 与常规（1.5T）和高场（3.0T）磁共振设备相比，超高场磁共振设备具有更快的成像速度、更高的信噪比、空间分辨率和磁化率差别等优势。

4. 目前，超高场磁共振在神经系统的应用主要包括：微小病变检测、疾病早期诊断、术前定位和术后评估，以及神经系统疾病的机制研究等。

5. 超高场磁共振目前执行与其他场磁共振扫描相同的 SAR 值安全标准、外周神经刺激限制标准及听力保护方案。但对于体重<30kg 的儿童及妊娠期、体内植入物患者应限制使用。

6. 超高场磁共振设备的广泛应用仍面临着众多的挑战。

（李玮）

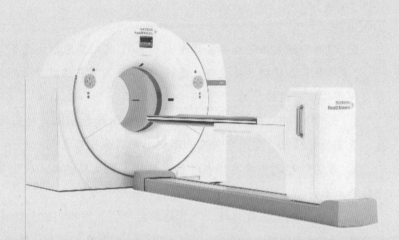

10

脑部 PET/CT 与 PET/MR 成像

随着分子影像诊断设备（PET/CT、PER/MR）的不断推陈出新及多种新型分子显像剂的开发及临床应用，核医学神经影像诊断在对神经系统功能研究和疾病诊断中已发挥出越来越重要的作用。应用 ^{18}F、^{11}C、^{13}N、^{15}O 等多种放射性核素标记物，在基因、分子、蛋白质等多种水平上，对神经细胞的功能性基因、受体、蛋白质、细胞内外信号传导递质等关键化合物进行标记，再通过 PET/CT、PET/MR 等显像设备获得神经系统复杂形态学改变的同时，还可获得脑组织血流、代谢、受体分布、认知功能改变等信息。核医学神经影像诊断常用的显像方法有：脑血流灌注显像、脑代谢显像、脑神经递质和受体显像，在临床上广泛应用于脑血管疾病、癫痫、痴呆、运动障碍性疾病、脑肿瘤等多种疾病和脑功能研究中。

第一节 PET/CT 与 PET/MR 简介

近 30 年来，随着电子学与计算机技术的迅猛发展，医学影像学已形成了以 X 线、CT、MR、核医学和超声等先进影像技术为主干的综合性学科。而核医学影像作为其中极为重要的组成部分，是利用 SPECT/CT、PET/CT、PET/MR 等先进的诊断设备，灵敏而准确地显示和分析机体脏器的功能、代谢、血流、受体密度和基因的分布和动态过程，在机体病理生理变化的检测中具有独特的作用，从而全面揭示机体从分子结构与功能的改变到临床疾病的早期诊断、病程与疗效的客观评价及预后的过程。

正电子发射计算机断层显像（PET）的临床应用是核医学发展的一个重要里程碑。它可以定量探测正电子核素所标记的放射性示踪剂的空间分布和随时间的变化，且由于 PET 所使用的放射性核素（^{11}C、^{15}O、^{13}N、^{18}F）都是人体的基本元素，这些核素参与了人体生理、生化代谢的全过程，因此，PET 显像作为真正意义上的分子影像学检查手段，不仅打开了无创性活体探讨人类大脑奥秘的窗口，而且在人体其他器官，如心、肺疾病和肿瘤的诊断方面也获得了成功的应用。

PET 的结构框图与 CT 基本相同，由数据采集系统（探头）、数据处理系统、图像显示及检查床四部分组成。为提高复合探测的效率，PET 的探头大部分是由多个晶体围成环状，一般分为单层（环）及多层（环）两类。单层的 PET 一次数据采集只有一个断层面。这种类型的 PET 结构简单，断层灵敏度高，适于做快速动态采集；多层的 PET 由多晶体多环结构组成，一次数据采集可得多个断层面，这种类型的 PET 不仅横向视野大，纵向视野（沿人体长轴方向）也大，一个全脑断层只需 1 次数据采集就足够了。

一、PET/CT

为了解决 PET 图像的解剖定位不够清晰的问题，在 2000 年左右生产出将 CT 和 PET 有机地融合在一起的显像仪器（PET/CT，图 10-1）。原理是在一个机架的前部安装 CT 成像装置，后部安装 PET 成像装置。患者检查时，检查床首先进入 CT 视野进行 CT 扫描，获得 CT 图像后检查床移动到 PET 视野，进行 PET 显像。用 CT 图像对 PET 采集数据进行散射和衰减校正后，重建出 PET 断层图像，再将 CT 图像和 PET 图像融合到一起。

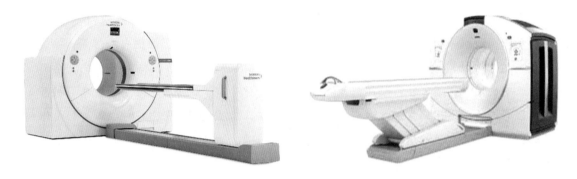

图 10-1　PET/CT

PET/CT 具有 PET 和 CT 各自的全部功能，但它绝不是两者功能的简单叠加。PET 具有很高的灵敏度，可以显示病变部位的病理生理特征，更容易早期发现病灶；CT 具有良好的空间分辨率，可以对病灶进行精确定位，并且显示病灶内部的结构变化。PET/CT 可以实现 PET 图像和 CT 图像的同机融合，充分发挥两者的优势，同时反映病灶的病理生理变化及形态结构，产生了 1+1 > 2 的效果，明显提高了诊断的准确性。PET/CT 以 CT 图像进行衰减校正，与传统 PET 透射扫描所使用的棒源相比全身显像时间缩短约 40%，大大提高了设备的利用率；衰减校正后的 PET 图像质量优于传统 PET 图像，分辨率提高了 25% 以上，校正效率提高了 30%。

二、PET/MR

PET/MR 一体机（图 10-2）是当前最高端的影像融合设备，实现了在同一个设备上同时进行 PET 和 MR 信号采集，并且通过一次扫描得到融合 PET 和 MR 信息的全身图像。PET/MR 系统可以实现 PET 扫描与 MR 信号采集同步进行，不仅避免了 PET 与 MR 二次扫描所致定位偏差的可能性，还真正实现了代谢和生理功能上的同步，有助于对疾病的精确诊断，这在神经系统疾病和脑功能研究中显得尤为重要；与 CT 相比，MR 具有更好的软组织对比度，尤其适用于颅内、头颈部、乳腺、肝脏及其他软组织内原发肿瘤

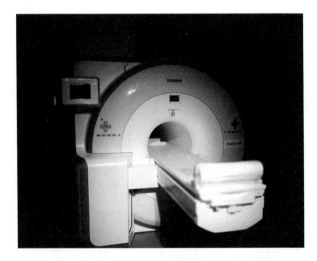

图 10-2　PET/MR

与转移瘤的探测，从而为肿瘤患者提供更加准确的分期。MR 可实现多参数及多功能成像，提供更多的功能影像参数。PET/MR 辐射剂量低，尤其适用于小儿相关疾病或是希望累积辐射剂量尽量达到最低水平的患者。PET/CT 与 PET/MR 优缺点见表 10-1。

表 10-1 PET/CT 和 PET/MR 特点对照表

	采集方式	成像原理	软组织分辨率	耗时	适应证	X 线辐射
PET/CT	序贯采集	单一密度成像	相对较低	较短	较宽	有
PET/MR	同时采集	多序列多参数成像	较高	较长	相对较窄	无

第二节 神经系统核医学常用正电子显像剂

放射性核素显像属于放射性核素示踪方法（radionuclide trace methods）的范畴，是利用放射性药物（又称显像剂或示踪剂）能够选择性地分布于特定的器官或病变组织的特点，将放射性药物引入受检者体内，通过显像设备在体外描记该放射性药物在受检者体内分布图的方法。

放射性显像剂一般由放射性核素和被标记物两部分组成，正电子显像剂是近年来新出现的一类含短半衰期正电子核素（如 ^{11}C、^{13}N、^{15}O、^{18}F、^{68}Ga、^{89}Zr 等）的放射性药品，用于疾病诊断、疗效评价和脏器功能研究等领域。

神经系统核医学常用的正电子显像剂按其生化作用物质分类，主要包括血流灌注型显像剂、代谢型显像剂及结合型显像剂。

一、血流灌注型显像剂

1．^{13}N- 氨水（^{13}N-NH$_3$·H$_2$O） ^{13}N-NH$_3$·H$_2$O 作为正电子核素显像剂，在大脑和心脏 PET 研究中，用于反映局部组织的血流灌注情况。^{13}N-NH$_3$·H$_2$O 可通过医用回旋加速器轰击 H$_2$^{16}O，再经戴氏合金还原法得到。静脉注射 740～925MBq 的 ^{13}N-NH$_3$·H$_2$O 5min 后，利用 PET3D 采集模式，即可进行脑血流灌注显像。

^{13}N-NH$_3$·H$_2$O 在血液中主要以 ^{13}N-NH$_3$·H$_2$O 和 ^{13}N-NH$_4^+$ 的形式存在，为脂溶性，故可通过血脑屏障，在谷氨酰胺合成酶的作用下生成 ^{13}N- 谷氨酰胺滞留在脑组织，局部脑组织示踪剂的分布与局部脑血流量和脑组织内谷氨酰胺合成酶的活性有关。

2．^{15}O- 水（^{15}O-H$_2$O） ^{15}O-H$_2$O 与天然水的生物学形式相似，但物理性质不同。作为一种扩散型显像剂，^{15}O-H$_2$O 经静脉注射后可以自由通过血脑屏障，其在脑内的分布与局部脑血流量呈正相关。

^{15}O 的半衰期为 122s。目前，以 ^{14}N（d，n）^{15}O 核反应进行 ^{15}O 生产的方法应用最为广泛，靶材料一般选择为 N$_2$（5.5）+1%O$_2$，在利用氘核的单粒子束流回旋加速器或利用氘核和质子的双粒子束流回旋加速器中，其氘核的能量一般在 8～10MeV，在该能量下可以大大减少较长半衰期的放射性核杂质 ^{13}N 和 ^{11}C 的生成量。

3．氨基酸代谢及其他显像剂 近几年来，以 ^{11}C- 甲基 -L- 蛋氨酸（^{11}C-methyl-L-methionin，^{11}C-MET）和 ^{18}F- 氟代乙基络氨酸（^{18}F-fluoroethyl tyrosine，^{18}F-FET）为代表的氨基酸代谢显像、^{11}C- 乙酸盐（^{11}C-acelate）氧化代谢显像以及 ^{11}C 标记胆碱（^{11}C-choline）、^{18}F- 氟代胸腺嘧啶（^{18}F-thymine）、^{11}C- 胸腺嘧啶（^{11}C-thymine）代谢显像也越来越多地被应用于临床，这些显像剂可以反映细胞增殖，与 ^{18}F-FDG 形成优势互补，对于脑肿瘤的诊断、分期和疗效评价具有较高的应用价值。

二、代谢型显像剂

1. 葡萄糖代谢显像 葡萄糖是人体三大能源物质之一，它作为糖代谢的出发点，是人体能量的主要来源。大脑在人体中是消耗葡萄糖的最主要器官，且葡萄糖几乎是其唯一的能量来源。将正电子核素 ^{18}F 标记在葡萄糖上，即可形成 ^{18}F- 脱氧葡萄糖（^{18}F-fluorodeoxyglucose，^{18}F-FDG）。由于 ^{18}F-FDG 是葡萄糖的类似物（图 10-3），静脉注射后，该显像剂可被脑组织摄取。进入脑细胞的

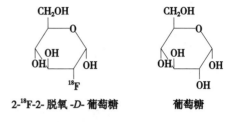

图 10-3 FDG 与葡萄糖结构差异

^{18}F-FDG 在己糖激酶的作用下，磷酸化为 6- 磷酸 -^{18}F-FDG，此后不能进一步代谢而滞留于脑细胞内，在体外通过 PET 探测成像，即可得到反映局部脑组织对葡萄糖利用程度的图像，从而判断局部脑功能状态。

2. 氧代谢显像 以 $C^{15}O_2$、$^{15}O_2$ 气体吸入法进行 PET 显像，可以测定氧提取分数（oxygen extraction fraction，OEF）、脑氧代谢率（cerebral metabolic rate of oxygen，$CMRO_2$）等反映脑组织氧利用的参数，对于脑功能研究以及脑血管病变和痴呆的诊断具有比较重要的意义。

三、结合型显像剂

（一）神经受体显像剂

神经受体显像是利用受体与配体特异性结合的特点，用正电子核素标记相关配体，形成正电子显像剂，通过 PET 显像对活体人脑特定受体结合位点进行精确定位，同时可获得受体分布、密度以及受体 – 配体亲和力等相关参数，从而分析脑功能变化的病理、生理基础，揭示神经精神疾病的病因和发病机制，对临床实现早期诊断、鉴别诊断、疗效观察、预后判断的目标有很重要的帮助，并可进行认知功能的研究。目前主要应用于神经系统研究的正电子受体显像剂见表 10-2。

表 10-2 正电子神经受体显像剂及其临床应用

受体及亚型	显像剂	临床研究及应用领域
多巴胺受体 D_1（样）	^{11}C-SCH23390、^{11}C-NNC765、^{11}C-SKF82957、^{123}I-FISCH	PD、HD
多巴胺受体 D_2（样）	^{11}C-NMSP、^{11}C-IBZM、^{11}C-raclopride、^{11}C-etclopride	
DAT	^{11}C-β-CIT	PD、物质使用障碍
乙酰胆碱受体	^{11}C-nicotine、^{11}C-QNB	AD
苯二氮䓬受体	^{11}C-flumazenil、^{18}F-flunitrapane	EP、躁狂症等精神疾病
5- 羟色胺受体	^{18}F-setoperone、^{18}F-altanserin、^{11}C-NMSP	焦虑、狂躁、抑郁
阿片受体	^{11}C-DPN、^{11}C-CNF	EP、精神疾病、镇痛、物质使用障碍

1. 多巴胺能神经递质显像剂 多巴胺（dopamine，DA）是脑中最重要的神经递质之一，参与运动、情感及神经内分泌的调节，与多种运动障碍性疾病、精神疾病有关。多巴胺能神经递质

显像包括 DA 递质、DA 转运蛋白（dopamine transporter，DAT）和 DA 受体（有 5 个亚型，D_1、D_2、D_3、D_4、D_5 受体）显像。

（1）DA 递质显像：显像剂为 ^{18}F- 多巴（^{18}F-dopamine，^{18}F-DA），是左旋多巴的类似物（图 10-4）。静脉注射后可穿过血脑屏障，再经多巴脱羧酶作用，生成 L-6-^{18}F-DA,分布在纹状体，经摄取、储存、释放以及与多巴胺受体进行特异性结合而发挥生理效应。根据该显像剂在纹状体摄取和清除的速率及其在中枢、外周血代谢变化的规律，可以测定芳香族氨基酸脱羧酶的活性以及 DA 在脑内的分布，多用于突触前 DA 功能失调疾病的鉴别诊断。

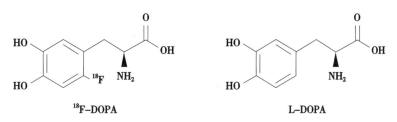

图 10-4 ^{18}F-DA 与 L-DA 结构图

（2）多巴胺转运体受体显像：多巴胺转运体是位于多巴胺神经元突触前膜的转运蛋白，通过重新摄取多巴胺，调控多巴胺神经传递的强度和持续时间，因此其功能和密度的变化较受体的变化更敏感。DAT 显像所用显像剂是 DAT 受体的配体，目前应用较多的是 ^{11}C 标记的可卡因类似物 ^{11}C-β-CIT，另外还有 ^{123}I-FP-CIT、^{123}I-β-CIT、^{11}C-CFT 和 ^{18}F-FP-CIT 等。DAT 的数量和功能的改变反映多巴胺神经元的变化，DAT 显像主要用于鉴别帕金森病和其他病因引起的帕金森综合征。

（3）多巴胺受体显像：多巴胺受体系统是脑功能活动最重要的系统，基于多巴胺受体对腺苷酸环化酶活力的不同影响和受体识别特征以及用放射性受体结合分析方法将不同的配体与多巴胺受体结合表现出的不同特征，将其分为 D_1、D_2、D_3、D_4 和 D_5 等多种受体亚型。又因 D_1 与 D_5 受体亚型结构同源性，统称为 D_1 样受体，而 D_2、D_3、D_4 统称为 D_2 样受体。

近来有报道 D_1 受体激动剂 SKF82957 可以阻滞吗啡依赖大鼠纳洛酮诱导的位置厌恶，并能减轻戒断症状；D_2 受体与药物引起的渴求和觅药行为更为密切。目前临床上应用多巴胺 D_2 样受体 PET 显像研究的疾病主要见于各种运动性疾病、精神分裂症、认知功能研究和药物作用及其疗效评价等，其常用显像剂为 ^{11}C 标记的 N- 甲基螺旋哌啶酮（^{11}C-N-methylspiperone，^{11}C-NMSP）、^{11}C- 雷氯必利（^{11}C-raclopride）或 ^{123}I 标记的 N-（1- 乙基 -2- 四氢吡咯基）甲基 -5-碘 -2- 甲氧基苯甲酰胺（^{123}I-IBZM）等。^{11}C-raclopride 是最常用的 D_2 样受体显像剂，与体内多巴胺可逆性竞争性结合纹状体 D_2 受体。相比之下，^{11}C-NMSP 与体内多巴胺没有竞争，^{11}C-NMSP 与纹状体 D_2 受体的结合几乎不可逆。因此，^{11}C-raclopride 显像受到体内多巴胺浓度的影响，而 ^{11}C-NMSP 则不会。利用这一显像特征，D_2 样受体显像能鉴别原发性 PD（纹状体浓聚 IBZM）和 PD 综合征（摄取减少），是一种有望作为诊断和鉴别诊断锥体外系疾病的新技术和新方法，且可以用于监测疗效和判断预后。

2．乙酰胆碱受体显像剂 乙酰胆碱受体包括 M（毒蕈碱）和 N（烟碱）受体，在中枢以 M 受体为主，广泛分布于大脑皮质、新纹状体的尾状核和壳核、隔区、海马、下丘脑、杏仁核、脑干网状结构以及小脑皮质等，与运动和意识有关。

目前研究较多的是 M 受体正电子显像剂 ^{11}C 标记的二苯羟乙酸奎宁酯（^{11}C-QNB），N 受体显像剂为 ^{11}C- 尼古丁（^{11}C-Nicotine）。乙酰胆碱受体显像在阿尔茨海默病（AD）病因和病理探讨、早期诊断、疾病进展检测以及疗效观察等方面都有重要意义。同时研究还发现，纹状体乙酰胆碱与多巴胺神经功能有拮抗作用，因此，该受体显像也有助于阐明 PD 的发病机制。

3. **苯二氮䓬受体显像剂** 苯二氮䓬（benzodiazepine，BZ）受体是脑内最主要的抑制性神经受体，在大脑皮质分布密度最高，其次是边缘系统和中脑，在脑干和脊髓也有分布。目前研究较多的显像剂主要有 ^{11}C- 氟马西尼（^{11}C-flumazenil），并且已经用于活体显像研究。研究表明，诸如亨廷顿病（HD）、AD、躁狂症和原发性癫痫等神经精神疾病均与 BZ 受体的活性鉴定有关。

（1）5- 羟色胺（5-HT）受体显像剂：HT 受体在中枢内以松果体含量最多，分为 5-HT$_{1A、B、C}$ 和 5-HT$_{2、3}$ 亚型。已经证明 5-HT 受体与许多精神疾病和 AD、PD 等有关。目前应用比较多的 5-HT 受体显像剂为 ^{18}F- 司托哌隆（^{18}F-setoperone），新的 5-HT$_1$A 受体显像剂 ^{18}F-MPPF 目前尚停留在动物（大鼠）实验阶段。

（2）阿片受体显像剂：脑内的阿片肽以纹状体和下丘脑垂体含量最高。内阿片肽释放后通过阿片受体作用，从而产生不同的生物效应，发挥其对痛觉、循环、呼吸、运动、免疫等功能的调节作用。^{11}C- 二丙诺啡（^{11}C-deprenorphine，^{11}C-DPN）、^{11}C- 芬太尼（^{11}C-carfentanil，^{11}C-CFN）已被用于正常人、癫痫和抑郁症患者的阿片受体显像，还可用于物质使用障碍者的临床研究。

（二）蛋白结合型显像剂

1. **靶向脑内淀粉样蛋白 β** 阿尔茨海默病成因较为复杂，目前尚无特别明确的机制。其中，β- 淀粉样蛋白假说一直深受广大研究者关注。β- 淀粉样蛋白（amyloid-β，Aβ）是由淀粉样前体蛋白（amyloid precursor protein，APP）经 β- 分泌酶和 γ- 分泌酶的蛋白水解作用而产生的含有 39～43 个氨基酸的多肽。Aβ 的沉积不仅与神经元的退行性病变有关，而且可以激活一系列病理事件，包括星形胶质细胞和小胶质细胞的激活、血脑屏障的破坏和微循环的变化等。

^{11}C 标记的匹兹堡化合物 B（^{11}C-Pittsburgh compound B，^{11}C-PIB）可以与 AD 斑块的纤维化聚集的 Aβ 蛋白结合，是最早被应用于靶向的正电子显像剂，也是目前最广泛用于人体的选择性 Aβ 靶向 PET 显像剂。由于 ^{11}C 半衰期较短，^{18}F 标记的分子探针（即第 2 代 Aβ 显像剂）的研究就应运而生，包括 ^{18}F-flobetaben、^{18}F-florbetapir 和 ^{18}F-flutemetamol。由于以上三种二代显像剂皆会导致图像信噪比低，可能会给读片带来一定的困难。因此，人们又研发了第三代 Aβ 显像剂 ^{18}F-2-［2- 氟代 -6-（甲基氨基）3- 吡啶基］-1- 苯并呋喃 -5- 醇（^{18}F-AZD4694），该显像剂与 ^{11}C-PIB 有类似的 Aβ 结合力，且显像图像的信噪比比较适宜。

2. **靶向脑内 Tau 蛋白** 微管系统是神经细胞骨架成分，Tau 蛋白是含量最高的微管相关蛋白。正常脑中 Tau 蛋白的细胞功能是与微管蛋白结合促进其聚合形成微管；与形成的微管结合，维持微管稳定性，降低微管蛋白分子的解离，并诱导微管成束。Tau 蛋白为含磷酸基蛋白，正常成熟脑中 Tau 蛋白分子含 2～3 个磷酸基。而 AD 患者脑的 Tau 蛋白则异常过度磷酸化，并丧失其正常生物功能，Tau 蛋白异常修饰、含量变化对临床 AD 病理发生有重要作用。

第一个被报道的靶向 tau 蛋白的 PET 显像剂为 ^{18}F 标记的 2-（1-{6-［（2-［F-18］氟乙基）（甲基）氨基］-2- 萘基 } 亚乙基）- 丙二腈（^{18}F-FDDNP），该显像剂不仅与细胞外 Aβ 结合，也可与细胞内 tau 蛋白结合。随后被研究的 Tau 蛋白示踪剂还包括喹啉衍生物（^{18}F-THK5117）、苯并噻唑类衍生物（^{11}C-PBB3）及苯并咪唑嘧啶衍生物（^{18}F-AV1451）。

第三节 PET/CT 与 PET/MR 的临床应用

一、脑肿瘤

PET/MR 成像已成为神经肿瘤学研究中的重要工具之一，可为临床医生提供空间和时间匹配的分子、生理学和解剖学数据。脑肿瘤的组织病理学评估虽然是评估肿瘤分级的金标准，但立体定向活检可能导致对肿瘤采样不足，从而使组织学分级不适当地降低。由于血脑屏障破坏导致的对比度增强是区分良恶性肿瘤的依据，但多达三分之一的高级别肿瘤可能不会增强。随着 fMRI 技术的发展，如灌注加权成像（PWI）、扩散加权成像（DWI）、磁共振波谱（MRS）、化学交换饱和转移（CEST）及 PET 提供的关于肿瘤代谢特征的补充信息（葡萄糖代谢、氨基酸和核苷酸代谢、膜生物合成、生长抑制受体表达和氧代谢）可在肿瘤的良恶性判断与分级、鉴别术后瘢痕或坏死组织与残留病灶或复发、疗效评价和预后判断等方面发挥很大作用。

目前临床应用最广泛的脑肿瘤放射性显像剂主要有葡萄糖代谢放射性示踪剂 ^{18}F-FDG 和氨基酸代谢放射性示踪剂 ^{11}C-MET。PET 的半定量评估指标为标准摄取值（standard uptake value，SUV）、最大肿瘤脑比值（maximum tumor to brain ratio，TBRmax），绝对量化评估指标有区域葡萄糖消耗代谢率（rCMRglc）。部分放射性示踪剂可以通过动态扫描获取示踪剂在活体内的摄取、运输、代谢等动力性数学模型参数。放射基因组学和机器学习方法的结合进一步提高了疾病诊断的准确性。将先进的 AI 技术应用于脑肿瘤成像有可能重塑神经肿瘤学的前景。

1. ^{18}F- 氟脱氧葡萄糖（FDG） ^{18}F-FDG 是目前临床应用最广泛的显像剂，葡萄糖代谢的活跃程度与肿瘤的恶性程度相关，良性和低度恶性肿瘤对葡萄糖的摄取程度较低，而高度恶性者则大多葡萄糖代谢活跃，依此可以对肿瘤进行分级，并且有助于活检部位的确定（图 10-5 至

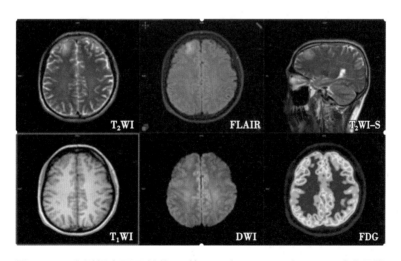

图 10-5 右侧额中回见片状 T$_1$等、T$_2$高、FLAIR 高、DWI 稍高异常信号影，FDG 呈低代谢

病理：胶质瘤样增生。

图 10-7 ）。葡萄糖代谢显像还能够鉴别术后或放疗后的瘢痕、坏死组织与肿瘤残留或复发病灶，瘢痕或坏死组织 FDG 代谢不增高，或放疗后肿瘤周围呈环形轻度或中度增高，而残留或复发病灶则表现为异常放射性浓聚。由于 ^{18}F-FDG 在正常脑灰质呈较高程度摄取，微小的灰质病变或增殖活跃的炎性病变在 FDG 摄取程度较高的背景中容易出现假阴性或者假阳性，从而限制了其在临床的应用，多期 FDG PET 最近被用于评价高级别胶质瘤和转移性病变。正常脑组织的 FDG 摄取程度随着时间的推移略有下降，而恶性组织的摄取程度保持稳定或增加。

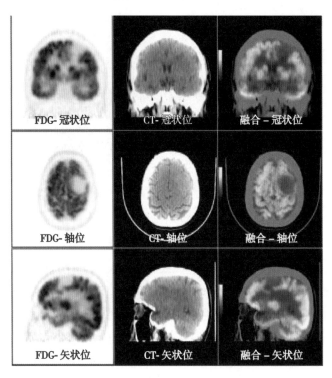

图 10-6 左侧额叶见类圆形高密度影，FDG 呈低代谢
病理：脑膜瘤。

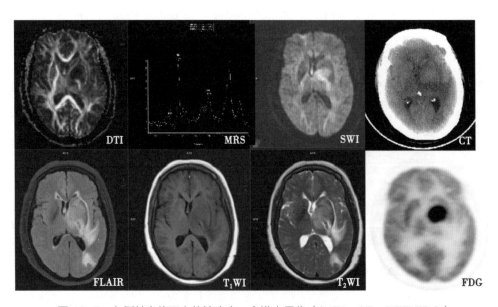

图 10-7 左侧基底节区占位性病变，多模态显像（fMRI、CT、PET-FDG）
病理：非霍奇金淋巴瘤 弥漫大 B 型。

2. 氨基酸代谢显像　¹¹C-MET 是应用最广泛的 PET 氨基酸神经肿瘤学显像剂，主要反映肿瘤细胞氨基酸的转运状态。2018 年，EANM/EANO/RANO 制订了基于氨基酸及葡萄糖 PET 代谢诊断脑胶质瘤的成像指南，其中推荐将氨基酸显像剂 PET 联合 MRI 用于评估原发性高级别恶性脑胶质瘤和脑转移瘤，识别肿瘤和非肿瘤病变、描述肿瘤切除或再切除范围、活检部位定位、预测预后、术后评估、放射治疗计划、化疗放疗基线监测、治疗相关变化与进展 / 复发的诊断，以及辅助治疗监测的基线成像。¹¹C-MET 在正常脑组织中表现为低摄取，而在肿瘤中表现为高摄取，从而提高了肿瘤组织的对比度（图 10-8），其诊断恶性肿瘤主要基于两个方面的机制，一是肿瘤组织氨基酸转运体高表达，使氨基酸进入肿瘤细胞的速度加快，二是肿瘤细胞增殖快，对氨基酸需求量增加。肿瘤细胞合成蛋白质作用增强，转运和利用氨基酸的能力增加；肿瘤组织摄取 ¹¹C-MET 的程度与恶性程度相关，并且明显高于正常组织，而肿瘤细胞摄取 L- 蛋氨酸明显高于 D- 蛋氨酸。而某些肿瘤细胞转甲基通道活性增强，这是使用 ¹¹C-L-MET 作为亲肿瘤显像剂的另一重要理论基础。¹¹C-MET 进入体内后在体内转运，可能参与体内蛋白质的合成，或者转化为 5- 腺苷蛋氨酸作为甲基的供体。正常生理分布主要见于腮腺、唾液腺、肝脏和肾脏。¹¹C-MET 的时间放射曲线表明，静脉注射后 5min，正常脑组织和肿瘤组织就能迅速摄取 MET，并且脑肿瘤组织 SUV 明显高于正常组织，注射后 10min，肿瘤 SUV 达到峰值，且稳定保持在高水平上。

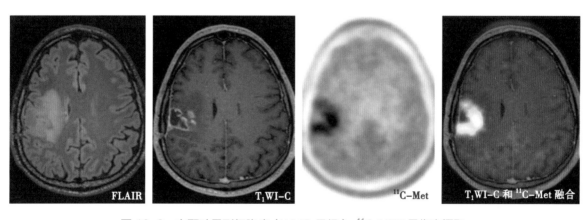

图 10-8　右颞叶星形细胞瘤（WHO Ⅲ级），¹¹C-MET 显像高摄取

二、脑血管疾病

脑血管疾病是指脑血管病变所引起的脑功能障碍。PET 脑血流灌注显像是核医学早期研究脑局部血供状况的常规方法，可以显著提高对缺血性脑血管病的诊断敏感性和特异性。

1. 短暂性脑缺血发作　起病突然，症状一般在 24h 内缓解，由颈动脉或椎 – 基底动脉短暂性血供不足引起。脑组织结构无明显改变，神经系统检查及 CT 和 MR 检查多无异常，而脑血流灌注 PET 显像可以显示病变受累部位血流灌注降低，呈放射性分布降低区。进一步检查还发现受累及的供血区出现血流障碍的征象。检查应在症状发作后尽快完成，以提高诊断率。

2. 脑梗死　目前临床关心的是脑梗死的超急性期（<6h）的诊断，在此期进行溶栓治疗效果好。核素脑血流灌注显像可以早期发现脑梗死，但需要进行示踪剂的准备，检查时间长，不适应临床急症患者。所以，目前核素脑显像主要是利用灌注显像与代谢显像相结合，在判断可恢复的缺血灶（脑缺血半暗区）和不可恢复的脑梗死灶方面仍具有优势。核素血流显像在脑梗死区域

表现为低灌注区，由于局部代谢产物的淤积等因素引起脑血管扩张，导致梗死区周围出现过度灌注现象，这种过度灌注对于挽救梗死灶中可能存活的组织起到一定的提示作用。如果脑梗死发生后的数小时内血流灌注没有恢复，存活的神经组织会发生不可逆的损伤。

^{15}O-H$_2$O PET 显像对于了解、研究脑梗死发生后出现的一系列病理生理变化可提供有益的帮助，对判断预后和治疗效果有重要价值。在急性期（<7d）可见脑血流量（rCBF）与脑氧代谢率（cerebral metabolic rate of oxygen，CMRO$_2$）之间的不匹配现象，即梗死灶脑血流量明显下降，脑氧代谢率保持正常或略降低，说明病灶部位的脑组织对能量的需求相对增加，标志着这些脑细胞仍存活。一旦恢复血流供应，脑细胞可能恢复正常。当脑梗死进入亚急性期后（<30d），由于建立了侧支循环，梗死区的脑血流量增加，脑代谢率下降，出现脑血流与脑代谢需求不相称的脑血流过度灌注。如果测得梗死部位脑组织 rCBF<12ml/（100g·min）、CMRO$_2$<65pmol/（100g·min）的阈值，脑细胞死亡不可避免。

值得关注的是 ^{11}C-氟马西尼（^{11}C-FMZ）作为苯二氮䓬受体拮抗剂，可用于脑卒中后缺血半暗带的诊断，即经过及时治疗后有可能被挽救的缺血脑组织区域的精确鉴别。发生机制为大脑皮质中富含 γ-氨基丁酸受体，对缺血性损伤极为敏感，当缺血发生后，表面形态受损的神经元 ^{11}C-FMZ 与苯二氮䓬受体（BZR）结合显著下降，而功能虽受损但形态完整的神经元（缺血半暗带）则结合正常。研究表明，在急性缺血性卒中时，^{11}C-FMZ 受体显像能更特异、更可靠地对缺血半暗带与不可逆性损伤组织进行早期精确鉴别，同时还能早期预测脑梗死恶性病程的发生，因而有助于选择适于急性介入治疗的患者和制订正确的治疗策略。

三、癫痫

癫痫是多种原因导致的脑部神经元高度同步化异常放电所致的临床综合征，其临床表现具有发作性、短暂化、重复性和刻板性的特点。根据国际抗癫痫联盟定义，癫痫发作可分为部分发作以及全面性发作（大发作）。据流行病学统计，我国癫痫患病率为 3.6‰～7.0‰，在神经系统病变中仅次于脑卒中成为第二大常见疾病，其中颞叶癫痫占 60%～70%。在大部分患者中，药物治疗可使得症状得以有效控制，但也有将近 1/3 的患者可能会发展为药物难治性癫痫。外科干预是目前控制癫痫发作的有效方法之一，常常可以改善患者的认知功能、行为学能力和生命质量，精准定位致痫灶是手术治疗的前提。

目前，癫痫灶定位的主要检查方法包括：动态脑电图（electroencephalogram，EEG）、皮质脑电图（electrocorticography，ECoG）、fMRI、脑磁图（magnetoenceophalogram，MEG）、单光子发射型计算机断层扫描（single photon emission computed tomography，SPECT）及 PET 等技术。EEG 受影响的因素较多，有时难以准确定位，ECoG 定位准确，但因为有创，一般仅用于开颅的患者，CT 和 MR 检查常无法显示那些不伴有形态学改变的病灶。核医学神经影像是一种无创性的、能够提供定位、定量信息的脑功能代谢检查技术，从脑组织血流灌注、代谢水平、脑功能、生化、氧耗甚至神经受体等方面在癫痫病灶的定位诊断方面有着明显的优势。

^{18}F-FDG PET/MR 显像是目前最理想的对成人和儿童局灶性耐药癫痫进行术前评估致痫灶探测和定位的工具。致痫区在癫痫发作期，大脑神经元过度放电，消耗大量能量，导致局部脑组织血流和葡萄糖代谢增加，脑组织对 ^{18}F-FDG 摄取增高，PET 影像表现为高代谢灶。但在临床

实践中，典型的发作期显像很难捕捉，仅出现在少数癫痫持续状态或频繁发作以及癫痫发生在 ¹⁸F-FDG 摄取早期的病例中，所以临床中 ¹⁸F-FDG PET 显像采集的是发作间期图像，发作间期的致痫灶可能存在神经元活性和兴奋性下降，导致葡萄糖代谢降低及血流灌注减少，葡萄糖代谢降低更为明显，使 ¹⁸F-FDG 摄取减少，PET 影像中表现为低代谢灶。值得注意的是，发作间期 PET 低代谢区对应的是致痫灶和随后产生间歇性发作的神经功能脑网络总和，在局灶性颞叶癫痫患者中经常发现低代谢区扩展到颞叶以外的区域。因此，癫痫发作间期 ¹⁸F-FDG PET 显像定位致痫区的灵敏性为 70%～90%。

近年来，在 MR 阴性的癫痫患者中推荐进行 PET/MR 显像，实现功能和结构影像优势互补。在 MR 结构指导下，能够将真正的低代谢区与局部结构萎缩或宽大的脑沟所致的局部放射性摄取减少相鉴别。在局灶性皮质发育不良（focal cortical dysplasias，FCDs）患者中，无论 MR 阳性或阴性，PET/MR 融合引导下可将脑代谢异常的诊断价值提高 35%～40%。另一方面，在 PET 阳性引导下的 MR 复审能够发现漏诊的结构异常。在儿科难治性癫痫的 PET 研究中，29% 的 MR 阴性患者经过 PET/MR 引导下在 MR 中检出结构异常（图 10-9）。最后，¹⁸F-FDG PET 被认为可以改善近一半患者的手术决策和结果，避免大部分侵入性监测，对术后结果及认知的预测具有积极的诊断价值。颞叶癫痫神经病理学的一个特点是脑部炎症，炎症可能是将正常神经元网络重组为癫痫神经网络的重要因素，已被认为是诊断及治疗的生物标记物和新的机制靶点（图 10-10）。

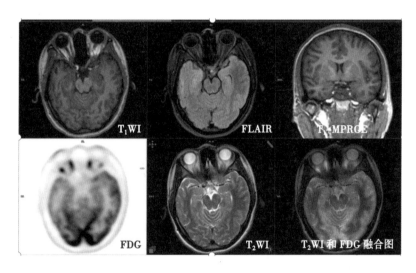

图 10-9　右侧海马体积缩小，FLAIR 稍高信号影，FDG 呈低代谢
术后病理提示：局灶性皮质发育不良。

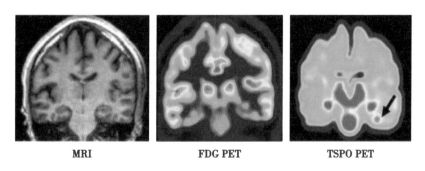

图 10-10　左侧颞叶癫痫患者
MRI 阴性；FDG PET 阴性；TSPO PET 阳性。

四、神经退行性疾病

1. **阿尔茨海默病（AD）** 是一种起病隐袭的进行性发展的神经细胞退行性疾病，是最常见的老年期痴呆类型，临床上以记忆障碍、失语、失用、失认、视空间技能损害、抽象思维和计算损害、人格和行为改变等表现为特征。该病给家庭和社会带来沉重的负担，是一个严重的社会和医疗卫生问题。AD 分为痴呆前阶段和痴呆阶段，其中痴呆前阶段又分为前驱症状期即轻度认知障碍（mild cognitive impairment，MCI）和临床前期（客观上没有认知缺失或神经变性标志物的存在，但脑内有淀粉样蛋白沉积），痴呆阶段即传统意义上的 AD。

AD 的神经病理变化有以下特点：①大脑皮质、海马、某些皮质下神经核，如杏仁核、前脑基底神经核和丘脑有大量的老年斑，特别是神经炎性老年斑。诊断 AD 所需老年斑数量随年龄增加而增加，病理学家根据老年斑的数量可作出肯定的 AD、可能的 AD、可考虑的 AD 三种诊断。②大脑皮质和海马存在大量神经元纤维缠结，神经元纤维缠结有的位于神经细胞外，有的位于细胞内，含神经元纤维缠结的细胞多已呈退行性变化。神经元纤维缠结也常见于杏仁核、前脑基底核、某些下丘脑神经核、脑干的缝际核和脑桥的蓝斑。轻度 AD 患者，神经元纤维缠结可能仅限于鼻内侧皮质和海马。③几乎所有 AD 病例的软脑膜和皮质血管壁都有 β 淀粉样蛋白（Aβ）沉积。沉积的程度和范围变化很大，严重者可有继发性血管病变，例如血管阻塞、血管周围轻度出血或侧支灌流腔隙等。④在海马常可见颗粒样空泡变性及大量的平野小体（Hirano body，HB）。伴随上述病理变化的是大量的神经细胞脱失，容易形成神经元纤维缠结的神经细胞，如新皮质和海马的锥体细胞可脱失 30% 以上。痴呆的严重程度与皮质和海马的神经元纤维缠结数量及细胞脱失程度密切相关。AD 患者的脑重量减轻，脑体积缩小，以大脑半球最明显。白质和深部灰质的体积也变小，杏仁核、海马和海马旁回可能受累更明显，脑室前角扩大。

临床上 AD 的诊断主要依据临床症状并结合各种神经心理学的量表进行判断。近年来包括 Aβ 显像、脑葡萄糖代谢显像（^{18}F-FDG）和脑萎缩等在内的神经影像学检查已被列为 AD 诊断标准。针对 AD 各个病理环节，不同靶点的 PET 显像剂已应用于临床，包括糖代谢类、淀粉样蛋白 Aβ 结合类、神经递质及受体类 tau 蛋白结合类、小胶质细胞活化的神经炎症类等。其中，糖代谢类显像剂 ^{18}F-FDG、Aβ 显像剂和 tau 显像剂对 AD 诊断和病情评估有较好的指导意义。

（1）葡萄糖代谢显像：^{18}F-FDG 脑 PET 显像可以通过显示脑组织葡萄糖代谢的降低情况，反映突触活动和神经元完整性，可以早期发现和区分不同类型的痴呆症。在 ^{18}F-FDG PET 脑代谢显像中，轻度及中度 AD 表现为脑局部葡萄糖代谢率降低，常见于顶叶、颞后叶和枕叶前部皮质，以双侧颞、顶叶代谢降低更明显，其代谢降低程度随痴呆严重程度和其病程而增加。双侧顶颞叶、后扣带回和楔前回葡萄糖代谢降低是 AD 的特征性表现。明显的额叶代谢降低出现在中、重度患者，主要位于额上回和额中回附近区域。

使用 ^{18}F-FDG 脑 PET 显像对 AD 严重程度进行评估，常用的方法有目测法和半定量分析法。①目测法通过肉眼观察 ^{18}F-FDG 代谢降低区的范围对病情进行评估。随着病情的发展，脑内低代谢区数目增加、范围扩大。轻度 AD 有 1~2 个脑叶受累，中度有 3~4 个脑叶受累，而重度 AD 受累的脑叶在 5 个以上。轻度和中度 AD 多为单侧或非对称性代谢降低，此时颞叶和海马轻度萎缩或无明显萎缩；重度 AD 常表现为双侧颞顶叶和额叶代谢降低，颞叶和海马明显萎缩。②半定量分析法：目前多采用比值法，单侧病变采用病变区 / 对侧正常脑区比值，正常比值＞0.90，

0.80～0.90 为轻度，0.70～0.80 为中度，≤0.70 为重度；双侧病变采用病变区 / 同侧小脑比值，正常比值 > 1.20，0.96～1.10 为轻度，0.80～0.95 为中度，≤0.80 为重度。以正常人群脑葡萄糖代谢为模板的一些软件（如 Cortex ID）可以更直观地评价 AD 的严重程度（图 10-11）。但需注意的是，^{18}F-FDG 代谢显像评价的是 AD 患者脑内由于神经元的丧失导致相应部位的葡萄糖代谢降低，特异性不高，非 AD 患者重要病理特征的分子成像。

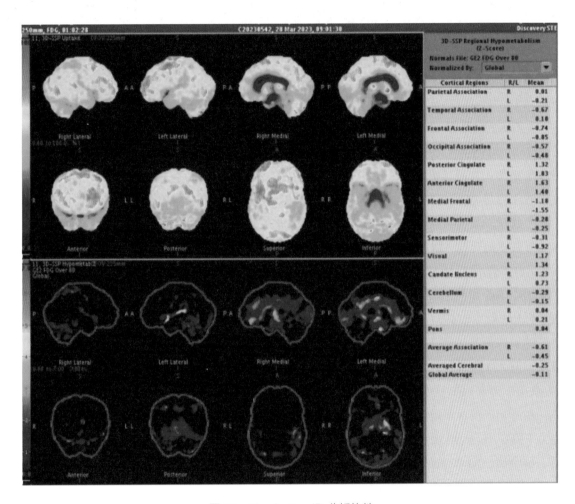

图 10-11　Cortex ID 分析软件

（2）淀粉样蛋白显像：β- 淀粉样蛋白斑块的皮质积累是阿尔茨海默病的早期病理变化，被认为代表了 AD 的早期事件，该事件触发了一系列其他病理生化事件，最终导致认知能力下降。淀粉样蛋白 PET 可以准确检测脑淀粉样蛋白负荷，并与脑尸检结果一致。因此，β- 淀粉样蛋白显像阴性可以排除有痴呆症状为 AD 的可能性。PET 蛋白显像发现异常阳性者，即可提示痴呆前驱症状期。临床使用最广泛的为 ^{11}C-PIB，^{11}C-PIB 在 AD 患者中的分布特点为额前叶（包括眶回）、内侧顶叶（特别是楔前叶）、外侧顶叶、部分外侧颞叶皮质、纹状体呈高分布区域；岛叶、丘脑、枕叶相关皮质相对低摄取；初级视觉皮质及周围区域、内侧颞叶、初级感觉 / 运动区域呈更低区域分布；小脑基本无 PIB 分布（图 10-12）。Steven 等人研究表明，^{11}C-PIB PET 检测阿尔茨海默病的视觉评估和定量评估都优于 ^{18}F-FDG PET，而 ^{18}F-FDG PET 视觉和定量分析的准确性在老年受试者中明显下降。

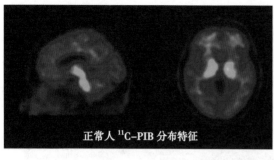
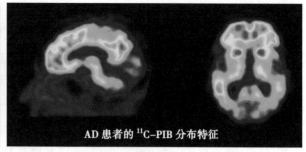

正常人 ¹¹C–PIB 分布特征　　　　　　AD 患者的 ¹¹C–PIB 分布特征

图 10-12　正常受试者和 AD 患者的 ¹¹C-PIB 白质摄取差异

¹¹C-PIB PET 图像显示正常受试者的 ¹¹C-PIB 白质摄取（左），AD 患者的皮质和皮质下大量摄取（右）。注意 AD 患者感觉运动皮质和枕叶皮质的相对保留。

（3）Tau 蛋白显像：Tau 蛋白是 AD 研究的热点，Tau 蛋白异常磷酸化在脑内形成神经纤维缠结（neurofibrillary tangles，NFTs），是 AD 发病的另一大关键。阿尔茨海默病患者脑中 Tau 蛋白总量多于正常人，但其中正常 Tau 蛋白减少而异常过度磷酸化 Tau 蛋白大量增加。Tau 蛋白异常过度磷酸化后与微管蛋白的结合力仅是正常 Tau 蛋白的 1/10，使微管蛋白失去促进 Tau 蛋白形成微管的生物学功能并丧失维持微管稳定的作用。研究表明，相比 β 淀粉样蛋白的异常沉积，Tau 蛋白的异常磷酸化与 AD 的相关性更高。

Tau-PET 显像对阿尔茨海默病的诊断能力优于 β- 淀粉样蛋白斑块，Okamura 等人分别用 ¹⁸F-THK5105 和 ¹¹C-PIB 对 8 例 AD 患者和 8 例老年对照进行了研究，发现 AD 患者颞叶 ¹⁸F-THK5105 摄取较高，示踪剂注射 90min 后，AD 患者下颞叶皮质 / 小脑摄取比率为 1.32（新皮质区的摄取最高），而对照组仅为 1.09。一些皮质下区域，包括壳核和白质，显示较高的示踪剂摄取，但 AD 患者和对照组间并无差异，同时两组都在脑桥出现了显像剂的高摄取。¹¹C-PBB3（见本章第二节）PET 显像显示 AD 患者海马可与 ¹¹C-PBB3 广泛结合，而 ¹¹C-PIB 在新皮质摄取较高，在海马区的沉积量较少，两者形成鲜明对比。Tau-PET 显像可预测早期阿尔茨海默病的认知能力下降，¹⁸F-AV1451（见本章第二节）示踪剂 PET 显示 AD 患者颞叶、杏仁核、梭状回、颞下回、颞中回、海马旁回和后扣带回 tau 滞留明显增高。tau 示踪剂在基线的结合与大脑各区域的认知能力下降有关，如 tau 示踪剂在左颞叶的结合导致言语情景记忆下降，tau 示踪剂在顶叶下皮质结合导致工具评分降低，tau 示踪剂在额叶和颞叶前皮质结合导致执行能力下降。此外，整体认知能力下降与 tau 蛋白示踪剂结合于左侧颞上回和楔前叶有关。相比之下，认知能力下降与初始 β- 淀粉样蛋白斑块显像、脑脊液生物标志物（CSF t-tau，CSF p-tau181，CSF Aβ42）水平之间没有观察到显著的关系。Tau 蛋白显像对 AD 发病机制、早期诊断、认知功能评估以及以异常 Tau 蛋白为靶点的 AD 治疗策略等具有重要意义。

2. **帕金森病（Parkinson's disease，PD）**　是第二大常见的神经退行性疾病，常发生于中老年人群。临床症状包括静止性震颤、肌强直、运动迟缓、姿势平衡障碍的运动症状，以及一些非运动症状如快速眼球运动睡眠行为障碍、嗅觉减退、便秘、体重减轻及焦虑、抑郁、淡漠这些精神改变。其病理改变为中脑黑质致密部多巴胺能神经元的丢失和路易小体的形成。主要生化改变为纹状体区多巴胺递质合成及释放减少，引起胆碱能系统的作用相对亢进。约有 20%～30% 的患者会导致帕金森病痴呆。PD 在临床表现及病理方面均与非典型帕金森综合征（atypical Parkinsonism，APS）有相当的重叠性，后者包括多系统萎缩（multiple system atrophy，

MSA）、进行性核上性麻痹（progressive supranuclear palsy, PSP）和皮质基底节变性（corticobasal degeneration, CBD）等疾病。目前 PD 的诊断和治疗主要基于对患者的临床评估和长期随访。研究显示，帕金森综合征的误诊率为 20%～25%，APS 常被误诊为 PD，尤其是在疾病的早期阶段；即使在晚期患者表现出较为特异的临床体征时，仍有相当比例的 MSA 和 PSP 患者，尤其是 CBD（<74%）患者得不到正确的诊断。较高的误诊率影响了治疗方案的选择和对疾病的预后判断。神经核医学 FDG 代谢显像、多巴胺能神经递质成像、5- 羟色胺受体显像等成为 PD 诊断和鉴别诊断的有力工具，在疾病早期诊断、严重程度评估、疗效评价、鉴别诊断等主面都发挥了重要的作用。

（1）葡萄糖代谢显像：^{18}F-FDG 脑 PET 显像示 PD 患者双侧纹状体代谢不对称，早期 PD 患者可出现豆状核、丘脑和脑干代谢水平增高。豆状核的代谢水平与运动迟缓症状密切相关，代谢水平越高，运动迟缓越严重。中晚期 PD 患者尾状核代谢水平下降，低代谢皮质区范围更为广泛，其中背外侧前额叶皮质及后部皮质代谢降低可能与 PD 患者伴发认知障碍有关。

在定性诊断的基础上，近几年为了进一步提高诊断的准确性，提出对 ^{18}F-FDG PET 脑显像进行多因素分析获得的疾病相关脑代谢网络模式，可以通过计算模式表达值进行定量分析，在个体水平上实现对 PD 的诊断与鉴别诊断，以及病程进展与临床疗效的监测。目前临床应用比较广泛的主要有帕金森病相关脑代谢网络模式（PDRP）、PD 震颤相关脑代谢网络模式（PDTP）和 PD 认知相关脑葡萄糖代谢网络（PDCP）。

PDRP 是最早发现的 PD 相关脑葡萄糖代谢网络模式，特点是苍白球 / 壳核、丘脑、脑桥和小脑代谢相对增高，而运动前区、辅助运动区和后顶叶代谢相对降低。作为鉴别诊断，研究还发现：MSA 相关脑代谢模式的主要特征表现为双侧壳核和小脑的葡萄糖代谢降低；PSP 相关脑代谢模式的主要特征表现为双侧内侧前额叶、腹外侧前额叶、尾状核、丘脑和中脑的葡萄糖代谢降低；CBD 相关脑代谢模式的主要特征表现为双侧不对称的代谢降低，涉及额叶和顶叶皮质、丘脑和尾状核。因此，基于脑代谢网络模式的鉴别诊断有望成为早期正确治疗和确定临床试验受试对象的潜在工具。

截至目前，PDRP 表达值作为一个可定量的指标，已在多个独立的患者群体中得到证实，该值与帕金森病综合评分量表（UPDRS）中的运动功能评分具有显著的线性相关性，而且是与患者的少动 – 强直症状的严重度有关，而与震颤无关。由于震颤是 PD 最重要的运动症状之一，是疾病早期最容易导致患者被诊断为 PD 且最容易造成误诊的临床症状，但是 PDRP 却无法客观反映 PD 患者震颤症状。因此发展出了 PD 震颤相关脑代谢网络模式（PDTP），其特点是：小脑 / 齿状核和初级运动皮质的代谢增高，尾状核 / 壳核的代谢相对轻度增高。

帕金森病痴呆（Parkinson's disease dementia, PDD）的发生率约为 30%。近年来，PD 的认知功能障碍得到持续关注。PD 非认知功能障碍患者的葡萄糖代谢降低区主要局限于枕叶；PD 合并轻度认知功能障碍（Parkinson's disease with mild cognitive impairment, PD-MCD）的患者主要表现为大脑额叶、枕叶和顶枕颞叶交界处葡萄糖代谢降低，而 PDD 患者大脑皮质葡萄糖代谢降低区域则不仅包括额叶和枕叶，还广泛累及顶叶和中央前后回，除了大脑皮质的代谢异常外，尾状核与下丘脑也可以观察到葡萄糖代谢降低。另外额叶和顶叶葡萄糖代谢降低可能是 PD 认知功能障碍患者特异性的影像学表现，可能作为 PD 认知功能障碍的风险预测因子，有助于该疾病的早期诊断。这正与 PD 认知相关脑葡萄糖代谢网络（PDCP）的表现一致，其特点是前辅助运动区、背外侧前额叶、楔前叶和后顶叶区域葡萄糖代谢降低，而小脑蚓部和齿状核代谢相对增高。PDCP 的表达值与患者的记忆和执行功能评分显著相关，而与其他认知功能及 UPDRS 运动功能评分无相关性。因此，对于 PDCP 的表达值进行定量监测可能为改善 PD 认知症状的新药疗效提供客观评价信息。

（2）多巴胺能神经递质系统显像：多巴胺能神经递质系统显像可通过多巴胺神经递质显像、多巴胺转运体成像和囊泡单胺转运体成像提高疾病诊断准确性，对诊断和鉴别诊断典型或非典型帕金森综合征、评估治疗反应及早诊断疾病有帮助。

目前核医学可以评估多巴胺能系统的突触前和突触后功能。突触前多巴胺能成像是指评价突触前黑质纹状体多巴胺能神经元末端的缺失，可明确特发性震颤和神经退行性帕金森综合征的诊断，但无法区分 IPD 和 DLB 与 PSP、CBD 或 MSA；帮助区分 DLB 和其他痴呆（尤其是阿尔茨海默病）；对突触前变性所致多巴胺缺乏所致的帕金森综合征与其他原因导致的帕金森综合征的鉴别诊断；检测早期的突触前帕金森综合征。突触后多巴胺能成像是指在突触后水平评价多巴胺能神经元完整性，可帮助区分典型与非典型帕金森综合征。首先，主要是区分 IPD 与发生 D_2 受体缺失的其他神经退行性帕金森综合征（如 MSA、PSP）。其次，还可以评估多巴胺 D_2 拮抗剂（神经松弛剂）治疗期间 D_2 受体阻断的程度；诊断肝豆状核变性，纹状体 D_2 受体功能丧失与 Wilson 病神经系统症状的严重程度有关，可显示纹状体细胞毒性铜沉积所致的神经元损害程度。

多巴胺神经递质 ^{18}F-DOPA 可以反映纹状体内突触前多巴胺能神经元代谢通路的活性。帕金森病的病理机制为黑质 – 纹状体多巴胺能神经神经元变性，患者纹状体内多巴胺含量减少，典型 ^{18}F-DOPA PET 显像表现为壳核放射性分布显著性降低，尾状核放射性分布不均匀降低。临床研究表明，帕金森病患者纹状体 / 枕叶摄取 ^{18}F-DOPA 比值降低，应用此半定量分析方法，诊断灵敏度及特异性可达 95% 以上。另外，也有研究表明，壳核、尾状核的 ^{18}F-DOPA 摄取值与强直、运动迟缓、步态障碍的严重程度相关。但对于临床症状不典型的早期帕金森病患者，^{18}F-DOPA PET 显像可呈假阴性，这可能与发病早期多巴胺能细胞的代偿机制有关，临床上应加以重视。

^{11}C-β-CFT 显像反映 DAT 功能，即突触前神经元合成与释放多巴胺递质的功能，是目前较为敏感的显示帕金森病与帕金森综合征的分子影像标志物。因 MSA 是黑质纹状体通路中神经元变性所致，可导致位于突触前膜的 DAT 重摄取突触间隙的多巴胺神经元降低，因此 ^{11}C-β-CFT 摄取降低。该机制及成像表现与帕金森病基本一致，因此，单纯依靠 DAT 成像难以对 MSA 与帕金森病进行鉴别诊断。但 DAT 成像是进行神经系统退行性疾病诊断与鉴别诊断的基础步骤，非帕金森病样震颤、药物诱发帕金森综合征、精神源性帕金森综合征等同样表现出与帕金森病及 MSA 相似的临床症状与体征，DAT 成像可以有效准确进行鉴别诊断，排除上述疾病。

2 型囊泡单胺转运体（VMAT$_2$）负责将多巴胺从细胞质泵入突触小泡，在 CNS 中，VMAT$_2$ 仅由单胺能（多巴胺能、5- 羟色胺能、去甲肾上腺素能或组胺能）神经元表达，超过 95% 的纹状体 VMAT$_2$ 结合位点与多巴胺能末梢相关，可以作为黑质细胞数量的客观标志物，因此靶向 VMAT$_2$ 的 ^{18}F-FP-(+)-DTBZ、^{18}F-AV133 有希望成为诊断和评估 PD 的新型显像剂。视觉评估 ^{18}F-FP-(+)-DTBZ 结合在正常人中显示纹状体对称性摄取最高，其次是伏隔核、下丘脑、黑质和中缝核。半定量分析评估壳核前部的纹状体 VMAT$_2$ 密度高于壳核后部，高于尾状核。最低摄取见于皮质，枕叶皮质基本上无特异性结合，在 PD 的早期阶段，纹状体 ^{18}F-FP-(+)-DTBZ 摄取比值明显下降，并且显像剂摄取比值下降与 PD 分期、疾病持续时间和运动症状评分之间存在显著联系。

多巴胺 D 受体显像可评估突触后膜多巴胺神经元功能，多巴胺受体分布在中枢神经系统多巴胺能通路上，参与调节运动、学习、记忆。D_1 受体主要分布在纹状体，D_2 受体主要分布在尾状核、伏隔核和嗅结节，D_3 受体主要分布在边缘区，D_4 受体主要分布在前额叶、海马、杏仁核、丘脑网状核和下丘脑，D_5 受体脑内表达较低。目前应用于临床研究最广的是 D_2 受体显像剂 [11]C-雷氯必利，优点是与受体结合选择性强，动力学快，缺点是易受内源性多巴胺替代影响。研究结果显示，MSA 患者壳核 D_2 受体水平下调。而对于 PD 的 [11]C-雷氯必利显像结果相对复杂，受病程及药物影响，帕金森病患者内源性多巴胺递质减少造成 D_2 受体代偿反应，早期以及未服用过左旋多巴的患者表现为 D_2 受体上调，晚期或药物治疗后患者 D_2 受体下降。但 [11]C-雷氯必利 PET/CT 显像仍是有效鉴别诊断 MSA 与帕金森病的方法之一。

目前应用在帕金森病及帕金森综合征的 PET 示踪剂涉及多种类型，如多巴胺能类型（突触前后）、非多巴胺类型（5-羟色胺类、胆碱类、鸦片类、去甲肾上腺素能）及脑功能网络类型，故联合应用多模态显像技术可极大提高诊断的准确性。

五、精神疾病

精神疾病近年来已引起人们的重视，但目前主要还是根据病史和临床症状进行诊断和治疗，缺乏客观的生物学检查依据。神经核医学可以探测局部脑组织的血流、代谢和受体的分布，在活体水平了解大脑的功能活动，从而为精神疾病的研究开辟了新的天地。

精神分裂症（schizophrenia）是一种比较常见而严重的精神疾病，表现形式多种多样，不仅不同的患者症状不一样，就是同一患者，每次患病及同次患病的不同时期也表现不一样，因此对该病与大脑不同区域血流和代谢关系的研究也非常复杂。目前的研究结果存在一些差异，但最常见的是额叶血流灌注和代谢的降低，其次是颞叶，并且以左侧为明显；基底节的改变各研究报道不一。精神分裂症患者常见额叶葡萄糖代谢降低，其次为颞叶的低代谢灶，也可出现左颞叶葡萄糖代谢增加伴有左基底节代谢降低。多巴胺能神经递质系统显像对精神分裂症患者发病机制的研究具有重要的意义。通过多巴胺受体显像，可以帮助临床选择治疗药物、调整治疗剂量和观察疗效，同时对于新药的开发和研究也有重要的意义。

抑郁症（depression）是当前现代社会常见的情感障碍性精神疾病。PET 脑功能显像可以用于探讨抑郁症的病因、病理生理和脑功能状态。研究表明，抑郁症患者存在着不同程度的脑血流灌注和 / 或代谢降低，根据所累及的大脑皮质和皮质下结构，大致可分为两种类型：额叶和颞叶灌注降低区，最为常见；前额叶和边缘系统灌注降低区，与注意力不集中、情感低落、思维阻滞和认知障碍等有关。一些有关抑郁症对治疗反应的研究发现，基础显像（治疗前）前扣带回高代谢预示着患者对抗抑郁药物治疗会有积极的反应。[18]F-FDG PET 表现呈多样性，双相精神病的抑郁期，整个幕上结构的葡萄糖代谢降低可达 25%，治疗前后的对比有助于了解疗效和判断预后。

神经受体显像研究表明，5-羟色胺受体（5-HT）与精神焦虑、抑郁有关，研究发现单纯或轻度抑郁患者顶叶皮质放射性摄取增高，重度抑郁或躁狂–抑郁型精神病患者脑 5-HT 受体密度与亲和力降低，同时经抗抑郁药物治疗后，可观察到脑 5-HT 摄取增加。神经受体显像研究表明乙酰胆碱、多巴胺、肾上腺素神经递质及受体功能密切相关，该显像研究在探讨抑郁症病因、发病机制和神经递质传递中也具有重要价值。

六、脑外伤

在脑外伤后的随访和预后评估中，功能性脑显像有着较为重要的临床价值。对轻度或中度闭合性脑外伤患者，脑血流灌注和代谢显像较 CT、MRI 更为敏感，可以探查到 CT、MRI 表现正常的创伤所致的局部脑血流和代谢的异常。部分闭合性脑外伤患者，在恢复期后长时间地存在一些非特异的神经或精神症状如头痛、头晕和记忆障碍等，脑血流灌注显像表现为放射性分布降低，显像的阳性率明显高于 CT，更符合临床的实际情况，尤其是对于症状轻、病灶小的患者；同时，对于 CT、MRI 异常的病变，血流灌注显像所显示的病灶范围也要大于前者。

脑死亡的临床和法定标准是指脑功能的永久性丧失，即脑和脑干的功能与反射完全丧失，脑电图无信号，脑循环终止。核医学检查安全、无创，通过脑血流灌注显像或血脑屏障功能显像，有条件者还可以使用可移动的相机进行床边显像，简单、快速、易行，不受药物中毒和低体温的影响，在辅助诊断脑死亡方面具有重要的临床应用价值，尤其是当脑电图和临床诊断不确切的时候。

七、药物成瘾

药物成瘾（drug addiction）又称药物依赖（drug dependence），可对公共卫生、社会安全和稳定构成严重威胁。药物依赖是反复使用成瘾药物所引起的生理和心理上对药品的依赖状态，是由于滥用成瘾药物所造成的脑损害。自 20 世纪 90 年代以来，脑功能显像逐渐被应用于药物成瘾研究中，在活体中从分子水平上动态观察脑血流、代谢和神经受体的变化，将生物因素与行为、药物成瘾有机地结合起来，为该病的神经病理基础研究、临床治疗和新药研制提供客观依据。

脑血流灌注显像研究表明，低剂量 MDMA（3，4- 亚甲基二氧基甲基苯丙胺）可能不会引起明显、持久的 rCBF 的改变；但长期使用海洛因和可卡因，虽然 CT、MRI 均正常，大脑结构没有异常，却可以出现多处脑血流灌注降低，以额叶、颞叶和顶叶为明显，在停药后部分可逆。

脑代谢显像可以观察药物依赖和药物戒断对脑功能代谢的影响，同时也可以用于成瘾药物心理依赖性和渴求感与局部脑功能代谢相关性的研究。DAT 是可卡因在脑内的作用位点，可卡因滥用患者脑内 DAT 结合位点减少。[11]C-DPN、[11]C-CFN 行脑阿片受体显像，可用于吗啡类药物成瘾与依赖性以及药物戒断治疗的临床研究。

知识要点

1. 神经核医学常用的显像方法、显像剂及显像原理。
2. FDG 及其他神经系统显像剂的临床应用。
3. 在癫痫、AD、PD 和脑肿瘤中可以应用的正电子显像剂及临床意义。

（白芷蓉　袁梦晖）

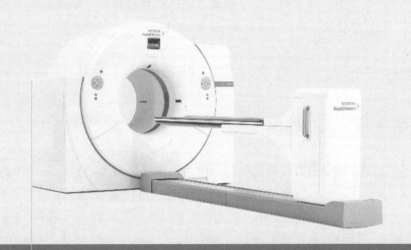

11

第十一章

人工智能与
脑影像

人工智能（artificial intelligence，AI）的研究目标是开展理论研究和开发能够代替生物智能或人类智能来执行任务的计算机系统，该系统具有感知、识别、决策和控制等功能。脑科学的研究目标是研究生物大脑的结构、功能和运行机制，如大脑是如何处理信息、做出决策以及与环境交互的。AI 可以被看作是对人类智能的模拟。因此，研究 AI 一种简单的方法是将 AI 与脑科学及其相关领域相结合，在众多脑科学研究中发展神经成像和控制技术，可以帮助我们探索大脑的工作原理，从而使我们能够设计出更好的、包括硬件和软件在内的 AI 架构。

第一节 人工智能简介

人类大脑是最为复杂的信息系统，由千亿级各类神经元组成神经环路和神经网络，发挥感知、认知、心智和语言等功能。探索生命智能的奥秘和创制具有智能的机器是目前各领域的热门研究方向之一。在脑科学中，认知科学是一门主要研究信息如何在大脑中形成以及转录过程的交叉学科，研究领域包括心理学、哲学、人工智能、神经科学、学习、语言学、人类学等各领域，涉及从低层次的学习和决策机制，到高层次的逻辑和策划能力。随着我国医疗健康领域进入医疗数字化和数字医疗阶段，逐渐形成从远程医疗到互联网医疗，再到如今快速发展的人工智能医疗的变革过程。从疾病的早期诊断到精准治疗，从医疗机器人到医疗数据分析，人工智能技术正在深刻地改变着医疗行业的面貌。

医学影像是临床诊断的重要参考依据，不同种类的影像能够提供丰富而有效的信息，但是在临床中往往存在以下问题：①受影像设备、扫描误操作等因素影响，图像质量较差且存在噪声、伪影，给医生阅片带来困难，导致误诊、漏诊；②受诊断经验、高强度临床工作等因素的影响，图像微小变化肉眼难以捕捉或难以判断；③人工阅片需花费大量精力与时间，阅片效率受限。而人工智能的引入则能够有效解决部分问题，例如增强图像、去除噪声、提取可能的病灶区早期诊断参考，实现快速高效的大规模筛查。人工智能大体可从 4 个方面为医疗领域带来变革，分别是智能诊断、数据分析、个性化治疗和医疗管理。

一、人工智能的定义

智能是目前生活中流行的一个词，如智能手机、智能家居、智能机器人等。在不同场合，智能的含义是不一样的。在"智能手机"中"智能"的含义一般是指由计算机控制实施某种智能行为。其实这里的"计算机控制"加"智能"行为就是对人工智能的一个简单定义。

简而言之，人工智能就是让机器具有人类的智能。关于"智能"并没有很明确的定义，我们一般认为智能是知识和智力的总和，都依赖于大脑的思维活动。人类是经过上亿年的进化发展才形成如此复杂的脑神经网络结构，目前在神经科学、认知心理学等学科研究中，我们只是对大脑结构有了一定程度的了解，但对于深层次的智能、思维、意识、情感等究竟是怎么产生的还知道得很少，并没有完全理解大脑的工作原理，目前通过人工智能的手段来达到人脑的智能水平还是不切实际的。在 1950 年，阿兰·图灵发表了一篇有着重要影响力的论文 *Computing Machinery and Intelligence*，提出创造一种"智能机器"的可能性，他提出了著名的智能标准"图灵测试"即"一个人在不接触对方的情况下，通过一种特殊的方式和对方进行一系列的回答。如果在相当长时间内，他无法根据这些问题判断对方是计算机还是人类，那么就认为这个机器是智能的"，图灵测试引领了人工智能的研究方向，因为我们要使机器达到这种智能状态通过图灵测试就必须要使机器能够具备语言、学习、记忆、推理、判断、决策等能力，使人工智能延伸出许多的不同子学科，例如机器感知（计算机视觉、语音信息处理）、学习（模式识别、机器学习、强化学习）、语言（自然语言处理）、记忆（知识表示）、决策（数据挖掘）等，以上这些领域都是人工智能的研究范畴。

目前，人工智能相关研究领域大体上可以分为以下几方面。

1. **感知**　模拟人的感知能力，如对外部的刺激信息（视觉、语音等）进行感知和加工。主要研究领域包括计算机视觉和语音信息处理等。

2. **学习**　模拟人的学习能力，如从样例或环境中学习。主要研究领域包括监督学习、无监督学习和强化学习等。

3. **认知**　模拟人的认知能力，如依据已有的数据结果对新数据的属性进行推理。主要研究领域包括知识表示、自然语言理解、推理、规划、决策等。

二、人工智能的发展

1. **推理期**　1956 年达特茅斯会议之后的十几年是人工智能的黄金时代，这段时间研究者对人工智能方面的研究热情高涨。当时早期的研究者主要是通过人类的经验，基于逻辑或者事实归纳出来一些规则，通过计算机编程来完成一个任务。研究者开发了一系列的智能系统，例如语言翻译器、几何定律证明器等。但随着人工智能研究的逐渐深入，研究者意识到这些推理规则过于简单，低估了实现人工智能的难度，短时间内无法研发一台具有人类平均智能的机器，导致人工智能研究开始陷入一段低谷期。

2. **知识期**　到 20 世纪 70 年代，研究者意识到知识对于人工智能系统是至关重要的。特别是在一些复杂的任务中，需要专家来构建知识库。在这一时期，出现各种各样的专家系统（expert system）并在各自专业领域取得了很多的成就。专家系统可以简单理解为是一个"知识库"加"推理机"，是由专业的知识和经验构成的智能计算机程序系统。一个专家系统必须具备 3 个要素：领域专家级知识、模拟专家思维、达到专家水平。

3. **学习期**　对于人类的智能行为（如语言理解），计算机理解背后的原理是非常困难的，也无法描述这些智能行为背后的"知识"，所以我们很难通过知识和推理的方式构建智能系统。为了解决该问题，研究者提出让计算机从数据中自己去学习，"学习"本身也是一种智能行为。在人工智能萌芽期，就有一些研究让机器来自动学习，即"机器学习"（machine learning）。机器学习主要是设计一些学习算法，可以让机器能够从数据中自动分析并掌握规律，利用学习到的规律信息进行未知数据的预测，帮助完成一些特定的任务。在人工智能领域，机器学习从一开始就是一个热门的研究方向，由于其在很多领域的出色表现，现在逐渐成为一个热门的学科。深度学习

（deep learning，DL）是机器学习的一种，是一种基于人工神经网络的模型，其核心思想是模拟人类神经系统的结构和功能，实现对数据的表征和学习。

人工智能是研究、开发用于模拟、延伸和扩展人的智能的理论、方法、技术及应用的科学。机器学习是"模拟、延伸和扩展人的智能"的一条路径，所以是人工智能的一个子集，机器学习与深度学习是基于大数据的，也就是说它的"智能"是用大量数据训练出来的。

知识要点

1. 人工智能的研究目标是开展理论研究和开发能够代替生物智能或人类智能来执行任务的计算机系统。

2. 机器学习是"模拟、延伸和扩展人的智能"的一条路径，是人工智能的一个子集。

第二节　机器学习与脑影像

机器学习是计算机程序通过学习数据中的规律来优化自身算法，在这个过程中，计算机程序从给定的、有限的学习数据出发，选择某个模型方法，通过计算更新模型的参数值，以优化处理任务的指标表现，最终建立模型并运用该模型对"新"数据进行分析与预测。机器学习是实现人工智能的一个重要方向，即把机器学习作为工具去解决人工智能中存在的问题。机器学习理论主要是利用计算机结合相关学习算法，对数据进行训练，学习算法中涉及了大量的统计学理论。机器学习与推断统计学联系紧密，也被称为统计学习理论。对于机器来说，它没有任何的思维，只通过编写的算法来学习和掌握大量样本数据的特征。机器学习的关键在于样本数据和算法，大量准确真实的数据是机器学习的基础。当前，机器学习伴随着大数据的发展迎来了繁荣期。

如今，机器学习成为新兴医学领域研究的一个分支，有很多机器学习算法融合到大脑影像中来解决实际的医学问题。例如用机器学习来训练算法以识别大脑肿瘤组织，其水平能达到专业医生的诊断效果。机器学习已经成为了一门多领域的交叉学科技术，在疾病研究、个性化医疗、计算机辅助诊断等领域推动全球医疗朝着人工智能方向发展。

本节主要介绍机器学习的发展历程，机器学习的一些基础概念，最后简要介绍目前机器学习在脑科学领域的相关应用。

一、机器学习发展历程

机器学习是为了有效解决人工智能研究发展中存在的学习问题而产生的。20 世纪 50 年代到 70 年代初，人工智能研究处于"推理期"，当时研究者以为只要能赋予机器逻辑推理能力，机器就能具有智能。但随着研究的逐渐发展，研究者意识到仅具有逻辑推理能力是远远实现不了人工智能的，要使机器具有智能，就必须设法使得机器拥有知识。从 20 世纪 70 年代中期开始，人工智能研究进入到了"知识期"，由专业领域的学者把知识总结出来再交给计算机是相当麻烦和困难的，当时迫切需要机器能够自己学习知识，因此机器学习获得了广泛研究。

二、机器学习的流程

机器学习是一种从训练数据中学习潜在的归纳逻辑或规则，并对新数据进行预测的技术，一般包括以下几个步骤。

1. **将实际问题抽象为数学问题**　机器学习的第一步就是明确问题，是分类、或是回归、或是其他。其中，分类是指由已知样本的某些特征来判断一个新的样本属于哪种已知的样本类别，而回归是指分析多种变量相互依赖定量关系的方法。分类数据的类别都是离散的，在分类问题中根据类别的数量分为"二元分类"和"多元分类"。例如，在新冠疫情核酸检测中，对于检测样本的阴性和阳性，可看成是一个二元分类问题。而回归问题的目的是要找到输入变量 x 和输出变量 y 之间的函数关系，并且保证输出变量 y 是连续的实数值。例如，根据前 3 个月的医院就诊人数来预测后续每周门诊的就诊人数，此时的人数应是一个连续的整数值。

2. **收集数据**　获取解决问题所需要的数据。对于脑影像研究来说，需采集大脑影像数据、生理、心理测量分数，行为学分数等。

3. **数据预处理**　对不同类型大脑影像数据来说，数据预处理方案各不相同，需读者在实践中去学习。例如功能磁共振数据预处理流程包括数据格式转换、去除不稳定时间点、时间层校正、头动校正、空间标准化、空间平滑、去线性漂移、滤波、回归协变量等。需要指出的是，伴随影像技术的不断发展，数据预处理方案可能也随之改变。

4. **特征工程**　将原始数据转化成更能表达问题本质的过程被称为特征工程，是机器学习过程中至关重要的一环，直接影响到预测的模型和获得的结果。

5. **数据分割**　将数据集分为训练集和测试集。利用训练集进行算法训练得到模型，利用测试集来验证生成模型的准确率。

6. **模型训练**　选择算法后，在训练集上进行模型训练，并通过交叉验证等方法调整模型参数。

7. **模型评估**　使用测试集来评估模型的性能。常见的模型性能指标有准确率、灵敏度、特异性、受试者工作特征（receiver operating characteristic，ROC）曲线、相关系数、平均绝对误差（mean absolute error，MAE）、均方根误差（root mean square deviation，RMSE）等。如果出现模型在样本训练集上表现优异，但在测试集上表现一般，甚至无法正确预测测试集数据的现象，则可能意味着模型过拟合。

8. **预测**　将训练好的模型应用于实际问题。

三、分类和回归

分类模型和回归模型本质一样，它们的主要区别在于输出变量的类型，这两个模型之间的边界并不清晰，回归问题和分类问题可以互相转化，可以将分类问题转化为回归问题，反之亦然。

分类问题的目的在于寻找"决策边界"，想办法让一堆数据站队，找出最符合其自身特征的群体。分类是没有逼近的概念，一个数据最终的类别结果只有一个，不会有相近的概念，能够做到明确的区分。例如，阴性和阳性的一个评判标准，阴性和阳性是界限分明的，而这个界限就是决策边界。分类问题最常见的分类方法是"逻辑回归"（Logistic regression）。逻辑回归是比较简单的模型，可解释性好，特征的权重直接表现了特征的重要性。但相应的缺陷是过于依赖特征工程，特征工程基本决定了模型的好坏。

回归问题的任务是近似计算从输入变量（x）到连续输出变量（y）的映射函数（f），主要是预测如生存年限、患者症状评分这样的连续变量。回归问题中常见的回归算法是"线性回归"（linear regression）。如给定一组输入样本数据 x，存在每个样本对应的目标值 y，建立回归模型 $y = w_0 + w_1 x_1$，其中 w_0 为一常数，w_1 是权重。需要在最优准则下，找到目标值 y 和输入值 x 的函数关系。

四、特征工程

在机器学习中我们经常听到"数据和特征决定了机器学习的上限，而模型和算法只是逼近这个上限而已"，好的特征对于机器学习的最终效果是至关重要并影响全局的。在学习任务中，对于从样本数据中给定的属性集，有些属性是有用的，另一些则可能没什么用。这里的属性即称为"特征"（feature），对当前学习任务有用的属性称为"相关特征"（relevant feature）、无用的属性称为"无关特征"（irrelevant feature）。例如，在红细胞和白细胞识别中，由于细胞的尺寸大小，轮廓形状具有差异，可以把细胞的尺寸和轮廓作为特征通过机器来进行学习，并且在学习中我们改变特征的情况也可以来选择出最优特征。

特征选择（feature selection）的目标是寻找最优的特征子集。特征选择能剔除不相关或冗余的特征，从而实现减少特征个数和改善模型性能的效果。在实际训练过程中，移除数据中冗余或无用的特征并不会导致丢失信息，并且去除不相关的特征会降低学习任务的难度从而简化模型。特征选择的另一个原因是过拟合问题，过拟合是指模型太贴合训练集数据，导致训练集上效果很好但是在测试集上表现不好。要解决过拟合问题，一般考虑进行特征选择和特征抽取来对数据降维。

特征选择一般包含以下 4 个步骤。

1. 产生过程　从数据集中产生特征或候选的特征子集。

2. 评价函数　衡量特征或特征子集的重要程度，量化特征变量和目标变量之间的联系。

3. 停止准则　为了减少计算复杂度，需设定一个阈值，当评价函数值达到阈值后停止计算。

4. 验证过程　在验证集上检验所选特征子集的有效性，对其进行效果检验。

特征选择的 3 个主要方法：过滤法、包装法、嵌入法。过滤法是不依赖模型，用相关性对各个特征进行评分和筛选特征，然后使用阈值或所需特征的个数将特征筛选出来。在此过程中只保留高于某个阈值的特征，常用计算方法如：Pearson 相关系数、卡方验证、互信息和最大信息系数、距离相关系数等。包装法是根据训练模型的效果来筛选特征，先将样本数据划分训练集和测试集，使用机器学习算法寻找一个最优的特征子集并使模型的效果达到最优，常用方法如：暴力搜索（列出所有特征子集并寻找最优的一个，但是计算复杂度很高）、贪心搜索（分为前向搜索和后向搜索，每次增加一个或减少一个特征看模型效果能否提升，由此来选择特征是否保留）。嵌入法是把特征选择嵌入到模型的训练过程之中，在模型训练过程中明确有效特征和无效特征。但是这种方法需要计算出特征的重要性，从而实现特征选择。

五、机器学习的分类

不同的数据类型有不同的建模方式。根据学习方式和输入数据类型，可以将机器学习分为监督式学习、非监督式学习、半监督式学习。

1. **监督式学习** 训练网络的样本数据都有标签，模型尝试从已知的示例中学习，将输入数据映射到标签。常用算法如表 11-1 所示。

监督式学习应用场景：分类和回归。

表 11-1 监督式学习常用算法

常用算法	英文形式
支持向量机	support vector machine, SVM
决策树	decision tree
K 近邻	K-nearest neighborhood, KNN
朴素贝叶斯	naive bayes
逻辑回归	logistic regression
随机森林	random forest

2. **非监督式学习** 训练网络的样本数据都没有标签，只知道样本中的数据属于不同的类别，模型尝试从这些数据中寻找同类间的共性以及不同类间的差异，从而将数据划分为不同的类别。常用算法如表 11-2 所示。

非监督式学习应用场景：聚类、关联规则的学习等。例如，肿瘤细胞与正常细胞是有区别的，某医院有一批病理图像，只知道图像中部分区域有肿瘤细胞，但没有标签，此时，可以使用无监督式机器学习，将有共同特质的细胞聚集在各自的类别中，从而实现对肿瘤细胞与其他正常细胞的分类识别。

表 11-2 非监督式学习常用算法

常用算法	英文形式
k-Means 算法	k-Means
Apriori 算法	Apriori
主成分分析	principal component analysis, PCA

3. **半监督式学习** 训练网络的样本数据部分有标记，部分没有标记，两者混合在一起来训练模型。

半监督式学习应用场景：自然语言处理和图像识别等。在现实生活中，想要获得大量的病理数据较容易，但受限于时间关系，想要让医生将所有的病灶都标记出来却很难实现，此时可以使用半监督式的机器学习，在弥补样本数据量不足的同时完成分类识别。常用算法如表 11-3 所示。

表 11-3　半监督式学习常用算法

常用算法	英文形式
拉普拉斯支持向量机	Laplacian SVM
图论推理算法	graph inference
主动学习	active learning

六、机器学习在脑科学领域的应用

1. **重度抑郁症**（major depressive disorder，MDD）　是导致残疾和发病率最大的单一因素，影响全球约 10% 的人口。目前，MDD 的诊断通常取决于 *The Diagnoatic and Statistical Manual of Mental Disorders*（DSM）的标准。然而，由于精神疾病的表型重叠以及疾病（如 MDD）内部的异质性，临床上将 MDD 患者和其他精神障碍患者区分开来依旧很困难。因此，MDD 迫切需要一种有效的诊断工具，如使用客观的脑影像测量。目前，使用磁共振成像（MRI）结合机器学习方法对 MDD 进行诊断日益成为研究的热点。基于 MRI 图像的机器学习方法，为 MDD 的诊断提供了新的视角，有助于揭示 MDD 潜在的病理机制。

2. **阿尔茨海默病**（Alzheimer's disease，AD）　是一种进行性的，不可逆的神经退行性疾病，会逐渐破坏负责记忆、思维、学习和行为的大脑区域，在老年人中最为常见。近些年来，伴随全球老龄化加速，AD 患者的人数也在不断增加。目前，AD 没有十分有效的治疗方法。但 AD 有着前驱期，即轻度认知障碍（mild cognitive impairment，MCI）。因此，如何避免 MCI 向 AD 转化成为人们关注的焦点。最近，基于神经影像和机器学习方法发现大脑年龄在预测 MCI 向 AD 转化中表现优异。在获取大脑年龄的过程中，首先进行大脑图像的预处理，去除图像中的噪声；然后进行特征工程，提取和筛选大脑影像特征；接着建立健康人群的大脑影像特征与实际年龄的回归模型（如相关向量回归）；之后通过计算大脑预测年龄与实际年龄的平均绝对误差，均方根误差和相关系数进行模型性能的评估；最后将大脑年龄预测模型运用于 MCI 患者，通过计算 MCI 患者的大脑年龄和实际年龄的差值，我们可以预测 MCI 患者向 AD 转换的风险高低。

知识要点 ··

1. 机器学习是非显式的计算机程序学习数据以优化自身算法、学习任务的过程。

2. 机器学习的一般流程包括将实际问题抽象为数学问题、收集数据、数据预处理、特征工程、数据分割、模型训练、模型评估和预测。

3. 分类是指由已知样本的某些特征判断一个新的样本属于哪种已知的样本类别。而回归是指分析多种变量相互依赖定量关系的方法。

4. 分类问题在于寻找"决策边界"，找出最符合其自身特征的群体；回归问题是从输入变量到输出变量之间映射的函数，近似为从输入变量（x）到连续输出变量（y）映射函数（f）的任务。

5. 特征工程是将原始数据转化成更能表达问题本质特征的过程，是机器学习过程中至关重要的一环，直接影响到预测的模型和获得的结果。

6. 特征选择可以剔除不相关或冗余的特征，从而减少特征个数和改善模型的性能。

第三节　深度学习与脑影像

深度学习通过学习样本数据的内在规律和表示层次，使得机器能够像人一样具有分析学习能力，能够识别文字、图像和声音等数据。在深度学习算法出现之前，传统机器学习算法均认为样本特征是固定的，在此基础上对已有特征进行学习，产生具体的机器学习算法并拟合出新的模型。机器学习将整个任务分解成了数据预处理，特征提取与选择、分类器等一系列的子任务，逐步完成整项任务，但是在各个子任务上达到最优解并不代表能在全局上能达到最优解。面对这一系列问题，人们开始尝试让机器自行学习，由此产生了"表示学习"。"深度学习"是表示学习的一个经典代表。深度学习具有"端到端"的思想，将原始数据作为算法的输入，由算法自行学习并将原始数据抽象成自身任务所需要的特征，最后将其映射到任务目标上，相较于分解成子任务而言，端到端更有可能在全局上取得最优解。神经网络是深度学习的一类具有代表性的算法，其中包括递归神经网络（reurrent neural network，RNN）以及卷积神经网络（convolution neural network，CNN）等。

本节主要介绍深度学习的发展历程，深度学习中的代表性算法：卷积神经网络的基础知识，最后简要介绍目前深度学习在脑影像领域的相关应用。

一、深度学习发展历程

20 世纪 40 年代到 60 年代，受神经科学启发，学界出现了控制论。但当时的控制论只是一种简单的线性模型，对输入信号进行加权求和来拟合输出信号，因而其应用领域极为受限。此外，该模型不能处理异或问题，加之当时计算机的算力不足，难以完成大型神经网络的运行，因而神经网络遇到了搁置期。20 世纪 80 年代，Rumelhar 等人在 *Nature* 上发表文章，提出了反向传播算法，解决了参数计算难题，同时克服了之前无法解决的异或问题。但神经网络的发展依旧存在 3 个拦路虎：受限于当时数据集较小，在较小的数据集上进行训练，神经网络极易过拟合；得到的结果难以进行解释；计算力不足带来沉重的计算代价。因此，神经网络再次被搁置。随后的多年间里，随着计算机硬件性能不断提高，数据量不断扩展，神经网络类算法再度拥有了可行性。Hinton 等人于 2006 年在 *Science* 上发表文章，在证明神经网络训练可行性的同时，神经网络模型还显示出良好的预测性能，为神经网络类算法的发展带来了曙光。此后，深度学习在语音识别、图像分类等领域大放异彩，学界从此进入深度学习时代。其中，深度学习中的深度一词代表着规模更大的网络。

在深度学习模型中，输入为未经修饰的原始样本，再经过一系列的操作，将输入映射到最终目标上。中间这些操作可整体看成是一个复杂函数，真实目标与函数映射之间产生的目标差值被称为损失。在深度学习中，模型通过训练不断地减小损失并更新模型中的各项参数，整个过程可以简单地认为是原始数据对最终目标的直接拟合。

二、卷积神经网络基础知识

卷积神经网络可以称为层次模型，其输入是原始数据，例如原始数字图像或原始音频数据等，通过卷积、池化、非线性函数映射等一系列操作层层配合，将重点信息从原始输入数据中抽取出来。其中，不同的操作称为不同的"层"，卷积操作称为卷积层，池化操作称为池化层。卷积神经网络的最后一层会将不同的任务表示为目标函数，预测值与真实值之间的误差被称为损失。反向传播算法从最后一层将损失层层往上一层反馈，进而层层更新参数，在更新完参数后再进行前馈运算，计算出新的预测值，此后再不断重复前面的过程，直到误差达到可以接受的程度或模型收敛，模型训练结束（图 11-1）。

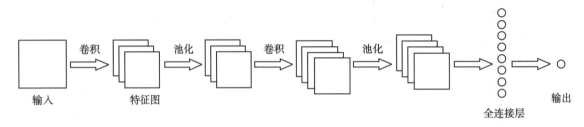

图 11-1　卷积神经网络基本流程

三、卷积神经网络重要概念

卷积神经网络中包含 3 个重要概念：感受野、分布式表示以及深度特征的层次性，以下将分别展开介绍。

感受野原指部分神经元只接受其所支配刺激区域内信号刺激的特性。在卷积神经网络中，随着卷积操作的层层叠加，众多区域的特征将逐渐汇聚在一起，后层神经元的感受野将不断扩大。多层小卷积核在叠加后可以产生和大卷集合同等大小的视野。在使用小卷积核时具有两个优点，一是小卷积核层数的叠加会增加网络深度以及模型的复杂度，更容易贴近现实世界中的复杂问题，二是在同等感受野下，多层小卷积核比单层大卷积核参数少，可以降低模型训练的难度。

分布式表示指在任务中的语义与神经元的映射是一对多的关系。每个语义概念由许多不同神经元中所激活的模式共同表示，每个神经元也可以参与到不同的语义表示中。

卷积操作可以提取图像上各区域的不同局部特征，汇合操作在卷积操作的基础上不断地对特征进行融合，在经过若干层的操作后，深度学习中各层的特征将从简单的泛化特征过渡为复杂的模式特征，因而深度特征具有层次性。浅层特征与深层特征具有较大的差异，两者信息可以进行互补，进行多层特征融合后往往可以提高网络的精度。

四、卷积神经网络基本部件

搭建卷积神经网络就像是搭积木，各个操作层为基本单元，层层堆砌。一个标准卷积神经网络一般由输入层、卷积层、池化层、全连接层以及输出层所构成。

1. 卷积层　是卷积神经网络的核心模块，主要是用来提取特征。卷积层首先进行卷积计算，然后使用激活函数进行激活得到输出。相对于全连接层来说，卷积层最重要的操作是卷积操作，卷积层通过卷积块实现了局部视野与权值共享，降低了运算复杂度提高了运算效率。局部视野即卷积层的每一个神经元的输入都来自上一层特征图的固定区域的神经元，固定区域的大小取决于卷积核的大小，权值共享即输入和神经元的关联情况则取决于卷积核中固定的权值与激励函数。卷积是一种局部操作，一定大小的卷积核作用在局部图像上，可以获得数据的局部信息。在某些时候，为了得到某一确定维度的矩阵，可以向边界分别填充 p 行 0 进行补 0 操作。

卷积运算是一种数学上的计算方式，下面以二维场景为例介绍卷积操作。如图 11-2 所示，假设输入为一个 3×3 的矩阵，卷积核为一个 3×3 的矩阵，向边界填充 1 行 0 进行补 0 操作，每完成一次卷积操作，卷积核往前平移一个像素，即步长设定为 1。

卷积操作第一步从像素（0，0）处开始，卷积核与对应位置的像素相乘求和，产生像素（0，0）处的像素值；此后，卷积核以固定的步长挪动直至扫遍整个输入，每次对应区域中的元素都进行加权求和，得到最终的卷积结果为 3×3 大小的特征矩阵（图 11-3）。

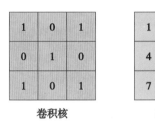

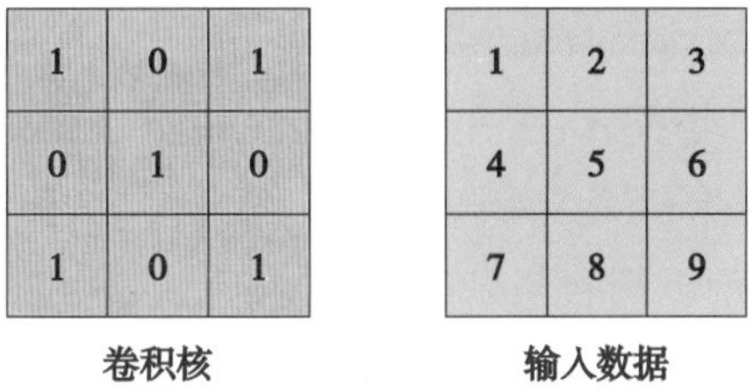

图 11-2　二维场景下的卷积核与输入数据

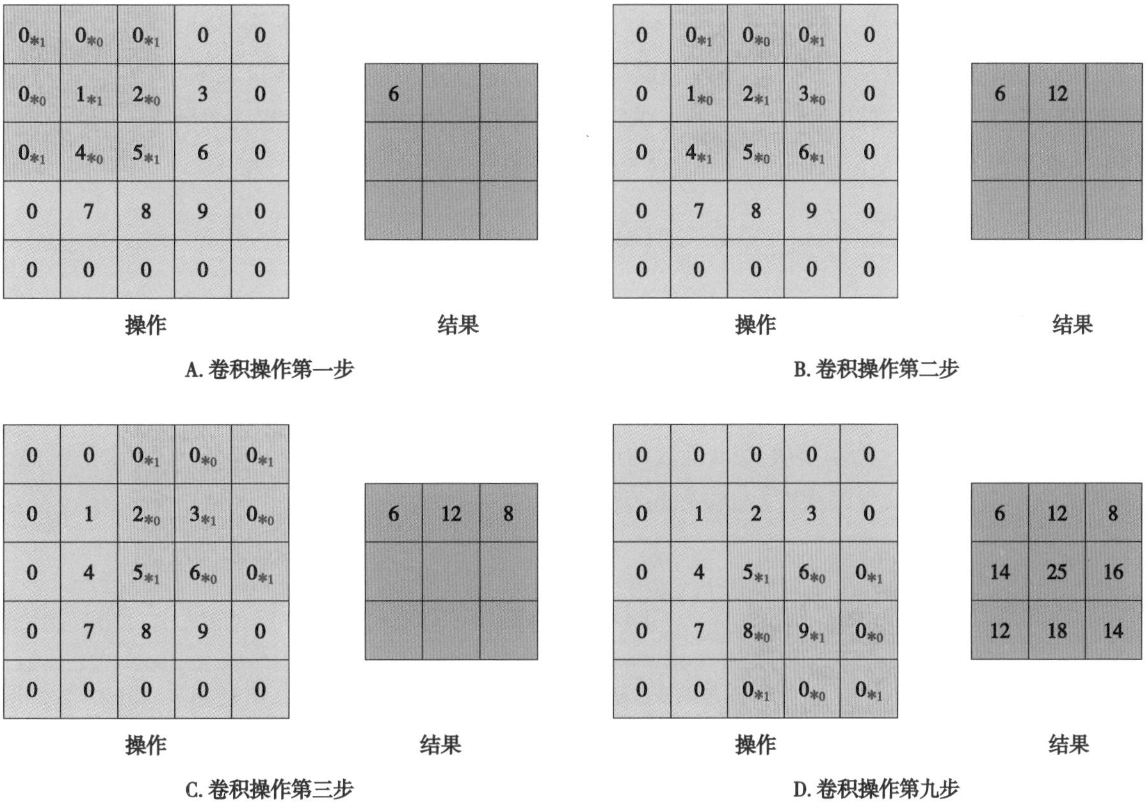

操作　　　　结果　　　　　　　　　操作　　　　结果

A. 卷积操作第一步　　　　　　　　　B. 卷积操作第二步

操作　　　　结果　　　　　　　　　操作　　　　结果

C. 卷积操作第三步　　　　　　　　　D. 卷积操作第九步

图 11-3　卷积操作示意图

对于一个 $n \times n$ 的原始特征图，卷积核大小为 $k \times k$，移动步长为 s，向边界分别填充 p 行 0 进行补 0 操作，卷积后得到的特征大小为 $M \times M$，M 的计算公式应为：

$$M = (n - k + 2 \times p) / s + 1$$

2. 池化层　虽然卷积层相对于全连接层来说缩减了数据量，但是大部分数据在经过卷积层之后数据依旧很大，这时候就需要使用池化层。池化层受生物学启发，仿照人类的视觉系统对输入数据进行降维。汇合即一个降采样的过程，主要是为了降低数据的维度，减少网络中神经元的数量，在保留主要特征的同时丢弃部分细枝末节，提高运算速度，降低过拟合。池化操作常用的主要有两种方式，一种是最大池化层，将特征图划分为很多个区域，取各区域中的最大值作为这一区域的输出；一种则是平均池化层，与前一种方法一样划分为很多个区域，取各区域中的平均值作为各区域的输出。此外，还有随机池化操作，对输入中对应区域的数据元素按照概率值的大小进行随机选择，元素值大的被选中的概率会更大。在全局意义上，随机汇合接近于平均池化；在局部上，随机汇合接近于最大值池化。

3. 激活函数　也称非线性映射层，是为了增强网络的非线性表达能力，否则，若干线性函数的结合依旧是线性关系，将难以拟合复杂关系。激活函数 Sigmoid 函数便是受生物学的启发，模仿了大脑中神经元的激活机制，只有当输入大于阈值时，神经元才会被激活。通过激活函数对输入进行非线性拟合，使得模型能更好地拟合真实的数据。神经网络中常用的激活函数包括 Sigmoid 函数、Relu 函数及 Leaky Relu 函数。

在经过 Sigmoid 函数后，输入被映射到 ［0，1］区间内，此时 0 表示不激活，1 表示彻底激活。虽然 Sigmoid 函数可以在一定程度上增强模型的非线性表达能力，但它在自变量＞5 或者＜5 后都会被映射为 1 或 0，此时其梯度接近于 0，误差将难以传播到前一层，进而导致模型的训练过程陷入僵局，无法训练下去。在此基础上，又产生了 Relu 函数，其定义式为：

$$f(x) = \max(0, x)$$

对于 Relu 函数来说，当输入值为正数时，输出为输入本身，此时梯度为 1；当输入值为负数时，输出始终为 0，梯度也为 0。在输入 ≥ 0 的部分，Relu 函数消除了 Sigmoid 函数的梯度饱和效应，但是对于输入＜0 的部分，Relu 函数恒定为 0 的梯度值会影响模型参数的更新，依旧存在缺陷。在此基础上，为了解决 Relu 函数的这一缺点，在 Relu 函数的负半区间引入一个泄漏值，使得其一阶导不为 0，所以称为 Leaky Relu 函数。其定义式为：

$$f(x) = \begin{cases} x, (x > 0) \\ \lambda x, (x < 0, 0 < \lambda < 1) \end{cases}$$

此时，对于输入 ≥ 0 的部分，梯度始终为 1；在输入＜0 的部分，梯度始终为 λ，因而在全部输入范围内，模型都可以正常更新参数。图 11-4 为 Relu 函数与 Leaky Relu 函数的示意图。

4. 全连接层　其中每一个节点都与上一层的所有节点相连，将上层获取到的所有特征都综合起来，因而一般具有最多的参数。在整个卷积神经网络中，卷积层、池化层、激活函数将原始数据映射到特征空间中，起到特征提取与选择的作用，全连接层则将筛出的特征空间的特征进行随机组合，映射到样本空间中，产生最终的分类结果，起到分类器的作用。

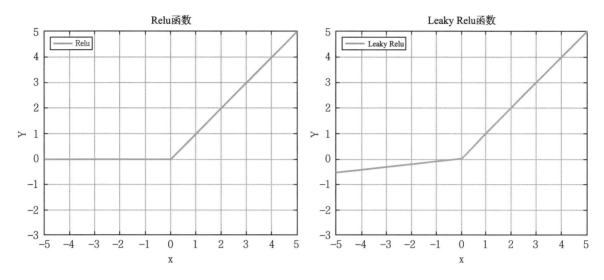

图 11-4　Relu 函数与 Leaky Relu 函数图示

知识要点

1. 深度学习是学习样本数据的内在规律和表示层次，使得机器能够像人一样具有分析学习能力，能够识别文字、图像和声音等数据。

2. 深度学习作为机器学习的分支，是一种以人工神经网络为架构，对数据进行表征学习的算法。一个标准卷积神经网络通常由输入层、卷积层、池化层、全连接层以及输出层所构成。

（刘继欣）

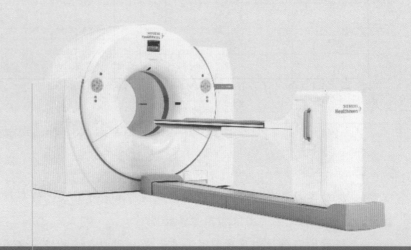

12

脑影像中的
个体化指纹技术

个体化指纹技术是近年来磁共振成像发展的热门方向，其基于体素的定量化成像与个体化分析流程，为精准医疗以及个体化医疗的发展奠定了理论和技术基础。目前，应用于脑部磁共振影像的个体化指纹技术主要包括磁共振指纹（magnetic resonance fingerprint，MRF）技术、功能指纹（functional fingerprint）技术、动态指纹（dynamic fingerprint）技术。本章依据上述技术分类详细介绍该技术，并结合其目前的科研前景与应用现状展开详述。

第一节　基于磁共振的个体化指纹技术

一、MRF 技术

磁共振指纹（MRF）技术是一种新兴的磁共振成像技术。该技术实现了对人体多种组织特性短时高效的量化，为现代医学影像的个体化研究打下了坚实的技术基础。迄今为止，MRF 技术目前主要应用于脑、肝、前列腺等部位的临床前科研，除此之外，将该技术应用于脑部影像学检测，形成了基于脑影像的磁共振指纹这一庞大的研究领域。MRF 技术由 Dan 等人在 2013 年于 *Nature* 杂志上首次提出。MRF 技术与广泛应用于生活中的指纹识别技术类似，该技术试图通过高度个体化的磁共振信息、全面的参数组合字典以及模式识别算法完成对个体信息的识别或个体化影像学分析。基于该想法对传统 MR 技术的信号采集方式进行了重新设计，理想状态下使 MRF 技术可以获得个体脑部的全部生理及物理属性，例如弛豫、灌注与扩散等，并将这些参数用一个成像序列表达出来，重要的是该序列包含了高度个体化的信号特征，即"指纹"。随后，指纹信息与参数字典进行模式识别，并最终通过可视化得到 MRF 影像。而该影像对生理及物理属性的全面性体现在能够同时反映 T_1 信号、T_2 信号、非共振图谱（B_0），与质子密度图谱（PD）的图像特征。随着 MRF 技术的发展，更多的磁共振序列被合并应用，以此来更加多维化地描述人脑的微结构。综上所述，MRF 是一种可以快速完成多参数定量的新型磁共振技术。

（一）MRF 技术原理

MRF 技术可以在影像获取过程中进行框架化表示（图 12-1）。首先需要获取 MR 数据，随

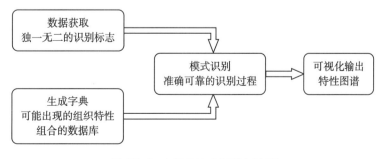

图 12-1　MRF 技术框架与流程

后根据信号模型、序列参数以及实验条件生成字典。将信号与字典中的参数序列进行模式识别，当采集的信号与字典成功匹配后，就可以提取组织特征并将其可视化为定量图谱，形成 MRF 影像。由于 MRF 技术是高度框架化的，框架中的每一步骤的参数设置与输出结果都决定了最终生成定量化图谱的精确程度。

（二）MRF 的技术要点

本部分将按照图 12-1 对 MRF 的成像过程中的主要步骤进行详细说明。

1. **数据采集**　在 MRF 信号采集中提出假设：利用合适的方法，可以获取对多种人体组织特性有高敏感性的信号，且该信号最终可以按照不同组织特性分离成各自独立的信号。理论上只要进行有效的实验来确保所需的组织特性的可靠性，MRF 框架就不会对序列设计施加约束。基于这种序列选择的灵活性，理论上任何组织特性都可以在 MRF 采集中获取，且多种组织特性可以在单个采集中组合使用。表 12-1 中列举了常见的 MR 成像参数。

表 12-1　常见 MR 成像参数

成像参数	具体参数名称
射频脉冲参数	翻转角（flip angel，FA）、相位、频率、功率和射频曲线
时间参数	重复时间（repetition time，TR）、回波时间（echo time，TE）、反转时间（inversion time，TI）
采样参数	k 空间采样轨迹
其他参数	重复次数、时间采样点设置

MRF 在扫描过程中可以对上述参数有选择性地改变，即可获得在时空上不相干的信号。数据采集的过程可以概述为：以伪随机方式故意改变 MR 系统的参数和设置，以便为感兴趣组织特性的每个组合生成唯一的信号演变或"指纹"（图 12-2），展示了在扫描过程中 FA 与 TR 两参数的随机性。

MRF 的数据采集与传统 MR 数据采集有显著不同。传统 MR 成像利用特定序列中随时间重复相同的采集参数，直到获得了 k 空间中的所有数据被填满并用于重建具有特定属性加权的图像；而 MRF 在数据采集过程中，诸如 FA、TR、k 空间采样轨迹等采集参数是不同的，当这种特殊序列正确实施时，可以为不同组织生成唯一的信号 - 时间曲线。这样的序列设计对于获得有效信息并确定可以测量的组织特性的相关组合至关重要，MRF 序列的设计理念提高了 MR 扫描的时间效率，准确性以及临床可用性。

为了对上述原理进行实验验证，MRF 数据采集使用了基于反转恢复平衡稳态自由进动（inversion-recovery balanced steady state free-precession，IR-bSSFP）序列，该序列的扫描过程如图 12-2 所示。这一基本脉冲序列的选择是基于现有关于 IR-bSSFP 信号演化的广泛研究，以及该序列对 T_1 信号、T_2 信号和非共振信号的敏感性，使得该序列在数据采集中可以利用变化的采集参数来获得不同生物及系统属性，较为完整地实现了 MRF 数据采集的理论框架。

在每一个射频脉冲后，读取得到一个变密度螺旋（variable density spiral，VDS）。这种 VDS 采样轨迹已用于快速成像和减少欠采样误差。由于序列设置的复杂性，减少采集时间对于成像非常重要。在 MRF 技术提出初期的实践中，高扫描速度是通过在每个读取模块中使用单次 VDS

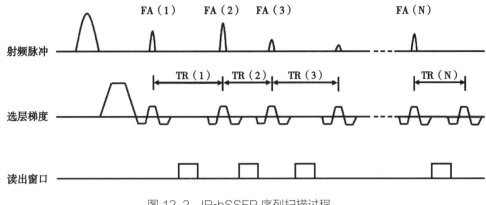

图 12-2　IR-bSSFP 序列扫描过程

轨迹实现的。这种采样轨迹只采样了正常情况下所需数据的 1/48，因此对应的扫描时间快了 48 倍。与欠采样等快速成像方法相比，VDS 采样轨迹不但具有更高的采样效率，还产生了非相干伪影，VDS 采样轨迹也在扫描期间从一个时间点旋转到下一个时间点，使混叠伪影在时间上不相干。MRF 中时间和空间的不相干性促进了伪影和真实信号的分离，而不会造成后续模式识别过程中的偏差。

MRF 可从脂肪、白质、灰质和脑脊液四种常见的大脑组织中得到模拟信号演化曲线。且每种组织类型都包含了 T_1 弛豫和 T_2 弛豫的特征值，使得每种物质信号演化曲线存在显著区别，这也奠定了 MRF 在数据采集过程中对不同组织特性可做到信号分离的需求的技术基础。

2．字典生成　MRF 字典是包含了数据采集中所使用的参数组合可能造成的全部模拟信号演化结果的数据库，是后续完成模式识别的标准。所有的模拟信号在演变过程中将在计算机上进行运算拟合，以预测自旋行为。这里提到的参数即为在上一部分中提到的 MR 序列成像参数。不同参数的初始化会导致不同的信号演变过程。

在 MRF 技术刚刚提出时，字典是利用 Bloch 方程生成的，以模拟在生理范围内测量的所有可能出现的组织特性，即模拟 IRbSSFP 序列中的信号演变，在模拟过程中，数据采集过程的参数被视作模拟输入，模拟输出一般则是一个二维的矩阵，包括时间维度和特征组合维度，时间维度包含了每个 TE 内的信号，特征维度包含了所有组织系统特性之间的组合；现阶段字典生成也可以利用拓展相位图（extended phase graph，EPG）的方法，该方法较传统方法提高了运算效率。

在大部分情况下，字典只计算一次并存储；然而，当 MRF 技术应用于存在较大个体差异的人体组织中时，字典必须多次扫描并计算不同状态下的扫描部位的信号演变曲线。例如，MRF 在心脏适应性研究中，其中心率变化的影响使得特定序列时间必须包含在字典中，要求字典针对每个患者心率的具体情况而计算。

MRF 字典的大小与包含的参数个数、参数测量范围以及参数变化的步长有关。对于某一成像任务，当初始化中影响信号演变的参数个数越多，测量范围越大，变化步长较小时，字典更大。在理想情况下，字典应该包含多维参数空间、广泛的参数取值范围以及无限高的分辨率。在这里，分辨率可以理解为由感兴趣参数数量、参数变化步长、模拟信号复杂程度等共同决定的变量。但在实际应用中往往需要平衡字典大小与分辨率，这取决于具体的应用任务中组织解剖结构的复杂程度以及目标特性的先验知识。然而，在后续模式识别过程中，字典大小的调整需要综合考虑匹配精确度与匹配时间。

如果追求包含更多的参数和更细化的时间维度，就会导致字典过大，对存储以及后续的模式识别效率造成影响。从上述字典的输出维度中可知，可以通过压缩字典的时间或属性维度来缩减字典的大小。从时间维度上进行压缩，可采用奇异值分解（singular value decomposition，SVD）来降低时间维度，通过将字典投影到由前几个奇异向量所跨的子空间上，能够实现80%~99%的压缩。计算一个较大矩阵的SVD可能是内存密集型的，在整个字典可能太大而无法存储和处理的情况下，应用一种随机SVD方法来近似字典的奇异向量，而不需要将整个字典存储在内存中；属性维度对字典大小的影响是指数级的，有研究证明可以通过先粗略估计组织特性值，增大步长，而后利用插值进行精细预估的方法。但对于高计算量问题，深度学习方法似乎更适合解决字典大小与分辨率间的平衡问题，由于字典中的所有元素都来自模拟数据，可以为深度学习网络提供大批量且变化丰富的训练数据，训练后的网络将大幅度提高字典生成的效率，因此，现在利用深度学习改良字典生成算法也是MRF技术发展的重要方向。

3. **模式识别与可视化**　在数据采集和生成字典之后，最后一步是通过模式识别并可视化生成多个定量图谱。这一步的目的是将采集信号与字典中的模拟信号相对比，将MRF采集过程中产生的每一个基于体素的信号演化与模拟信号响应字典进行比较，以找到最接近的匹配。对每个体素重复这个过程，并且为每个切片生成共配定量映射。

目前最常使用的模式识别方法是以体素为最小单位，将采集信号与字典中信号进行相关性分析，将两个信号向量化后求取向量内积的绝对值，绝对值越大代表二者相关性越强，将相关性最高的指纹作为最佳匹配，其对应的字典内容将被用于该体素生成定量图谱。模式识别与可视化流程如图12-3所示。

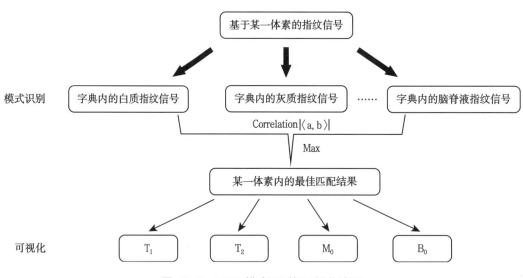

图 12-3　MRF 模式识别与可视化流程

该方法的实现较为简单，内积的结果不会受到两个信号之间的缩放或偏置的影响。从图12-3中可见，基于各个体素以及各个组织特性的一种穷举搜索方法，保证了模拟范围内的全局极大值。并且在几个初始的MRF研究中已经证明，对于高度混叠的伪影，这种方法是比较准确和稳健的，但存在计算量较大和时间效率较低的问题。经过模式识别后得到的MRF图谱是基于体素的量化图谱，经过后处理可视化得到反映不同特性的定量化图谱。

（三）MRF 技术成像序列

在 MRF 数据采集的内容中提到，该过程使用了与传统 MR 不同的数据采集序列，即 IR-bSSFP 序列。该序列对 T_1 加权信号、T_2 加权信号和非共振信号具有敏感性，且在模式识别与可视化后，最终生成的定量化图谱中也包含了 T_1 加权图像、T_2 加权图像、非共振图像以及质子密度成像四种常见的序列，而理论上任何序列的组合都可以用于 MRF 技术。近年来，随着领域内对脑血管微结构相关研究热度的上升，出现了结合灌注与血流动力学组织特性的序列设计，这将 MRF 与脑血管微结构建立起新的联系，让 MRF 技术可以从脑血管微结构层面进行定量化个体化成像。除此之外，MRF 还可用于测量其他组织性质，例如水脂分离成像、动脉自旋标记、血流量、磁化转移、化学交换饱和度转移以及组织代谢物的 MRF 光谱等。

在本节着重介绍了 IR-bSSFP 序列，随着数据采集技术的进步也出现了更多的采集序列：伪稳态自由进动（pseudo steady-state free precession，pSSFP）序列、稳态进动快速成像（fast imaging with steady state precision，FIST）序列、梯度回波序列、快速回波分裂核磁共振（quick echo splitting NMR，QUEST）序列（表 12-2）。

表 12-2 MRF 技术各采集序列优劣对比

采集序列	主要优势	主要劣势
IR-bSSFP	可同时估计 T_1、T_2、质子密度和非共振信号，具有高扫描效率	易受静磁场（B_0）场不均匀性影响
pSSFP	在采集带宽内提供自旋回波效应	限制 TR 和 TE 以及对失谐频率的灵敏度损失
FISP	对静磁场（B_0）场不均匀性不敏感	与静磁场（B_0）相关的信息丢失以及相对较低的扫描效率
梯度回波	同时估计 T_1、T_2^* 和质子密度信号	T_2 信号灵敏度下降
QUSET	较低的比吸收率	扫描效率相对较低

二、磁共振功能指纹与磁共振动态指纹技术

磁共振功能指纹技术使用功能磁共振成像（functional magnetic resonance imaging，fMRI）技术获取脑部静息态磁共振功能图像，对脑部磁共振静息态功能图像进行分析并建立大脑静态功能连接组（functional connectome，FC）进行后续研究。同时，最近的脑成像研究表明，随着时间的推移，大脑的功能连接是动态的而不是静态的，于是提出了磁共振动态指纹技术，可以在系统级别定量表征随时间演变的大脑性能。磁共振动态指纹技术同样对脑部静息态磁共振功能图像进行分析，构建大脑动态功能连接组（dynamic functional connectome，dFC）进行后续研究。

（一）成像原理和成像序列

目前对磁共振功能指纹技术和磁共振动态指纹技术的研究主要集中在使用静息态磁共振功能图像来进行个体识别或者疾病分析上。静息态磁共振功能图像的获取是在被试者不执行认知任务，保持放松清醒的状态下，对被试者进行静息态磁共振功能图像的采集。磁共振功能成像的成像序列使用对 T_2^* 效应敏感的快速成像序列，即平面回波成像（echo planar imaging，EPI）序列等。详细的静息态磁共振功能图像成像原理方案以及成像序列介绍已在第六章描述。

（二）磁共振功能和磁共振动态指纹技术分析要点

1. 磁共振功能指纹的构建和分析 在获取到脑部静息态磁共振功能图像数据序列后，可以利用其来构建大脑功能连接网络，也就是构建功能指纹，从而对大脑功能连接性进行分析。从脑部磁共振功能图像中提取大脑功能连接网络主要有 7 个步骤（图 12-4）。首先对获取的原始功能图像数据序列进行数据预处理步骤以提高其质量。其次为了在更大规模上研究大脑功能网络，采用适当的分割方案将整个大脑划分为几个感兴趣的解剖区域，也即划分为不同的网络节点。然后通过平均每个网络节点内所有体素的时间序列来提取每个网络节点的时间序列。接下来使用皮尔森相关、偏相关等计算方法度量不同网络节点的时间序列之间的统计关系，并表示为相关矩阵，之后通过对相关矩阵进行阈值处理来获得二值功能连接矩阵。最后可以采取基于模型或者无模型的方法建立大脑功能连接网络。

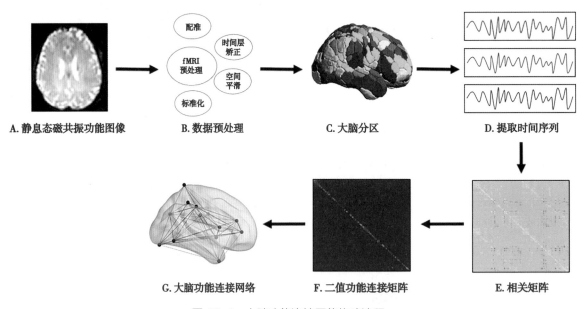

图 12-4　大脑功能连接网络构建流程

　　在磁共振功能指纹研究中，大脑功能连接网络的建立方法可以分为基于模型方法和无模型方法。基于模型的方法通常基于先验知识选择一个或多个种子区域来建立大脑功能连接网络，然后使用预定义的标准确定种子区域与其他区域之间是否存在线性联系。基于模型的方法对大脑功能连接的建立依赖于种子区域的选择，并且仅能得到种子区域的功能连接网络。与基于模型的方法相比，无模型方法不需要基于先验知识选择种子区域，并且可以获取全脑的功能连接网络。常见的基于模型和无模型的四种功能连接建立的方法如表 12-3 所示。

表 12-3　大脑功能连接网络建立方法

基于模型的方法	无模型方法
互相关和连贯性分析法	基于分解的分析法
统计参数映射法	聚类法，互信息法

　　2. 磁共振动态指纹的构建和分析　在获取静息态磁共振功能图像数据后，需要从功能图像数据中构建大脑动态功能连接网络，即构建动态指纹，以进行对大脑随时间的动态功能连接变化的分析。首先对获取的磁共振功能图像数据进行预处理，以提高功能图像的质量。其次进行大脑网络节点的划分。接着是对不同网络节点的时间序列进行分析。下面介绍使用滑动窗口法来进行大脑动态网络的分析：首先选择一个长度为 w 的时间窗口，并在其跨越的时间间隔内（即从时间 t=1 到时间 t=w），通过平均每个网络节点内所有体素的时间序列提取每个网络节点的时间序列，然后在任何一对网络节点之间使用时间窗口内的时间序列段计算得到皮尔森相关系数，产生一个动态功能连接矩阵，之后将滑动窗口移动窗口步长 T，并在时间间隔（t=1+T, t=w+T）内重复相同的计算，迭代这个过程，直到滑动窗口跨越到时间序列的最后部分，最后获得由许多动态功能连接矩阵组合成的动态功能连接组，以总结大脑动态功能连接网络的时间演化（图 12-5），使用动态功能连接组可以进行后续的研究分析。

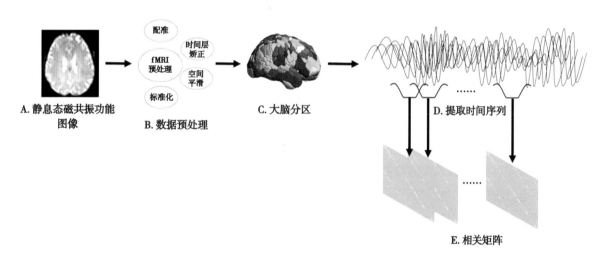

图 12-5　大脑动态功能网络构建流程图

　　大脑动态功能连接网络一般是采取滑动窗口技术来进行分析的，其结合了简单性和检索 dFC 显著特征的能力，到目前为止在 dFC 分析中占主导地位。但是，目前对于滑动窗口长度的合理选择仍然较为困难，滑动窗口太短会导致在观察的 dFC 中引入虚假波动而无法进行准确的计算，滑动窗口太长会阻碍对于动态脑网络时间变化的检测，所以必须在分析时选取合适的滑动窗口长度，以保证能检测到可靠的 dFC 波动并且能准确检测到 dFC 随时间的变化过程。

　　近年来的研究中提出了使用点过程分析（point process analysis，PPA）法，通过选取磁共振功能图像时间序列中 BOLD 信号超过选定阈值的点进行分析，产生时间上的后续共激活图来构建大脑动态网络。点过程分析法包含与滑动窗口技术相同的信息，但是大大减少了数据负担，提高了对于动态脑网络的分析效率。

　　动态条件相关（dynamic conditional correlation，DCC）分析法是最近被引入神经成像领域的方法。DCC 方法被认为是最好的多元广义自回归条件异方差模型之一，它通过准极大似然方法有效地估计了所有模型参数。对以前的研究实验结果进行分析，表明 DCC 方法在检测 dFC 方面实现了灵敏度和特异性之间的最佳总体平衡，并且 DCC 方法不太容易受到噪声引起的相关性的时间变化。下面将常用的大脑动态功能网络分析方法及特点总结如表 12-4 所示。

表 12-4　大脑动态网络分析方法及特点

大脑动态网络分析方法	特点
滑动窗口分析法	操作简单并且能检索 dFC 显著特征，但是其分析时间较长且合适的滑动窗口长度选择较难
点过程分析法	减少了分析中的数据负担，提高了分析效率
动态条件相关分析法	在检测 dFC 方面实现了灵敏度和特异性之间的最佳总体平衡，并且不太容易受到噪声引起的相关性的时间变化

三、总结与展望

MRF 为磁共振成像提供了一个新的发展方向，根据需要测量的特定组织性质，可以根据 MRF 框架设计各种特性组合的数据采集，包括 T_1WI、T_2WI、非共振、灌注参数、B_0 场图、B_1 场图等，来对人脑进行多维描述。目前 MRF 相关研究证明其影像的可复现性强，适合进行多中心联合研究。MRF 为定量磁共振技术向临床转化带来了可能性，未来可能允许更精确和自动化的诊断，并且可以更容易地比较在不同扫描、不同时间和不同位置获得的数据。随访研究和患者特异性治疗管理也可以从这种定量方法中受益。目前，已有研究通过结合深度学习算法在序列组合设计、快速扫描、字典生成简化以及提高图像质量等方向不断优化 MRF 技术。

磁共振功能成像技术是一种基于 BOLD 的信号变化来间接反映脑部神经元功能活动的成像技术，基于磁共振功能成像的磁共振功能指纹技术利用静息态功能图像，构建静态功能连接网络，从而进行功能网络的分析，同时，大脑动态功能连接网络指示了随时间演变的大脑性能的变化，磁共振动态指纹技术通过观察 dFC 的变化为探索动态功能网络的机制和含义的研究领域打开了大门。

知识要点 ······

1. MRF 技术框架的核心包括数据采集、字典生成、模式识别与可视化输出 4 个步骤。

2. MRF 是一种可以快速完成多参数定量的新型磁共振技术。

3. 磁共振功能指纹的构建分为若干个步骤，首先是对功能图像原始数据进行预处理，然后进行大脑网络节点的分区，之后提取网络节点的时间序列，计算不同网络节点时间序列之间的相关矩阵和二值功能连接矩阵，最后构建出大脑功能连接网络。

4. 磁共振功能指纹的构建方法主要有基于模型的方法和无模型的方法。

5. 磁共振动态指纹的主流构建方法是滑动窗口分析法，因为其比较简单而且能提取 dFC 的显著特征，但是其计算时间比较长，降低了分析效率。

6. 磁共振动态指纹的分析方法是 PPA 分析方法和 DCC 分析方法，PPA 分析方法提高了动态脑网络的分析效率，DCC 分析方法抗噪声能力较强。

（白丽君）

第二节　磁共振个体化指纹技术的临床应用和研究进展

目前，磁共振指纹（magnetic resonance fingerprint，MRF）技术逐渐在临床得到应用，主要用于描述微血管特征，以及基于 MRF 技术对 ASL 等技术进行复现。同时，磁共振功能指纹（functional fingerprint）和动态指纹（dynamic fingerprint）技术正逐渐应用于神经疾病的预测诊断。最近的研究表明，基于磁共振功能指纹成像技术和磁共振动态指纹技术分析可以分别得到个人功能连接组（functional connectome，FC）和动态功能连接组（dynamic functional connectome，dFC），由于二者包含的信息具有高度特异性，所以均可以用作个人指纹来进行健康人群中的身份识别。

一、MRF 的临床应用

（一）利用 MRF 技术描述微血管特征

MRF 技术目前已开始向描述脑部微血管结构方向发展，该技术被称为磁共振血管指纹（MR vascular fingerprinting，MRVF）。Christen 等人提出了一种新的 MRF 方法来测量微血管特性，如脑血容量、平均血管半径和血氧饱和度。获取序列基于自由感应衰减和自旋回波序列的梯度回波采样，在注射对比剂之前和之后的 2min 分别进行数据采集。在对比注射之前和之后使用不同的数学模型模拟字典，并且使用前后信号演变的比率作为指纹。使用最小二乘法生成各个体素的脑血容量，用平均血管半径和血氧饱和浓度来确定观测到的指纹和字典之间的最佳拟合。使用 1.6mm × 1.6mm × 1.5mm 空间分辨率采集数据并在注射对比剂前后对比扫描，全脑覆盖的扫描时间为 4min。

初步数据显示，灰质与白质之间的脑血容量图像具有高对比度，表明存在差异灌注。其他学者在该研究基础上进一步构建并在大鼠研究中应用 MRVF 技术获得了更具有临床转化可能的研究结果，或可迁移应用于人脑，评估脑卒中和脑肿瘤中微血管特性的差异。Lemasson 等人在 115 只大鼠中测试 MRVF 技术，共分为三种实验模型，即脑肿瘤组、脑卒中组和健康动物组，同时扫描获得各个微血管结构的图像。将这些发现与传统 MR 方法和组织病理学分析进行比较以进行验证。MRVF 可以通过不同微血管结构特性参数图谱区分脑肿瘤亚型以及脑卒中种类。MRVF 还可显示两种不同亚型的脑肿瘤中具有不同的微血管信号演变。这种微血管特性在大鼠脑内的评估效应如果可以有效地翻译到人脑中，将可以极大提高临床对存在脑血管结构微变的脑部疾病的诊断效率。

（二）MRF-ASL

动脉自旋标记（arterial spin labeling，ASL）是具有临床潜力的非对比 MR 灌注技术，ASL 信号受到多个血流动力学参数的影响。有研究基于 MRF 技术框架对 ASL 技术进行复现，最终提出了磁共振指纹 – 动脉自旋标记（magnetic resonance fingerprint-arterial spin labeling，MRF-ASL）技术，探索了基于 MRF 框架叠加 ASL 技术的可行性，实现定量化脑血流灌注成像。

提出这一想法是由于 ASL 可作为 MRF 原理的理想应用，其原因有两个：首先，ASL 信号固定地受多个参数的影响。在 ASL 研究中发现信号会受血流动力学灌注模型中太多未知参数的影响（如脑血流量等）。通过使用 MRF 采集，我们可以利用 ASL 信号的多参数性来生成各参数下定量化图谱，而不是受到限制；其次，MRF 要求在各个 TR 中部分保留自旋历史，即在当前 TR 处获得的信号受到几个 TR 前的自旋事件的影响。这个概念非常类似于 ASL，在 ASL 中 MR 信号由几秒钟前标记的输入标记血液调制得到的。

MRF-ASL 的扫描过程（图 12-6）与传统 ASL 技术相比，其具有以下特征：①在 MRF-ASL 的序列中没有标记后延迟时间（post-labeling delay，PLD）。在传统 ASL 中，PLD 是必要的，以允许标记的自旋到达组织腔室。然而，这种方式是相对低效的，因为 PLD 内是一个完全空闲的时间。在 MRF-ASL 中，一次标记在一个重复时间（repetition time，TR）中的自旋会在随后的多个 TRs 后获得的图像中显示其效果。②MRF-ASL 没有标记像与控制像扫描的严格配对。由于 CBF 估计是基于信号模式匹配而不是控制像与标记像做减法得到，因此不再需要这种配对形式。事实上，严格的配对可能对 MRF-ASL 成像产生不利影响，因为某一次标记对随后获得的几个 TRs 内信号的有效作用可能会被抵消。③标记的持续时间是不同的，这一点与本章第一节中提到的 MRF 的扫描特点类似。在扫描过程中的参数是随时间变化而变化的，而传统 ASL 中的标记持续时间需保持一致。

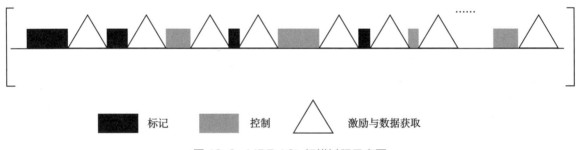

图 12-6　MRF-ASL 扫描过程示意图

MRF-ASL 采集使用平面回波成像（echo planar imaging，EPI）进行，全脑覆盖的扫描时间为 3min。根据所使用的数学模型提取不同的血流动力学参数，并与字典值进行比较。该方法的潜在优点是它可以利用 ASL 信号机制的多参数性质，并在一次扫描中提供多个血流动力学标志物下的定量化图谱。多个相关研究表明，这种技术继承了 MRF 技术的可复现性。

二、磁共振功能指纹技术的临床应用

（一）磁共振功能指纹技术在健康人群的身份识别

2015 年，Finn 等人研究发现个人功能连接组中包含的信息具有高度特异性，可以作为个人指纹来进行身份识别（图 12-7）。他们的研究数据包括来自人类连接组项目（human connectome project，HCP）提供的 126 名受试者的磁共振功能图像扫描数据。通过实验证明，仅根据需要目标受试的大脑功能连接矩阵，就可以准确地从数据库中包含的众多受试者中识别出目标受试。另外，他们发现使用内侧额叶和额顶叶功能连接网络的个体差异性在进行个体识别方面最为成功，同时，该实验分别使用上述单个网络，两个网络的组合，以及整个大脑功能连接网络来进行个体识别。结果表明，使用两个网络的组合进行个体识别取得了最高的准确度。

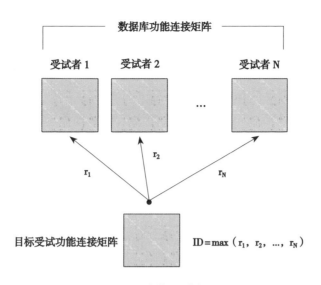

图 12-7　个体识别流程图

2020 年，Abbas 等人提出了一种用于磁共振功能指纹的图嵌入框架的方法来进行个人的身份识别。他们的数据来自 HCP 中 100 名受试者的磁共振功能图像。这个框架主要由学习和识别两个阶段组成。在学习阶段所有学习的功能连接组都被矢量化、组织在一起，然后使用主成分分析投影到特征空间中。在识别阶段，计算学习数据集中每个基础类的质心。然后使用来自学习阶段的特征向量将每个验证功能连接组投影到特征空间中，并通过将其投影与基础类质心之一匹配来识别，从而进行身份识别。识别过程本质上是一个多分类问题，其目标是将验证数据中的功能连接组标记为学习数据中的类别之一。研究结果表明，功能指纹的图嵌入框架在识别个人功能连接组网络的差异性时非常准确，进行个人身份识别准确率高。

（二）磁共振功能指纹技术在疾病预测诊断中的应用

19 世纪下半叶，Wernicke 等人提出了大脑失连接的概念，此后很多研究表明大多数神经和精神疾病都存在这种失连接症状，如阿尔茨海默病、儿童多动症、精神分裂症等。先前的研究表明，小世界特性是大脑功能连接网络中普遍具有的特性，小世界特性具有较高的聚类系数和较短的特征路径长度，使得人脑网络在信息传递和整合处理过程中具有较高的全局和局部效率。研究表明，神经疾病会影响小世界特性，所以使用磁共振功能指纹技术来分析大脑功能连接网络为神经疾病的预测诊断提供了新的方向。2007 年，Stam 等人第一次将大脑功能连接网络的小世界特性应用于疾病的研究，他们发现阿尔茨海默病患者最短特征路径长度相对于正常人显著增加，这表明了阿尔茨海默病患者在处理相同的外界信息时相比于正常人较慢。Supekar 等人使用静息态磁共振功能图像数据研究发现阿尔茨海默病患者大脑功能网络的集群系数明显降低，使用这一特性可以以很高的准确度区分阿尔茨海默病患者和健康对照组。

Liu 等人利用静息态磁共振功能图像数据研究精神分裂症患者脑功能网络特性的变化，发现精神分裂症患者大脑功能连接网络的集群系数降低，但是最短路径长度变长，可以有望于利用此特性将精神分裂症患者区分出来。另外这一发现表明，精神分裂症患者大脑功能连接网络的拓扑结构发生不利变化，导致处理信息发生紊乱。Wang 等人基于磁共振功能指纹技术分析了儿童多动症患者的大脑功能连接网络的属性，结果发现与正常被试者相比，儿童多动症患者大脑功能连接网络的局部效率显著增强，尤其在前额叶、颞叶和枕叶等区域最为突出，这一特性解释了儿童多动症患者的病理表现，并且可能用于儿童多动症的预测诊断。

三、磁共振动态指纹技术的临床应用

（一）磁共振动态指纹技术在健康人群中的身份识别

Dimitri 等人利用人类连接组项目中的磁共振功能图像数据集对大脑动态连接网络进行了分析。他们对磁共振功能图像进行了预处理，将大脑划分成了 400 个网络节点，同时选择了 7.2s、36s、72s、144s、288s 和 576s 六种滑动窗口窗长，窗口滑动步长为 7.2s 来构建动态功能连接组来进行分析。通过引入动态识别能力矩阵的概念，他们证实了更长的滑动窗口窗长会带来更强的识别能力（表 12-5），但是在选取较短的滑动窗口窗长分析时也有非常有限的一部分时间帧足以用来识别个体。但是这类识别能力最强的时间帧在扫描过程中何时出现的规律没有被找到，同时这些帧也与神经活动相关联，也就是说可能是特定的神经活动造成了个体的特异性。先前的研究更倾向于认为人脑的高阶认知功能网络与个体的独特性相关，然而，该研究还发现每个功能网络区域都可以与个体的独特性相关。

表 12-5　滑动窗口长度和个体识别成功率的关系

滑动窗口长度（s）	个体识别成功率（%）
7.2	76.5
36	85.0
72	92.0
144	96.0
288	96.5
576	96.5

另外，Liu 等人揭示了大脑功能连接的 3 个动态特征（即强度、稳定性和可变性）中稳定明显的个体差异性主要分布在 3 个高阶认知系统（即默认模式、背侧注意和额顶叶）和两个主要系统（即视觉和感觉运动）中。他们研究表明了大脑功能连接的这些动态特征的差异性可以以很高精度成功地识别出个体，并可以进一步预测个体更高的认知表现（例如流体智力和执行功能）。

（二）磁共振动态指纹技术在疾病预测诊断中的应用

异常中枢疼痛是纤维肌痛（fibromyalgia，FM）的主要原因，其症状程度由疼痛时间总和（temporal summation of pain，TSP）来进行衡量。功能脑连接的活动随着时间的推移快速且动态地重组，并且 TSP 是一个时间上演变的过程，所以需要进一步探索功能脑连接和 TSP 之间的关系。Berry 等人研究了 FM 患者的动态功能脑连接，发现 FM 患者的 TSP 高于健康对照组，但 TSP 在患者之间差异很大，并且与健康对照组相比，FM 患者在强直性疼痛过程中感觉运动网络和显著性网络之间的动态结构得到了增强，这说明动态脑功能连接参与到了 FM 患者的疼痛处理过程中。

Liu 等人对 50 名以全身性强直阵挛发作为特征的癫痫患者和 50 名人口统计学匹配的健康对照者进行了静息态磁共振功能图像数据扫描。研究结果表明，在全身性强直阵挛发作癫痫患者中观察到特定状态的 dFC 中断，并且大多数异常功能连接都表现在默认模式网络中。同时还发现，dFC 分析可以将全身性强直阵挛发作癫痫患者和健康对照组区分开来，并且区分的准确率达到了 77.91%。

Eleonora 等人评估了 118 名年龄、性别和教育程度与 35 名健康对照受试者相匹配的帕金森病患者，使用静息态磁共振功能图像数据和滑动窗口方法研究大脑动态功能连通性。对于脑网络的动态分析表明，整个群体中存在两个不同的大脑动态功能连通性状态：一种更频繁、分离的大脑状态的状态Ⅰ以及一种频率较低、具有强连接功能的状态Ⅱ。他们发现在帕金森病患者中，状态Ⅰ发生的频率比健康对照受试者高，同时状态Ⅱ的发生比例降低，表明了帕金森病患者的痴呆特征是源于大脑动态功能连通性的时间特性改变。

许多研究表明，阿尔茨海默病（Alzheimer's disease，AD）或遗忘性轻度认知障碍（amnestic mild cognitive impairment，aMCI）患者的大脑功能连接异常。然而，大多数研究检查了传统的静息状态的功能连接，忽略了整个大脑的瞬时连接模式。Zhao 等人使用了动态功能连接的方法来寻找 AD 和 aMCI 患者的异常，他们根据每个参与者的功能磁共振成像数据计算了动态功能连接强度，然后使用支持向量机对 AD 患者和正常对照组进行分类。实验结果表明，正常对照组、aMCI 患者与 AD 患者在左楔前叶、默认模式网络和背侧注意力网络的动态功能连接强度方面存在差异，这些异常是早期诊断 AD 的潜在影像学标志物（图 12-8）。

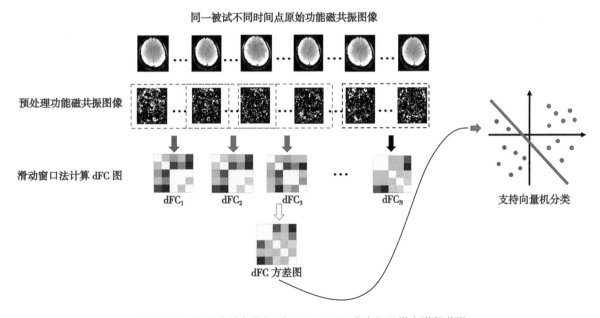

图 12-8　使用支持向量机对 AD、aMCI 患者和正常人进行分类

四、研究进展

MRF 技术是一种快速且可同时获取多种组织特性的定量化成像技术，该技术提供了一个相对广义的框架，具有测量不同组织特性的潜力。最近的研究已将该技术扩展到测量 B_1+、T_2^*、

灌注等血管动力学及其等相关的性质中来。MRF 相对开放的技术框架为信号采集和图像重建过程中的每个组成部分提供了丰富的选择。除此之外，近年来也有研究结合机器学习与深度学习的方法，逐步优化 MRF 的各个技术流程，例如提高成像效率和减小计算过程中的内存需求，为该技术向临床应用奠定良好的技术基础。总体而言，MRF 技术在脑科学研究中拥有很大的潜力，目前该技术还需进行更多的验证和技术优化，以提高其在临床应用过程中的可靠性与可行性。

最近的研究发现，磁共振功能指纹技术具有很多优势，其一是使用磁共振功能指纹技术可以先于结构层次的改变而反映疾病亚临床阶段的功能连接层次的改变，所以该技术未来可以用于早期筛选脑功能疾病患者，从而及时采取干预治疗。同时磁共振功能指纹技术对于临床内外科个体化脑功能定位具有很高的价值。另外，相对于任务态磁共振功能成像技术，静息态磁共振功能成像技术显示出更强的临床适用性，并且基于磁共振功能指纹技术对静息态磁共振功能图像分析方法也由局部功能向着种子点功能连接、全脑功能连接网络分析的方向发展。

最近的研究表明，大脑动态网络的时变性提供比静态功能网络更丰富的脑功能表征，而快速磁共振功能成像技术的进步则有助于增强大脑动态功能网络的表征。有研究表明，使用短至 10s 的滑动窗口窗长下的大脑状态转变反映了认知表现。另一项使用 50s 滑动窗口窗长的研究指出了大脑动态网络的动态特征与自生思想相关联。此外，在临床人群中的大量研究表明，数十秒内的连通性波动可能是病理的特别相关的生物标志物，所以使用较快的磁共振功能成像对于利用动态脑网络进行疾病诊断有重要意义。然而，到目前为止，大部分临床研究仍采用了常规的磁共振功能成像技术，这导致目前研究仍集中于在相当短的窗口中识别大脑动态连通性特征，也就极大地限制了在亚分钟尺度上检测 dFC 的能力。快速磁共振功能成像技术的发展使得亚分钟尺度上的检测 dFC 成为可能，从而有希望提高动态连通性特征表征的灵敏度。另外，利用磁共振动态指纹技术来分析 dFC 也可以用于直接治疗的应用，例如可以通过对于 dFC 的分析来跟踪大脑功能动态变化，从而用于指导对受试者的治疗。

知识要点

1. 磁共振指纹技术主要用于描述微血管特征，以及基于 MRF 技术对 ASL 等技术进行复现，最近有研究结合机器学习与深度学习的方法，可以逐步优化 MRF 的各个技术流程。

2. 磁共振功能指纹技术正逐步应用于健康人群中的个人身份识别和神经疾病的预测诊断。基于磁共振功能指纹技术对静息态磁共振功能图像分析方法也由局部功能向着种子点功能连接、全脑功能连接网络分析的方向发展。

3. 磁共振动态指纹技术可以用于健康人群中的身份识别以及对于相关神经疾病的分析，快速磁共振功能成像技术的发展加速了 dFC 的检测，并且在未来更有可能用于治疗大脑动力学受到特别阻碍的疾病。

（白丽君）

参考文献

［1］ 张方风. 大脑功能连接的复杂网络研究［M］. 北京：对外经济贸易大学出版社，2011.

［2］ 雷旭，尧德中. 同步脑电 – 功能磁共振（EEG-fMRI）原理及技术［M］. 北京：科学出版社，2014.

［3］ 吴恩惠，冯敢生. 医学影像学［M］. 6 版. 北京：人民卫生出版社，2008.

［4］ 黄刚，申宝忠. 影像核医学科与分子影像［M］. 3 版. 北京：人民卫生出版社，2016.

［5］ 李方，兰晓莉. 核医学［M］. 3 版. 北京：人民卫生出版社，2021.

［6］ 卢光明. 动态对比增强磁共振成像［M］. 北京：人民卫生出版社，2018.

［7］ 吕粟，黄晓琦. 精神影像技术学［M］. 北京：人民卫生出版社，2020.

［8］ 张明. 中枢神经系统磁共振波谱诊断学［M］. 西安：西安交通大学出版社，2016.

［9］ 刘伟星，郭长义，田龙，等. 磁共振 NODDI 在帕金森病黑质致密部微观改变的临床应用［J］. 医学影像学杂志，2022，32（07）：1095–1099.

［10］ 王在然，卢鹏超，刘秀颖，等. 三维高分辨率磁共振成像技术在三叉神经痛诊断中的应用进展［J］. 磁共振成像，2022，13（7）：152–155.

［11］ 中华医学会放射学分会磁共振学组北京认知神经科学学会. 阿尔茨海默病 MR 检查规范中国专家共识［J］. 中华放射学杂志，2019，（8）：665–671.

［12］ 张中伟. 磁化传递对比：物理原理及临床应用［J］. 影像诊断与介入放射学，2017，26（1）：81–86.

［13］ 程伊莲，谌磊，王健，等. 超高场 7.0 T 磁共振成像系统双模态应用安全管理体系的构建［J］. 中国医疗设备，2022，37（9）：112–117.

［14］ 张宏，成官迅，陈延军，等. 超高场磁共振成像技术与临床应用［J］. 中国 CT 和 MRI 杂志，2020，18（8）：168–173.

［15］ 龚启勇，吕粟. 功能磁共振成像临床应用及进展［A］. 磁共振成像，2014，5（S1）：68–72.

［16］ 梁夏，王金辉，贺永. 人脑连接组研究：脑结构网络和脑功能网络［J］. 科学通报，2010，55（16）：1565–1583.

［17］ ABDEL R A, TALAAT M, EL-SEROUGY L, et al. Clinical applications of arterial spin labeling in brain tumors[J]. J Comput Assist Tomogr, 2019, 43(4): 525–532.

［18］ AHN, C B, KIM, J H, CHO, Z H. High-speed spiral-scan echo planar NMR imaging-I[J]. IEEE Transactions on Medical Imaging, 1986, 5.1: 2–7.

［19］ ALSOP D C, ERCAN E, GIRARD O M, et al. Inhomogeneous magnetization transfer imaging: Concepts and directions for further development[J]. NMR Biomed. 2022; e4808.

［20］ ANDICA C, KAMAGATA K, HATANO T, et al. MR biomarkers of degenerative brain disorders derived from diffusion imaging[J]. J Magn Reson Imaging, 2020; 52(6): 1620–1636.

［21］ ASHBURNER J, FRISTON K J. Voxel-based morphometry–the methods[J]. NeuroImage, 2000, 11(6 Pt 1): 805–821.

［22］ ASLOP D C, DETRE J A, GOLAY X, et al. Recommended implementation of arterial spin-labeled perfusion MRI for clinical applications: A consensus of the ISMRM perfusion study group and the European consortium for ASL in dementia[J]. Magn Reson Med, 2015, 73(1):102–116.

［23］ BAMBACH S, SMITH M, MORRIS P P, et al. Arterial Spin Labeling Applications in Pediatric and Adult Neurologic Disorders[J]. Journal of Magnetic Resonance Imaging, 2022, 55(3): 698–719.

［24］ BANDT S K, DE ROCHEFORT L, CHEN W, et al. Clinical integration of quantitative susceptibility mapping magnetic resonance imaging into neurosurgical practice[J]. World Neurosurgery, 2019, 122: e10–e9.

［25］ BARISANO G, SEPEHRBAND F, MA S, et al. Clinical 7 T MRI: Are we there yet? A review about magnetic resonance imaging at ultra-high field[J]. Br J Radiol, 2019, 92(1094): 20180492.

［26］BARTHEL H, VILLEMAGNE V L, DRZEZGA A. Future directions in molecular imaging of neurodegenerative disorders[J]. J Nucl Med, 2022; 63(Suppl 1): 68S–74S.

［27］BORGHAMMER P, STERGAARD K, CUMMING P, et al. A deformation-based morphometry study of patients with early-stage Parkinson's disease[J]. European Journal of Neurology, 2009, 17(2): 314–320.

［28］BOUILLERET V, DEDEURWAERDERE S. What value can TSPO PET bring for epilepsy treatment[J]. Eur J Nucl Med Mol Imaging, 2021; 49(1): 221–233.

［29］BRUSCHI N, BOFFA G, INGLESE M. Ultra-high-field 7-T MRI in multiple sclerosis and other demyelinating diseases: from pathology to clinical practice[J]. Eur Radiol Exp, 2020, 4(1): 59.

［30］BURKETT B J, FAGAN A J, FELMLEE J P, et al. Clinical 7-T MRI for neuroradiology: strengths, weaknesses, and ongoing challenges[J]. Neuroradiology, 2021, 63(2): 167–177.

［31］CATANA C, DRZEZGA A, HEISS W D, et al. PET/MRI for neurologic applications[J]. J Nucl Med, 2012; 53(12): 1916–1925.

［32］CATTARINUSSI G, DELVECCHIO G, MAGGIONI E, et al. Ultra-high field imaging in Major Depressive Disorder: a review of structural and functional studies[J]. J Affect Disord, 2021, 290: 65–73.

［33］CHA S, KNOPP E A, JOHNSON G, WETZEL S G, et al. Intracranial mass lesions: dynamic contrast-enhanced susceptibility-weighted echo-planar perfusion MR imaging[J]. Radiology, 2002; 223(1):11–29.

［34］CHINCHURE S, THOMAS B, WANGJU S, et al. Mean intensity curve on dynamic contrast enhanced susceptibility-weighted perfusion MR imaging–review of a new parameter to differentiate intracranial tumors[J]. J Neuroradiol, 2011; 38(4): 199–206.

［35］CHRISTEN T, PANNETIER N A, NI W W, et al. MR vascular finger printing: a new approach to compute cerebral blood volume, mean vessel radius, and oxygenation maps in the human brain[J]. Neuroimage, 2014; 89: 262–270.

［36］CLARKE W T, BELL T K, EMIR U E, et al. NIfTI-MRS: A standard data format for magnetic resonance spectroscopy[J]. MagnReson Med, 2022; 88(6): 2358–2370.

［37］COLONNA I, KOINI M, PIRPAMER L, et al. Microstructural tissue changes in alzheimer disease brains: insights from magnetization transfer imaging[J]. AJNR Am J Neuroradiol, 2021; 42(4): 688–693.

［38］DUAN Y, ZHANG J, ZHUO Z, et al. Accelerating Brain 3D T1-Weighted turbo field echo MRI using compressed sensing-sensitivity encoding (CS-SENSE)[J]. European Journal of Radiology, 2020, 131(8): 109255.

［39］ESKREIS-WINKLER S, ZHANG Y, ZHANG J, et al. The clinical utility of QSM: Disease diagnosis, medical management, and surgical planning[J]. NMR in biomedicine, 2017, 30(4).

［40］ESTEBAN O, BIRMAN D, SCHAER M, et al. MRIQC: Advancing the automatic prediction of image quality in MRI from unseen sites[J]. Public Library of Science, 2017(9): e0184661.

［41］FAGAN A J, BITZ A K, BJORKMAN-BURTSCHER I M, et al. 7T MR safety[J]. J Magn Reson Imaging, 2021, 53(2): 333–346.

［42］FALKOVSKIY P, BRENNER D, FEIWEIER T, et al. Comparison of accelerated T1-weighted whole-brain structural-imaging protocols[J]. Neuroimage, 2015, 124(Pt A): 157–167.

［43］FIEREMANS E, JENSEN J H, HELPERN J A. White matter characterization with diffusional kurtosis imaging[J]. Neuroimage, 2011, 58(1): 177–188.

［44］FLAUS A, MELLERIO C, RODRIGO S, et al. 18F-FDG PET/MR in focal epilepsy: A new step for improving the detection of epileptogenic lesions[J]. Epilepsy Res. 2021; 178: 106819.

［45］FRANCESCA BAGNATO. Advances in magnetic resonance technology and applications[M]. United States: Academic Press, 2021; 403–417.

［46］GANJI S K, AN Z, TIWARI V, et al. In vivo detection of 2-hydroxyglutarate in brain tumors by optimized point-resolved spectroscopy (PRESS) at 7T[J]. Magn Reson Med, 2017, 77(3): 936–944.

［47］GAO S, CALHOUN V D, SUI J. Machine learning in major depression: From classification to treatment outcome prediction[J]. CNS Neuroscience & Therapeutics, 2018, 24(11): 1037–1052.

［48］GASER C, FRANKE K, KLÖPPEL S, et al. BrainAGE in mild cognitive impaired patients: predicting the conversion to alzheimer's disease[J]. PloS One, 2013, 8(6): e67346.

［49］GE X, WANG L, PAN L, et al. Amplitude of low-frequency fluctuation after a single-trigger pain in patients with classical trigeminal neuralgia[J]. J Headache Pain, 2022, 23(1):117.

［50］GERSHEN L D, ZANOTTI-FREGONARA P, DUSTIN I H, et al. Neuroinflammation in temporal lobe epilepsy measured using positron emission tomographic imaging of translocator protein [J]. JAMA Neurol, 2015; 72(8): 882–888.

［51］GUEDJ E, VARRONE A, BOELLAARD R, et al. EANM procedure guidelines for brain PET imaging using [18F]FDG, version 3 [published correction appears in Eur J Nucl Med Mol Imaging. 2022 Mar 7[J]. Eur J Nucl Med Mol Imaging, 2022; 49(2): 632–651.

［52］HALLER S, HAACKE E M, THURNHER M M, et al. Susceptibility-weighted imaging: technical essentials and clinical neurologic applications[J]. Radiology, 2021, 299(1): 3–26.

［53］HALLER S, ZAHARCHUK G, THOMAS D L, et al. Arterial spin labeling perfusion of the brain: emerging clinical applications[J]. Radiology, 2016, 281(2): 337–356.

［54］HANSSON B, SIMIC M, OLSRUD J, et al. MR-safety in clinical practice at 7T: Evaluation of a multistep screening process in 1819 subjects[J]. Radiography (Lond), 2022, 28(2): 454–459.

［55］HAUSER T, SCHÖNKNECHT P, THOMANN PA, et al. Regional cerebral perfusion alterations in patients with mild cognitive impairment and alzheimer disease using dynamic susceptibility contrast MRI[J]. Acad Radiol, 2013; 20(6): 705–711.

［56］HINTON G E, SALAKHUTDINOV R R. Reducing the dimensionality of data with neural networks[J]. Science, 2006, 313(5786): 504–507.

［57］HIROSHI, MATSUDA. MRI morphometry in Alzheimer's disease[J]. Ageing Research Reviews, 2016, 30: 17–24.

［58］HOJJATI S H, EBRAHIMZADEH A, KHAZAEE A, et al. Predicting conversion from MCI to AD by integrating rs-fMRI and structural MRI[J]. Computers in Biology and Medicine, 2018, 102: 30–39.

［59］HUI E S, FIEREMANS E, JENSEN J H, et al. Stroke assessment with diffusional kurtosis imaging[J]. Stroke, 2012, 43(11): 2968–2973.

［60］HUI Z, SCHNEIDER T, WHEELER-KINGSHOTT C A, et al. NODDI: Practical in vivo neurite orientation dispersion and density imaging of the human brain[J]. Neuroimage, 2012, 61(4): 1000–1016.

［61］JENSEN J H, HELPERN J A, RAMANI A, et al. Diffusional kurtosis imaging：The quantification of non-gaussian water diffusion by means of magnetic resonance imaging[J]. Magnetic Resonance in Medicine, 2005, 53(6): 1432–1440.

［62］KAMAGATA K, ZALESKY A, HATANO T, et al. Gray matter abnormalities in idiopathic parkinson's disease: evaluation by diffusional kurtosis imaging and neurite orientation dispersion and density imaging[J]. Human Brain Mapping, 2017, 38(7): 3704–3722.

［63］KAMIYA K, HORI M, AOKI S. NODDI in clinical research[J]. Journal of Neuroscience Methods, 2020:108908.

［64］KHAN M H, HUANG X, TIAN X, et al. Short- and long-term effects of 3.5–23.0 Tesla ultra-high magnetic fields on mice behaviour[J]. Eur Radiol, 2022, 32(8): 5596–5605.

［65］KONG XZ, WANG X, HUANG L, et al. Measuring individual morphological relationship of cortical regions[J]. Journal of Neuroscience Methods, 2014, 237: 103–107.

［66］KOSHIYAMA D, FUKUNAGA M, OKADA N, et al. White matter microstructural alterations across four major psychiatric disorders: mega-analysis study in 2937 individuals[J]. Mol Psychiatry, 2020; 25(4): 883–895.

［67］KREIS R, BOER V, CHOI IY, et al. Terminology and concepts for the characterization of in vivo MR spectroscopy methods and MR spectra: Background and experts' consensus recommendations[J]. NMR Biomed, 2020; e4347.

［68］LACALLE-AURIOLES M, MATEOS-PÉREZ J M, GUZMÁN-DE-VILLORIA J A, et al. Cerebral blood flow is an earlier indicator of perfusion abnormalities than cerebral blood volume in Alzheimer's disease[J]. J Cereb Blood Flow Metab, 2014; 34(4): 654–659.

［69］LAGARDE J, OLIVIERI P, TONIETTO M, et al. Tau-PET imaging predicts cognitive decline and brain atrophy progression in early Alzheimer's disease[J]. J Neurol Neurosurg Psychiatry, 2022; 93(5): 459–467.

［70］LAPOINTE E, LI DKB, TRABOULSEE AL, et al. What have we learned from perfusion MRI in multiple sclerosis?[J]. AJNR Am J Neuroradiol, 2018; 39(6): 994–1000.

［71］LAW I, ALBERT NL, ARBIZU J, et al. Joint EANM/EANO/RANO practice guidelines/SNMMI procedure standards for imaging of gliomas using PET with radiolabelled amino acids and [18F]FDG: version 1.0. Eur J Nucl Med Mol Imaging. 2019; 46(3): 540–557.

［72］LEVAN, PIERRE, AKIN, BURAK, HENNIG, JÜRGEN. Fast imaging for mapping dynamic networks[J]. Neuroimage, 2018, 180: 547–558.

［73］LI C, ZHOU J, WANG D, et al. Amide proton transfer imaging of Alzheimer's disease and Parkinson's disease[J]. Magnetic Resonance Letters, 2023, 3(1): 22–30.

［74］LI X, LI M, WANG M, et al. Mapping white matter maturational processes and degrees on neonates by diffusion kurtosis imaging with multiparametric analysis[J]. Hum Brain Mapp, 2022, 43(2): 799–815.

［75］LIHENG M, GUOFAN X, BALZANO R F, et al. The value of DTI: Achieving high diagnostic performance for brain metastasis[J]. Radiol Med, 2021; 126(2): 291–298.

［76］LIU J, LIN C, MINUTI A, et al. Arterial spin labeling compared to dynamic susceptibility contrast MR perfusion imaging for assessment of ischemic penumbra: A systematic review[J]. J Neuroimaging, 2021; 31(6): 1067–1076.

［77］LIU S, BUCH S, CHEN Y, et al. Susceptibility-weighted imaging: Current status and future directions[J]. NMR in Biomedicine, 2017, 30(4).

［78］LUPO J M, LI Y, HESS C P, et al. Advances in ultra-high field MRI for the clinical management of patients with brain tumors[J]. Curr Opin Neurol, 2011, 24(6): 605–615.

［79］MAO C P, ZHANG Q L, BAO F X, et al. Decreased activation of cingulo-frontal-parietal cognitive/attention network during an attention-demanding task in patients with chronic low back pain[J]. Neuroradiology, 2014, 56(10): 903–912.

［80］MAUDSLEY A A, ANDRONESI O C, BARKER P B, et al. Advanced magnetic resonance spectroscopic neuroimaging: Experts' consensus recommendations[J]. NMR Biomed, 2020; e4309.

［81］MOEREL M, YACOUB E, GULBAN O F, et al. Using high spatial resolution fMRI to understand representation in the auditory network[J]. Prog Neurobiol, 2021, 207: 101887.

［82］MORBELLI S, ESPOSITO G, ARBIZU J, et al. EANM practice guideline/SNMMI procedure standard for dopaminergic imaging in Parkinsonian syndromes 1.0[J]. Eur J Nucl Med Mol Imaging, 2020; 47(8): 1885–1912.

［83］MORRIS L S, KUNDU P, COSTI S, et al. Ultra-high field MRI reveals mood-related circuit disturbances in depression: a comparison between 3-Tesla and 7-Tesla[J]. Transl Psychiatry, 2019, 9(1): 94.

［84］MUNSCH F, VARMA G, TASO M, et al. Characterization of the cortical myeloarchitecture with inhomogeneous magnetization transfer imaging (ihMT)[J]. Neuroimage, 2021; 225: 117442.

［85］OKADA T, AKASAKA T, THUY D H, et al. Safety for human MR Scanners at 7T[J]. Magn Reson Med Sci, 2022, 21(4): 531–537.

［86］OKUBO G. MP2RAGE for deep gray matter measurement of the brain: A comparative study with MPRAGE[J]. Journal of Magnetic Resonance Imaging, 2016, 43(1): 55–62.

［87］OPHEIM G, VAN DER KOLK A, MARKENROTH BLOCH K, et al. 7T Epilepsy task force consensus recommendations on the use of 7T MRI in clinical practice[J]. Neurology, 2021, 96(7): 327–341.

[88] OVERCAST W B, DAVIS K M, Ho C Y, et al. Advanced imaging techniques for neuro-oncologic tumor diagnosis, with an emphasis on PET-MRI imaging of malignant brain tumors[J]. Curr Oncol Rep, 2021; 23(3): 34.

[89] OZ G, ALGER J R, BARKER P B, et al. Clinical proton MR spectroscopy in central nervous system disorders[J]. Radiology, 2014; 270(3): 658–679.

[90] OZ G, DEELCHAND D K, WIJNEN J P, et al. Advanced single voxel 1 H magnetic resonance spectroscopy techniques in humans: experts' consensus recommendations[J]. NMR Biomed, 2020; e4236.

[91] PALACIOS E M, OWEN J P, YUH E L, et al. The evolution of white matter microstructural changes after mild traumatic brain injury: A longitudinal DTI and NODDI study[J]. Science Advances, 2020, 6(32): eaaz6892.

[92] PERLINI C, BELLANI M, BRAMBILLA P. Structural imaging techniques in schizophrenia[J]. Acta Psychiatrica Scandinavica, 2012, 126(4): 235–242.

[93] PORT J D. Diagnosis of attention deficit hyperactivity disorder by using MR imaging and radiomics: a potential tool for clinicians[J]. Radiology, 2018, 287(2): 631–362.

[94] QUARLES C C, BELL L C, STOKES A M. Imaging vascular and hemodynamic features of the brain using dynamic susceptibility contrast and dynamic contrast enhanced MRI[J]. Neuroimage, 2019; 187:32–55.

[95] RUTLAND J W, DELMAN B N, GILL C M, et al. Emerging use of ultra-high-field 7T MRI in the study of intracranial vascularity: State of the field and future directions[J]. AJNR Am J Neuroradiol, 2020, 41(1): 2–9.

[96] RYVLIN P, CROSS J H, RHEIMS S. Epilepsy surgery in children and adults[J]. Lancet Neurol, 2014, 13(11): 1114–1126.

[97] SHIROISHI M S, CASTELLAZZI G, BOXERMAN J L, et al. Principles of T2 *-weighted dynamic susceptibility contrast MRI technique in brain tumor imaging[J]. J Magn Reson Imaging, 2015; 41(2): 296–313.

[98] SIERO J C, HENDRIKSE J, HOOGDUIN H, et al. Cortical depth dependence of the BOLD initial dip and poststimulus undershoot in human visual cortex at 7 Tesla[J]. Magn Reson Med, 2015, 73(6): 2283–2295.

[99] SLED J G. Modelling and interpretation of magnetization transfer imaging in the brain[J]. Neuroimage, 2018; 182: 128–135.

[100] SMITH E E, BIESSELS G J, DE GUIO F, et al. Harmonizing brain magnetic resonance imaging methods for vascular contributions to neurodegeneration[J]. Alzheimers Dement (Amst), 2019 Feb 26; 11: 191–204.

[101] SMITH LGF, MILLIRON E, HO M L, et al. Advanced neuroimaging in traumatic brain injury: an overview[J]. Neurosurg Focus, 2019; 47(6): E17.

[102] SOARES J M, MAEQUES P, ALVES V, et al. A hitchhiker's guide to diffusion tensor imaging[J]. Front Neurosci, 2013; 7:31.

[103] SOLDOZY S, GALINDO J, SNYDER H, et al. Clinical utility of arterial spin labeling imaging in disorders of the nervous system[J]. Neurosurg Focus, 2019, 47(6): E5.

[104] STüBER C, PITT D, WANG Y. Iron in multiple sclerosis and its noninvasive imaging with quantitative susceptibility mapping[J]. International Journal of Molecular Sciences, 2016, 17(1): 100.

[105] SU P, MAO D, LIU P, et al. Multi-parametric estimation of brain hemo dynamics with MR fingerprinting ASL (MRF-ASL)[J]. Magn Reson Med, 2017; 78: 1812–1823.

[106] TELISCHAK N A, DETRE J A, ZAHARCHUK G. Arterial spin labeling MRI: Clinical applications in the brain[J]. J Magn Reson Imaging, 2015, 41(5): 1165–1180.

[107] THERRIAULT J, BENEDET A L, PASCOAL T A, et al. Determining amyloid-β positivity

using 18F-AZD4694 PET imaging[J]. J Nucl Med, 2021; 62(2): 247–252.

［108］VAN DE VILLE, DIMITRI, et al. When makes you unique: Temporality of the human brain fingerprint[J]. Science Advances, 2021, 7.42: eabj0751.

［109］VAN GELDEREN P, DUYN J H. Background suppressed magnetization transfer MRI[J]. Magn Reson Med, 2020; 83(3): 883–891.

［110］VERMA G, MOHAN S, NASRALLAH M P, et al. Non-invasive detection of 2-hydroxyglutarate in IDH-mutated gliomas using two-dimensional localized correlation spectroscopy (2D L-COSY) at 7 Tesla[J]. J Transl Med, 2016, 14(1): 274.

［111］VON MORZE C, XU D, PURCELL D D, et al. Intracranial time-of-flight MR angiography at 7T with comparison to 3T[J]. J Magn Reson Imaging, 2007, 26(4): 900–904.

［112］WANG H, JIN X, ZHANG Y, et al. Single-subject morphological brain networks: Connectivity mapping, topological characterization and test–retest reliability[J]. Brain Behav, 2016, 6(4): e00448.

［113］WANG L, FENG Q, GE X, et al. Textural features reflecting local activity of the hippocampus improve the diagnosis of Alzheimer's disease and amnestic mild cognitive impairment: A radiomics study based on functional magnetic resonance imaging[J]. Front Neurosci, 2022, 16: 970245.

［114］WANG Y, SPINCEMAILLE P, LIU Z, et al. Clinical quantitative susceptibility mapping（QSM）: Biometal imaging and its emerging roles in patient care[J]. Journal of Magnetic Resonance Imaging : JMRI, 2017, 46(4): 951–971.

［115］WILSON M, ANDRONESI O, BARKER P B, et al. Methodological consensus on clinical proton MRS of the brain: Review and recommendations[J]. MagnReson Med,2019; 82(2): 527–550.

［116］YOUNG G S, KIMBRELL V, SEETHAMRAJU R, et al. Clinical 7T MRI for epilepsy care: Value, patient selection, technical issues, and outlook[J]. J Neuroimaging, 2022, 32(3): 377–388.

［117］ZHANG C, SHI J. 7T MRI for intracranial vessel wall lesions and its associated neurological disorders: a systematic review[J]. Brain Sci, 2022, 12(5).

［118］ZHANG H, HUBBARD P L, PARKER G, et al. Axon diameter mapping in the presence of orientation dispersion with diffusion MRI[J]. NeuroImage, 2011, 56(3): 1301–1315.

［119］ZHANG M, SUN W, GUAN Z, et al. Simultaneous PET/fMRI detects distinctive alterations in functional connectivity and glucose metabolism of precuneus subregions in alzheimer's disease[J]. Front Aging Neurosci. 2021; 13: 737002.

［120］ZHENG Y, LEE JC, RUDICK R, et al. Long-term magnetization transfer ratio evolution in multiple sclerosis white matter lesions[J]. J Neuroimaging, 2018; 28(2): 191–198.

［121］ZHOU J, PAYEN, JEAN-FRANCOIS, et al. Using the amide proton signals of intracellular proteins and peptides to detect pH effects in MRI[J]. Nature Medicine, 2003, 9(8): 1085–1090.

［122］ZHOU J, HEO HY, KNUTSSON L, et al. APT-weighted MRI: Techniques, current neuro applications, and challenging issues[J]. J Magn Reson Imaging, 2019 Aug; 50(2): 347–364.

［123］ZHOU J, ZAISS M, KNUTSSON L, et al, Review and consensus recommendations on clinical APT - weighted imaging approaches at 3T: Application to brain tumors[J]. Magnetic Resonance in Medicine, 2022, 88(2): 546–574.

索 引